伤寒温病误案解析

主　编　张国骏

副主编　张志龙

编　委　焦　锟　张思超　王东强

　　　　赵　辉　于　磊　陈　华

　　　　温　晶　张　涛　王鸿琳

U0307988

中国中医药出版社

·北　京·

图书在版编目（CIP）数据

伤寒湿病误案解析/张国骏主编.—北京：

中国中医药出版社，2012.2（2020.5 重印）

ISBN 978-7-5132-0755-3

I.①伤… Ⅱ.①张… Ⅲ.①伤寒（中医）-误诊-

医案-分析②温病-误诊-医案-分析 Ⅳ.①R254

中国版本图书馆 CIP 数据核字（2012）第 006852 号

———————————————————————

中国中医药出版社出版

北京经济技术开发区科创十三街 31 号院二区 8 号楼
邮政编码 100176
传真 010-64405750
廊坊市祥丰印刷有限公司印刷
各地新华书店经销

开本 710×1000 1/16 印张 14.5 字数 221 千字
2012 年 2 月第 1 版 2020 年 5 月第 2 次印刷
书号 ISBN 978-7-5132-0755-3

定价 48.00 元
网址 www.cptcm.com

社 长 热 线 010-64405720
购 书 热 线 010-89535836
维 权 打 假 010-64405753

微信服务号 zgzyycbs
微商城网址 https://kdt.im/LIdUGr
官方微博 http://e.weibo.com/cptcm
天猫旗舰店网址 https://zgzyycbs.tmall.com

如有印装质量问题请与本社出版部联系（010-64405510）

内容提要

  本书选择性地汇集了一批古今伤寒、温病误案，并分析其误诊误治的原因，寻求其规律所在，为读者提供了临床的反面经验。通过阅读误案，进行有深度的思考，更多地挖掘出了误案的价值。本书从误诊误治的原因、误案中体现的临证思维及一些规律性的分析等方面进行探讨，分析了医者误诊误治的原因，以避免同类错误的出现，减少误诊误治的机率，避免其所带来的无可预知的后果。对于临床医生及医学院校学生都是一本难得的好书。

前　　言

　　医案是对医者临床诊疗过程及效果的记载，学习前人的医案对于增加临床医生临证经验，拓展诊治思路，有着举足轻重的作用。每每于翻阅众多医案、医话之时，未尝不被医者妙手回春、覆杯而愈之技艺所震撼，仰幕之感，油然而生。但纵观历史、审视现实，不难悟出：成功需要汲取正反两方面的养料，即成功的经验和失败的教训，因此对误案的研究不容忽视。前人于误诊过程中的诊治思维的疏漏给我们的前车之鉴，不逊于其成功之处对我们的教益。即便医圣张仲景在其所著《伤寒论》中的论治也有犹豫之处，然医圣可贵之处是将它整理成文，启鉴来者。后世医案中，对误案的记载却是少之又少，而伤寒、温病起病急、传变快、变化较多等病变特点使导致误诊误治成为可能。因此，编者从伤寒、温病误案入手，编写《伤寒温病误案解析》一书，希望引起同道对误案价值的重视。

　　本书选择性地汇集了一批古今伤寒、温病误案，并分析其误诊误治的原因，寻求其规律所在，从而充实读者临床的反面经验。在阅读误案时，要有深度的思考，这样才能更多地挖掘出误案的价值。本书从误诊误治的原因、误案中体现的临证思维及一些规律性的分析等方面进行探讨，以期掌握医者的误诊误治原因，从而更好地避免同类错误的出现，减少误诊误治的机率，避免其所带来的无可预知的后果。

　　由于外感病具有起病突然，传变较快，变化多端的特点，这就更需要医者具备活跃的思维及超强的应变能力，而很多伤寒、温病误案的产生，就是因为医者的临证思维不够完善所致。如缺乏动态辩证思维，不能及时地掌握和应对疾病的发展变化；忽视常变观，不重视疾病的特殊性；忽视整体观念，未能将疾病与体质、环境等因素紧密地联系在一起等等。而我们研究误案的目的则在于发现误案体现的诊疗及思维方面不足的同时，建立我们自己完善的辨证论治思维体系，从而减少临床上误诊误治的发生，避免重蹈其辙。经过对大量误案的深入细致研究，已对防止误诊误治，建立全面细致的诊疗思维体系有所归纳，在此以飨读者。研读误案或临床诊疗时可从以下几个方面进行思考：①病的诊断是否正确；②望、闻、问、切四诊的内容是否完备、真实：③辨证的方向是否正确（八纲、脏腑弊证）：④辨证的结论是否正确，病因，病机分析是否有误：⑤标本缓急是否顾及：⑥辨证与立法是否一致：⑦组方用药是否合乎立法原则：⑧方中药物剂量是否恰当，各药用量是否协调：⑨剂型、服法是否合乎病情，有利于药效发挥；①病程有长短，疗程是否够（特别是慢性病证）；①饮食禁忌、七情对疾病的影响；②预后调护得当与否；①体质、地理环境、气候等因索的影响。从上可以看出，全方位、多角度思考，对于在临证中形成全局性诊治的习惯，避开前人之误，提高诊疗水平，是大有裨益的。

《伤寒温病误案解析》从误案角度研究临床诊治过程，是一个全新的尝试。书中选取古今大量误诊误治医案素材，打破了历来分析医案从验案入手的传统，从反面给读者以更加深刻的思维影响，可谓是奇兵利器，适合广大的中医临床工作者阅读。当然，在误案的分析研究方面，由于编者学识肤浅、水平所限，加之时间仓促，虽儿易其稿，仍会有不尽如人意之处，敬请读者提出宝贵意见。

2012 年 1 月

编　者

目　　录

伤寒误治医案析

温病误治医案析

伤寒误治医案析

一、太阳病误案分析

（一）太阳病本证误案析

案1　营卫失和发热误辨为阴虚发热

李某，女，53岁。患阵发性发热汗出1年余，每天发作2~3次。前医按阴虚发热治疗，服药20余剂罔效。问其饮食、二便尚可，视其舌淡苔白，切其脉缓软无力。辨为营卫不和，卫不护营之证。当调和营卫阴阳，用发汗以止汗的方法，为疏桂枝汤。桂枝9g，白芍9g，生姜9g，炙甘草6g，大枣12枚，2剂。服药后，啜热稀粥，覆取微汗而病瘥。（陈明．刘渡舟临证验案精选．北京：学苑出版社，1996）

【分析】

阴虚发热者，必当伴有小便短少，或大便燥结，舌红少苔，脉细而数。今患者二便正常，舌淡苔白，脉缓无力，无阴虚之象，乃卫气不和所致。卫气开合失司，合时则发热，开时而汗出。开合障碍，故见阵发性发热汗出。正如《伤寒论》第54条所说："病人脏无他病，时发热自汗出而不愈者，此卫气不和也，先其时发汗则愈，宜桂枝汤。"本案与本条相对无间，故径用桂枝汤而不疑，终获效。

【启示】

本案临床诊断，当有足以确诊的指征，不可只依一两个症状，就对整体进行判断。不可忽视阴性诊断指征，四诊不可疏忽。饮食、二便、舌脉对中医辨证非常重要，临证务必详察细审，方不致误。

案2　营卫不和汗出误辨为表虚不固汗出

一商人患自汗证达半年之久，延医服止涩收敛药龙牡之类，约数10帖之多，毫无寸进，乃请王治疗。询知患者无发热恶风症状，汗出不温，精神疲倦，脉象弱而不振，温剂收涩药已遍服无效。乃与桂枝汤，不加增减，服5帖而愈。（熊廖笙．伤寒名案选新注．成都：四川人民出版社，1981）

【分析】

自汗出达半年之久，既无发热恶风等表证，又无迫津外出之里热，乃卫气不固营阴所致，何以言之？以"汗出不温，精神疲倦，脉象弱而不振"之脉证为凭。故用桂枝汤调和营卫自当必然。正如《伤寒论》第53条所说："病常自汗出者，此为荣气和，荣气和者，外不谐，以卫气不共荣气谐和故尔。以荣行脉中，卫行脉外，复发其汗，荣卫和则愈，宜桂枝汤。"而收涩药虽能敛汗于一时，但无调和营卫之功，汗虽得暂止，亦必复出，故投之罔效。

【启示】

桂枝汤不唯用于太阳中风表虚自汗，亦用于内伤杂证之汗出，以此扩之，大凡营卫不和之证，无论外感、内伤，皆可使用桂枝汤。

案3 风寒型风疹误辨为风热型

杨某，女，48岁，身起痒疹历有2个月。疹点状如豆瓣，搔抓后成块成片，西医诊断为荨麻疹，已遍尝激素与多种抗过敏药物，仍然反复发作。待吾诊时，疹块刚散未能视及，见舌红口干，脉濡缓，拟用疏风清热法，投以荆防、蝉蜕、白鲜皮、刺蒺藜、甘草等药，连服4剂均不见好转。待细询问，得知疹块色淡不甚红，遇风受凉及早晚常发，平时常恶风，精神困倦。方悟此证当属风寒侵袭，营卫不和之证，法宜祛风散寒，调和营卫，处方如下：麻黄5g，葛根20g，防风10g，地肤子10g，桂枝15g，杭芍15g，川芎10g，当归20g，大枣20g，甘草5g，生姜5g。服药4剂后，疹未见再起。[赵振华．误治挽诊四则剖析．云南中医药杂志，1996，（4）：22]

【分析】

患者身起痒疹2个月，医者初诊时，因疹块刚散未得查验，唯舌红口干，脉濡缓之象见，确易误为风热证。而待疹起时察其"疹块色淡不甚红，遇风受凉及早晚常发，平时常恶风，精神困倦"，则知非风热之象，而是风寒侵袭，营卫不和。然风寒侵袭，为何"舌红口干"？乃风寒郁滞阳气所致，与《伤寒论》第23条桂枝麻黄各半汤证所说"面色反有热色者，未欲解也，以其不得小汗出，身必痒"，其理相同，故改用祛风散寒，调和营卫之剂，果4剂而愈。

🍃【启示】

风疹因外邪而发者，虽多有风热之病机，然属风寒者亦不少，当于风疹本身及伴随症中辨识病机，不可一遇风疹，即视辛温如禁忌，而径用辛凉宣散。

案4　伤寒表实证误辨为伏气温病

王某，男，35岁，矿工，住院号10327。因发热头痛9天，于1997年8月30日入院。病起于当月21日，浴后骑摩托车汗出受风，旋即感周身酸痛不适。次日发热恶寒头痛，在本市某医院治疗1周，诊断为"伏气温病"，服清热解毒散邪之剂，并用青霉素、病毒唑、清开灵注射液无效。至入院前1天更觉头痛如裂，重胀难忍，以手抠头，时欲撞壁，躁扰不宁，时时呼号。自疑为头部肿瘤而来诊。入院时查体温38.6℃，血压17/9kPa，恶寒，头痛甚且沉重，无汗，恶心，呕吐3次，咳嗽，甚则引胁下痛，吐少量黄黏痰，咽不痛，口干欲饮，纳呆，溲短赤，大便如常。舌边尖红，苔白，脉浮数。查血沉、白细胞及分类、尿分析镜检、大便化验、胸透均无异常。请神经内科会诊，无神经系统定位体征，颅脑CT、脑电图均无异常发现。此证乃太阳伤寒，闭塞腠理，郁久不解而成。拟开发腠理，祛寒泄热。处方：生麻黄18g，桂枝15g，杏仁12g，荆芥12g，防风12g，生甘草10g。1剂。患者服下即周身絷絷汗出，昏睡至晚11时醒后，体温降为37.2℃，头痛恶风消除。翌晨体温36.1℃，惟觉肢体倦怠乏力，口干，头昏，舌淡红、苔白，脉转平静。处以麦门冬汤（太子参易人参）加砂仁，2剂，调理而愈。[刘松涛. 外寒误治致发热不退. 湖南中医杂志，1999，（2）：42]

🪣【分析】

汗出当风，见发热恶寒，头痛，身痛，乃风寒之邪客闭肌表所致。而断为"伏气温病"，治用寒凉，则是以寒治寒，寒邪郁遏，肌腠郁闭，表邪闭敛于内，里气不得舒展外达，故有"觉头痛如裂，重胀难忍，以手抠头，时欲撞壁，躁扰不宁，时时呼号，无汗"等症。患者外感虽近10日，但脉症所现，仍为太阳伤寒之象，故果敢径用麻黄汤"汗而发之"，正如《素问·玉机真脏论》所说："风寒客于人，使人毫毛毕直，皮肤闭而为热，当是之时，可汗而发也"。果1剂即身凉脉平矣。

🍃【启示】

本案临床意义：①外感病传变与否，不必拘于时日，当以脉证为凭。本案所见，正如《伤寒论》第46条所说："太阳病，脉浮紧，无汗，发热，身疼痛，八九日不解，表证仍在，此当发其汗……麻黄汤主之。"②外感发热，有风寒、风热之别，治则有辛温、辛凉之异，而不可一见发热，即径用辛凉或苦寒之品清之。若果为风寒发热，则又必当用麻桂之辛温发散，此即《素问·生气通天论》所谓"因于寒，体若燔炭，汗出而散"也。否则，误用辛凉，则必致表遏邪郁，而后祸不旋踵。

案5　**伤寒表实吐血误辨为血热妄行**

一人，伤寒四五日，吐血不止，医以犀角地黄汤、茅花汤治而反剧。陶切其脉，浮紧而数，曰：若不汗出，邪何由解？进麻黄汤一服，汗出而愈。或曰：仲景言衄家不可发汗，亡血家不可发汗，而此用麻黄，何也？曰：久衄之家，亡血已多，故不可汗。今缘当汗不汗，热毒蕴结而成吐血，当发其津液乃愈。故仲景又曰：伤寒脉浮紧，不发汗，因致衄者，麻黄汤主之。盖发其汗，则热越而出，血自止也。（熊廖笙．伤寒名案选新注．成都：四川人民出版社，1981）

🪣【分析】

太阳伤寒而见吐血不止，当辨病仍在表，抑或邪气传里、热入营血，必以脉症为辨。若属热入营血者，则吐血量多，且见舌绛、身热、脉数等症，治当用清热凉血大法。而本案虽吐血不止，但无汗、脉紧等伤寒表证仍在，则非热入营血，乃外邪闭表，阳郁太甚，不得汗解，而内逼营血所致，故治用犀角地黄汤等清热凉血剂不效。因吐血乃伤寒表实所致，故仍当用麻黄汤发之，待表开邪散，则郁阳自伸，营血自无邪扰，而吐血自止。至于案中见脉数之象，乃发热时所暂现，仍可遵《伤寒论》第52条所云"脉浮而数者，可发汗，宜麻黄汤"之则。此案与《伤寒论》第55条所云"伤寒脉浮紧，不发汗，因致衄者，麻黄汤主之"其理一也，学者当深思。

🍃【启示】

太阳表证见吐血、衄血用辛温解表之法，当掌握以下原则：①出血后表证仍在，其脉症未有改变。表实者，可用麻黄汤；表虚者，则宜桂枝汤。②确无热入营血之征兆，亦无亡血之迹象者。③小便清白，确无里热证者。④无外感风热之象者。⑤即使可用辛温发汗解表者，亦当慎之，因麻桂毕竟有辛温燥血之弊。

案6　桂枝加葛根汤证误辨为中风证

魏某，女，45 岁，1987 年 4 月 25 日初诊。自述右侧面部肌肉瞤动，且有麻木感，口眼㖞斜 1 年。1 年前由于汗出伤风而后突感右侧面部肌肉瞤动，项背强几几，右侧面部麻木，逐渐出现口眼㖞斜，时有自汗、恶风、手足麻木等症。曾去某某等医院均诊断为周围型面神经麻痹。服西药(不详)及中药镇肝熄风汤、牵正散等不效。乃来我院诊治。检查：神志清楚，面色微黄，两目有神，右侧面部肌肉瞤动，无明显口眼㖞斜，舌淡红，苔薄白，脉弦。风邪侵袭，营卫不和，分肉不利，筋脉失养。以祛风调和营卫，解痉舒筋为法。处方：桂枝 15g，白芍 15g，甘草 10g，生姜 3 片，大枣 4 枚，葛根 50g。服后啜热粥 200ml，取微汗避风。6 剂后症状大减。又因劳累汗出当风而复发加重，仍守前法治之，复投本方 21 剂，诸症痊愈。[金树武．桂枝加葛根汤治疗面肌瞤动．中医杂志，1989，(1)：27]

【分析】

本案辨证关键在于患者右侧面部肌肉瞤动、麻木、口眼㖞斜的同时，伴有自汗、恶风等症，询其病史，又为汗出伤风所得，当属风邪侵袭、营卫失和、筋脉失养的桂枝加葛根汤证，而非肝阳上亢、肝风内动或风痰阻于经络之证，故用镇肝熄风汤、牵正散等为方不对证，难以收效。其治疗关键当在和营卫的基础上以祛除邪气。

【启示】

临证辨治当重病史，察主症而握病机，方不致误。又《伤寒论》桂枝加葛根汤证条下方后注云"不须啜粥"，而本案服药后"啜热粥 200ml"，要在灵活掌握。啜粥与否，可视具体情况而定，风寒阻滞较轻者，则不须啜粥；风寒阻滞较重者，又当变通而用桂枝汤法，不必拘泥。

案7 中风表虚作喘误辨为伤食

戊申正月，有一武弁在仪真，为张遇所虏，日夕置于舟艎板下，不胜跧伏，后数日得脱，乘饥恣食，良久解衣扪虱以自快，次日遂作伤寒，自汗而膈不利。医者以因饱食伤而下之，一医以解衣中邪而汗之，杂治数日，渐觉昏困，上喘息高，医者怆惶罔知所指。予诊之曰：太阳病，下之表未解，微喘者，桂枝加厚朴杏仁汤，此仲景法也。医者争曰：某平生不曾用桂枝，况此药热，安可愈喘？予曰：非汝所知也。一投而喘定，再投而濈然汗出，至晚身凉而脉已和矣。医者曰：予不知仲景之法，其神如此，岂诳惑后世也哉。人自寡学，无以发明耳。（许叔微.伤寒九十论.北京：人民卫生出版社，1993）

【分析】

患者为太阳病，医不能辨，妄作伤食而误下之，以致病变息高气喘，幸邪未内陷，正气上逆，表证仍在，仍从表解，故用桂枝汤以解表，加杏仁之苦温宣肺降逆以定喘，厚朴之苦温下气以消胀利膈。既用桂枝汤加味，必有桂枝汤之头痛，发热，汗出，恶风，脉缓之见症可据。喘本为麻黄症，然此妄下后，表邪不解，腠理已疏，故不用麻黄汤而用桂枝汤。加杏仁、厚朴以宣降之，则喘随汗解。

【启示】

表证未除，而反下之，此为逆。见喘者，其气上逆，表证未解，因已误汗误下，故以桂枝加厚朴杏子汤。

案8 风寒表证误辨为阳明腑证

刘某，男，30岁。患伤寒阴结。因冬月伤寒，误服寒泻药而成。症见恶寒，腹胀满痛，不大便2日，脉浮大而缓。显系伤风寒中证，医家不察，误为阳明腑证，误用大黄、芒硝等药下之，殊不知有一分恶寒，即表证未罢，虽兼有里证，亦当先解其表。今因误用寒泻药，以致寒气凝结，上下不通，故不能大便，腹胀大而痛更甚矣，幸尚在中年，体质强健，尚为易治。用桂枝去芍药加附子以温行之，则所服硝、黄，得阳药运行，而反为我用也。桂枝尖3g，黑附子3g，炙甘草1.5g，生姜3g，大枣2个（去核）。服药后，未及10分钟，即大泻2次，恶寒腹胀痛均除而瘥。（何廉臣.重

印全国名医验案类编. 上海：上海科学技术出版社，1959）

【分析】

冬月伤寒，不察恶寒、脉浮大而缓等表证，但见腹胀满痛、不大便，即断为阳明腑实证而用苦寒攻下，此误也。误下后致表邪入里，"寒气凝结，上下不通"，则必致腹痛，便结更甚。救治惟宜阳药温运，以开阴结。桂枝去芍药加附子汤为阳虚阴凝之证而设，与本证病机相同，果投之辄效。服药后大泻两次，乃阳气来复，冷结腐秽辄去之象。

【启示】

此误有二：一是表证误下，二是以寒治寒。表证在，治当解表；虽兼有里证，亦多先表后里，此不二法也。表证误下，邪气入里，则酿患诸多。于此案又可领悟腹胀痛、不大便之症，不尽里实，可因表邪而发。盖多由风寒束表，肺失肃降，又加表寒阴凝，阳气不利，使大肠传导失常所致。临床可见虽有腹胀、不大便，但外有表证，里无热象，不若阳明腑实之潮热、谵语、腹痛拒按、便结等燥热内结之表现。正如《伤寒论》第56条所云："伤寒不大便六七日，头痛有热者，与承气汤。其小便清者，知不在里，仍在表也，当须发汗……宜桂枝汤。"

案9　太阳伤寒证误辨为邪热壅肺

夏某，男，9个月，1996年6月2日初诊。3天前，其母抱患儿避暑乘凉，猝遇大雨，随后受凉发烧，经用消炎退热西药，其病不解，遂来我院就诊。刻诊：体温39℃，皮肤灼热，无汗，唇干，咳嗽，喉间有痰声。断为邪热壅肺，投麻杏甘石汤合泻白散1剂。越日复诊，患儿药后发热未减，反增腹泻之证。深察细审，乃见患儿虽是发热，但时值暑夏之季，尚衣着较厚，喜偎母亲怀中，其唇干却不欲饮，且伴鼻流清涕，再望舌淡白，指纹浮青。此乃寒邪束表，肺气郁闭，邪迫大肠所致，改用葛根汤辛温散寒，解表和里：葛根9g，麻黄3g，桂枝6g，白芍6g，甘草3g，生姜3g，大枣3g，1剂，水煎服。并嘱患儿母亲勿食腥荤油腻之物和其他中西药物。2日后再诊，其母喜形于色，诉患儿服药后，翌日即得微汗，热退身凉，咳嗽减轻，腹泻亦止。遂以止嗽散化裁止咳化痰，尽搜余邪。嗣后以六君子汤调理善后而完全康复。[马文红. 小儿外感发热误治一得.

🥄【分析】

本案初诊失误在于未能详察病情。小儿不言,古称哑科,医者诊病时,须望形色,审苗窍,从细微处察询病情。而本案初诊时,只注意到体温升高,皮肤灼热的发热症状,却疏忽了盛夏之季,患儿衣着较厚,且喜偎母怀的恶寒表现,余如唇虽干而不欲饮,鼻流清涕,以及舌象、指纹等征象均未详察,从而使可供辨证的临床资料搜集不全,是造成误诊的直接原因。其次是辨证用药失误。初诊时受经验思维的影响,只着眼于夏季外感高热多属热证的一般规律,丝毫未从暑邪夹寒,寒易化热的角度去考虑,从而既忽略了恶寒、清涕等外感寒邪之证,又在辨证论治时颠倒了发热与咳嗽的主次关系,按热邪壅肺之证,用麻杏甘石汤合泻白散治疗,结果南辕北辙,用药后非但咳嗽不减,发热未退,反因外邪较盛,内郁于肺,邪迫大肠而增腹泻之症。此外,在外寒较盛,内无里热的情况下用桑白皮清泻肺热,亦有引邪下陷之弊。

🍃【启示】

外感证而见下利,无论小儿、成人,临床皆为常见,其内无热象者,每多以葛根汤收功。《伤寒论》第32条曰:"太阳与阳明合病者,必自下利,葛根汤主之。"即指此而言。

案10　大青龙汤证误辨为麻黄汤证

曾治一人冬日得伤寒证,胸中异常烦躁。医者不识大青龙汤证,竟投以麻黄汤。服后分毫无汗,胸中烦躁益甚,自觉屋隘莫能容。诊其脉洪滑而浮,治以大青龙汤加天花粉24g。服后5分钟,周身汗出如洗,病若失。(张锡纯.医学衷中参西录.石家庄:河北人民出版社,1957)

🥄【分析】

本案冬日伤寒,胸中异常烦躁,当属大青龙汤证。《伤寒论》第38条说:"太阳中风,脉浮紧,发热恶寒,身疼痛,不汗出而烦躁者,大青龙汤主之。"此证与麻黄汤证表实虽同,而烦躁一症为麻黄证所不备也,此内有郁热之象,治宜解表同时兼清其里。麻黄汤有发汗之用而无清里之功,用之不但不切病情,反增内热,故烦躁益甚，当以大青龙汤发表清里，待龙腾雨降，郁热顿除，则烦躁自解。

🍃【启示】

治太阳伤寒所致诸疾，汗之太过，固伤阳损阴；而汗之不及，则病邪又不易解除，同样为汗法不当。要在当汗则汗，汗之无太过与不及也。治外感病又当详审有无里证。若表里兼夹，必当辨缓急而兼顾之。

（二）太阳病变证误案析

案1　麻杏甘石汤证误辨1

患者，男，62 岁。反复咳嗽、气喘 7 年余，发作 3 天，于 1990 年 1 月 9 日入院。本月 6 日因受凉而喘咳复作，动则尤甚，气不得续，夜间不能平卧，伴黄痰量多，黏稠难咯，心慌心跳，头晕乏力。经某医院门诊治疗无效而转收入院。检查：T 36.5℃，R 22 次/分，P 130 次/分，Bp 17.5/10.5kPa，神清，面色潮红，半卧位，张口呼吸，颈静脉怒张，肝颈静脉回流征阳性，桶状胸，两肺叩诊过清音，呼吸音减弱，可闻及干、湿性啰音，心率 130 次/分，律齐，$P_2 > A_2$，剑突下心尖搏动明显，肝脾触诊不满意。唇舌紫暗，苔黄腻，脉滑数。胸片示慢支并肺气肿。心电图示：肺性 P 波，电轴右偏（+130°）。血检：RBC 4.76 × 10^{12}/L，Hb 138g/L，WBC 1.04 × 10^9/L，CO_2CP 32mmol/L。诊断：慢支并感染、阻塞性肺气肿、肺心病合并Ⅰ度心力衰竭、呼吸衰竭。中医诊为肺肾两虚、痰热郁肺型喘证。入院给予吸氧、抗感染、强心利尿、呼吸兴奋剂、扩血管剂等西医处理，配合参麦注射液静注，另用红参 10g 煎服。服参汤后患者出现头痛、烦躁、谵妄，西医拟诊为"肺性脑病"进行抢救，并邀余会诊。诊见神志模糊，烦躁不安，喘促气粗，喉间痰鸣，面色紫晦，四肢末端青紫，唇舌紫暗，苔黄浊腻，脉弦滑而数。辨证此属痰热内闭、气失清肃、血脉瘀阻、蒙蔽清窍，拟麻杏甘石汤合苇茎汤加减：麻黄 6g，杏仁 10g，生石膏 30g，芦根 15g，桃仁 10g，薏苡仁 15g，冬瓜仁 30g，鱼腥草 30g，桑白皮 15g，桔梗 10g，川贝母 10g，甘草 5g，每日 1 剂，水煎服。并嘱停用参麦注射液和红参汤。服药 5 剂后，痰易咳出，喘促明显减轻，仍时有烦躁昏谵。守方去麻黄、杏仁、生石膏、桑白皮，加入黄芩 10g，郁金 15g，石菖蒲 10g，茯苓 30g。继服 6 剂，病情日渐好转，无喘促气粗、胸闷心悸、头晕头痛、烦躁昏谵等症悉除，面色紫晦、肢端青紫明显改善，能下床活动。遂改益气养阴兼化痰热之法调治 2 周，临床治愈出院。[方显明 . 寒热虚实错杂证误治辨析 . 广西中医药，1998，(6)：36]

【分析】

患者咳、喘并作，且以气息喘促、不得平卧为主，当诊为喘证。对喘证的治疗，当首辨虚实。实者呼吸深长有余，气粗声高，脉数有力；虚者呼吸短促难续，气怯声低，脉弱无力。又久病反复发作，每多虚实交错，互为因果，证属虚实夹杂，临证之时必须详察，才能避免误治。本案辨治失误原因：①按西医诊断心力衰竭、呼吸衰竭而套用中药，不辨属虚属实。②不明此证正虚与邪实之因果关系，即"痰热为因，正虚为果，痰热不化，正虚难复"，把实喘当作虚喘。③久病复作，正虚邪盛，痰热为标，当急则治标反则治本。以致妄用人参，因补而滞，痰热内闭，气血瘀滞，清窍受蒙，故而呈现神昏谵妄，喘促气粗等危候。改拟祛邪利气，宣肺平喘之法，药用麻杏甘石汤清热宣肺平喘，合苇茎汤以祛瘀化痰。药后喘咳渐平，加清气化痰、开窍醒神之品，则烦躁、昏谵诸症悉除，转危为安。

【启示】

本案前后两种治法，一为扶正，一为祛邪，疗效迥然不同。可见虚实疑似之间，辨证尤当审慎，切勿犯"虚虚实实"之戒。

案2 麻杏甘石汤证误辨2

王某，男，6 岁。1990 年 5 月 19 日初诊。患儿 5 月 17 日全身不适，轻咳，服麦迪霉素、蛇胆川贝液。18 日咳嗽渐重，又增咽痛，发热(T 37.6℃)，加服六神丸。19 日诸症不减，急赴某儿童医院诊治，诊为"上感"，予清降丸(具有解毒泻下作用)、青霉素、病毒唑、安痛定。午后更增恶心、呕吐。延余诊治。刻诊：咳嗽频作，声重痰少，咳甚则呕，发热不甚，汗出不显，便干溲黄，舌尖红、苔薄黄，脉弦数。辨为肺热咳嗽，胃失和降。拟清肺化痰，止嗽和胃法。药用：百部12g，半夏、陈皮、前胡、杏仁、黄芩、浙贝各8g，云苓、枇杷叶各10g，紫菀、瓜蒌各15g，甘草4g，3剂。5 月 20 日，患儿喘促哮鸣，坐卧难宁，面色晦暗，唇甲发绀，频咳不止，痰少不爽，呼吸浅频，每分钟46次，身热(T

38.5℃）无汗，口不渴，大便 5 次，溲黄量少，脉浮滑而数，每分钟 120 次。证属表邪被遏，郁闭肺卫。急遣辛凉宣泄、清肺平喘之剂。药用：麻黄 6g，生石膏（先煎）30g，杏仁、前胡各 9g，桑白皮、金银花各 10g，板蓝根、芦根各 20g，紫菀 15g，桔梗 6g，黄芩、甘草各 5g。1 剂分 3 次服。药后 30 分钟，遍身微汗出，咳喘大减；尽剂，喘平咳止，面色转润精神渐复，热退（T 36.5℃）身凉，脉象和缓。再进 1 剂而愈。[乔连厚. 外感误治变喘. 江西中医药，1995，（3）：45]

【分析】

本案初系风寒束肺，肺失宣肃，患儿误服蛇胆、六神，冰伏病邪，寒郁化热，加重病情；求诊于西医，虽青霉素、病毒唑应用及时，然表邪未去，又投清降之剂，扰动胃肠，转增吐泻，致邪气内陷；易诊于中医，只重痰、嗽，忽视热、汗，施以清肺化痰、止嗽和胃之剂，闭郁肺卫。辗转三误，变生为咳逆喘急之危证。二诊选用麻杏甘石汤加味，宣散被伏之邪气，清降壅逆之肺气。药后表邪散，郁热清，胃气和，肺气宣，药证合契，故能两剂愈疾。

【启示】

于本案可见风寒外感，发汗不当，表邪入里，易化热犯肺而喘。《伤寒论》第 63 条"发汗后，不可更行桂枝汤，汗出而喘，无大热者，可与麻黄杏仁甘草石膏汤"之云，确为临床实践之总结。

案3　葛根芩连汤证误辨为白虎汤证

黄某，男，3 岁，于 1958 年 8 月 20 日入院，确诊为流行性乙型脑炎。患儿入院时，高热达 40℃，有汗，口渴，面赤，唇干，呕吐，舌苔黄而润，大便日 2 次，微溏。脉数，右大于左。认为暑邪已入阳明气分，予辛凉重剂，白虎汤加味。处方：生石膏 45g，知母 6g，山药 9g，连翘 9g，粳米 9g，炙甘草 3g。21 日晨二诊：热反高达 40.5℃，舌黄而腻，大便日 3 次，溏薄。仍进原方，石膏量加至 60g。午后再诊，体温上到 40.9℃，更加入人参服之，热仍如故。大便溏泄不减。22 日晨三诊：前后大剂白虎汤连用 2 天，高热不但不退，而且溏便增至 4 次，闻声惊惕，气粗呕恶，病势趋向恶化。但汗出口渴高热，舌黄脉大而数，均是白虎之适应证，何以服药后诸症不减反而加重呢？苦思良久，忽悟到患儿人迎脉数、面赤、高热、汗出、微喘，是表有邪；舌黄不燥，呕恶上逆，大便溏泄且次数多，是脾胃蕴有暑湿，乃协热下利证。屡投清阳明热之白虎，既犯不顾表邪之错误，又犯石膏、知母凉润助湿之忌，无怪服药后高热和溏泄反有增无减。患儿既属协热下利，纯系葛根黄芩黄连汤证，因亟为处方：葛根12g，黄芩9g，黄连1.5g，甘草3g。1剂服下，热即减至39.4℃，第2剂又减至38.8℃，大便转佳，呕恶亦止，很快痊愈出院。（中医研究院．岳美中医案集．北京：人民卫生出版社，1978）

【分析】

此案误在辨证不明，用药不当。患儿在暑湿较甚之夏日发病，虽有似高热、汗出等阳明白虎之象，但舌黄不燥，又呕恶上逆、微喘、大便溏泄且次数较多，则又非阳明白虎之里证，属脾胃蕴热夹有表邪之"协热利"。既然夹有表邪，治当用表里双解法，葛根芩连汤最为的对。若早用白虎，则既不能顾及表邪，又有石膏、知母凉润助湿，药不与证相符，故不效。

【启示】

用清泄之法，当详审有无表证，有表邪者，必须加以解表，否则，纯治其里，易使表不解而邪内陷，变证丛生。

案4 虚风误辨为实风

李某，女，30岁，农民。1986年2月15日就诊。左眼睑跳动，3月不愈，西医诊为眼睑痉挛，治而罔效。舌质红无苔，脉细而数，神情烦躁，唇淡口和，溲清便润。自云病后服蜈蚣、全蝎等药反益剧，此虚风妄动也，宜以静制动，施以龙牡，今反以虫类搜之，其气益张，无怪其投而弗效也。余予以仲景桂枝甘草龙骨牡蛎汤，复阳宁风，并加白附子引入头面，2剂而愈。[郝文轩．桂甘龙牡汤临床运用举隅．安徽中医学院学报．1988，（1）：30]

【分析】

眼睑跳动，属风证，当分虚实。以患者"舌红无苔、脉细而数、神情烦躁、唇淡口和、溲清便润"诸症看，为阴阳两虚之象，属虚风内动证，盖以蜈蚣、全蝎等搜风药治之，则更伤其正，诱使虚风妄动，病情加剧。桂枝甘草龙骨牡蛎汤温心阳、安心神、潜虚风。阴阳两虚而单用温阳之品，盖阳能化阴之故。

【启示】

阴血不足，易发虚风内动；然阳虚失煦，风亦为动。《素问·生气通天论》云："阳气者，精则养神，柔则养筋"，桂枝甘草龙骨牡蛎汤为其代表方剂之一。

案5　苓桂术甘汤证误辨为麻杏甘石汤证

杨某，男，16个月。1个月前患咳嗽发热，经服退热片、抗生素、清开灵口服液等，热退咳减，其母虑其体素虚，未再继续服药，咳嗽则缠绵未尽。近见咳嗽加重，遂到某院行X胸透检查，结果示：支气管肺炎。予以青霉素、链霉素肌注4天未效，转诊某中医，诊为肺热。拟麻杏甘石汤加鱼腥草、黄芩、桑白皮、川贝母等，服2剂，咳嗽加剧而来就诊。症见：患儿神呆面白，喉间痰鸣，咳多泡沫，自汗，纳差便溏，舌淡、苔薄白。两肺可闻痰鸣音。证属脾阳不足，运化失司，痰液泛肺。治以温阳健脾，温肺化痰。处方：桂枝6g，白术、法半夏各10g，茯苓12g，炙甘草、陈皮、白芥子各5g，细辛3g。并拟温肺咳喘膏（自制）贴两侧肺俞穴，上方稍加减，共服6剂，咳止而愈，后以香砂六君子汤加黄芪、五味子善后。［曹是褒.儿科误治3则.新中医，1997，(12)：45］

【分析】

本例患儿素体虚弱，患外感而致咳嗽缠绵。前医见支气管肺炎，不审证求因，以"炎"套热，不知"炎"症寒热皆能致之之理，便以"肺炎"为"肺热"，径投辛凉宣泄，清热化痰之麻杏甘石汤加味，乃致脾阳损伤，痰泛更甚，气道闭塞，咳嗽加重。何以知脾虚痰泛娇肺？以喉间痰鸣，咳多泡沫而见纳差便溏故知也。改用苓桂术甘汤以温阳健脾，培土生金以治其本，另加化痰之品以治其标，标本兼顾，其咳终愈。

【启示】

中医治病，贵在辨证论治。若临证不分阴、阳、表、里、寒、热、虚、实，一味用西医诊断代替中医思维，如但闻炎症，便断为热而用辛凉或苦寒之剂，必酿杀人之误。

案6   厚朴生姜半夏甘草人参汤证误辨为黄芩汤证

张石顽治陈某泄泻，腹胀作痛，服黄芩、芍药之类，胀急愈更甚，其脉洪盛而数，按之则濡，气口大 3 倍于人迎，此湿热伤脾胃之气也。与厚朴生姜半夏甘草人参汤 2 剂，泻痛止，而饮食不思，与半夏泻心汤 2 剂而安。(熊廖笙.伤寒名案选新注.成都：四川人民出版社，1981)

🥣【分析】

患者泄泻，腹胀作痛，服黄芩、芍药等药更甚，则知此案非热证。脉虽洪盛而数，但按之则濡，则知胀满为真虚假实。服黄芩、芍药之类，胀急更甚，是因苦寒之药更伤脾阳，治疗当健脾温运，宽中除满，用厚朴生姜半夏甘草人参汤。故药后痛泻止。

🍃【启示】

大便泄泻而腹胀，当辨其虚实。临证属脾虚不运者良多，用厚朴生姜半夏甘草人参汤每多取效。

案7   小建中去芍药汤证误辨为痰湿内阻

朱丹溪治一人，年 17，家贫多劳，十一月病恶寒而吐血。三两日，六脉紧涩。1 个月后，食减中痞。医投温胆汤，枳壳汤，3 日后，发热口干，不渴有痰。曰：此感寒也。询之，8 日前曾于霜冰渡水三四次，又心下有悲泣事，腹亦饥。遂以小建中汤去芍药，加桔梗、陈皮、半夏。4 贴而愈。(左季云.伤寒论类方法案汇参.天津：天津科学技术出版社，2000)

🥣【分析】

患者多劳体虚，因于霜冰渡水，而患恶寒吐血，六脉紧涩，是内外皆虚寒之证。中焦虚寒，不能摄血，故见吐血；不能运谷，则食减中痞。医见食少而痞，误以为痰湿内阻，而用消导之药，是犯"虚虚"之戒，故服后不但其痞不除，反增发热口干，不渴有痰，此脾气虚寒、气不化津之象，所幸原证仍未发生大的变化，故当给予小建中汤以建中补脾。去芍药者，以彰其温补之力；加桔梗、陈皮、半夏，以增化痰之功。标本同治，其效可必。

🍃【启示】

虚寒出血，治当温补，小建中汤为临证常选之方。

案8　桂枝人参汤证误辨为葛根芩连汤证

一女孩，3岁许，疹已收，身热不退，体温39℃，头痛恶寒与否不得而知，下利日10余次，俱为黄色粪水。脉数无歇止，舌质尚正常。遂诊为麻疹后热毒不净作利，与葛根芩连汤加石榴皮。服后体温反升至39.5℃，仍下利不止，嗅其粪味并无恶臭气，沉思再三，观病孩颇有倦容，乃毅然改用桂枝人参汤，仍加石榴皮，一服热利俱减，再服热退利止。［沈炎南．伤寒医案选评(二)．广东中医，1963，(3)：40］

🥣【分析】

麻疹之后，余邪不尽，内陷入里，酿成协热下利之证。因囿于发热，体温：39℃，又下利黄色粪水，而率用葛根芩连汤以清热止利，兼辛凉解表。岂知患儿，虽下利而无臭秽及肛门灼热之热象，脉虽数而无歇止，反有津伤之候。况面有倦容，一日下利10余次，寒象迭生，虽为协热之利，而属表里皆寒，葛根芩连汤为不当之方，以寒治寒，故服后体温不降反升，此逆也。当与桂枝人参汤温中解表，其利自止。

🍃【启示】

所谓"协热利"，即兼有表证之下利，《伤寒论》中论述"协热利"者，有两证。一是第34条的葛根芩连汤证，属表不解而邪热内陷的协热利；二是第163条的桂枝人参汤证，则属表不解而中阳受损的协热利。前者治宜辛凉解表、清热止利；后者治宜辛温解表，温中止利。临证之时，当须明辨。

案9　阳虚水泛证误辨为伤风

吴孚先医案：治赵太学，患水气咳嗽而喘，误作伤风，投以风药，面目尽肿，喘逆愈甚。曰：风起则水涌，药之误也，以真武汤温中镇水，诸恙悉平。(熊廖笙．伤寒名案选新注．成都：四川人民出版社，1981)

🥣【分析】

阳虚水气咳喘误作伤风，投辛散之风药，不但水气不消，反被风药涌起，风起水涌，遂面目尽肿，咳喘加剧。本案叙证过简，当有小便不利、头晕、心悸、四肢水肿等阳虚水停之征，用真武汤温阳利水，水气消无上泛，则娇肺自宁，咳喘自止。

🍃【启示】

水气致病波及广泛。水气内生，上可犯于清窍、心肺，下可注于膀胱、大肠，外可溢于肌肤、腠理，无所不到，无所不及。温化之大法，为临床治水气之常用。

案10　太阳蓄水证误辨为阴虚有热

碧某，女，1987年10月26日就诊。病失音4个多月，已到不能言语的程度，而由其家人代诉病情。曾服用大量滋阴清热之品及西药，均未获效。患者音哑无声，咽喉憋塞，口渴欲饮，头目眩晕。问其大便尚调，惟排溺不利，色白而不黄。切其脉沉，视其舌则淡嫩，苔水而滑。治则温阳下气，上利咽喉，伐水消阴，下利小便，方用五苓散为最宜。茯苓30g，猪苓15g，泽泻16g，白术10g，桂枝10g。服药5剂，咽喉憋闷大减，多年小便不解症状亦除。惟有鼻塞为甚，嗅觉不敏，于上方加麻黄5g，续服3剂，病愈。从此未见复发。[马志才．刘渡舟教授临床治疗经验点滴．北京中医学院学报，1989，(3)：20]

🥣【分析】

此为水气不化，津液不行，阳气不能温煦，阴气上闭咽喉之失音证。夫津液者，可滋润官窍，今水蓄而不化津，则有凝必有缺，因此咽干、口渴欲饮、小便不利等症迭现。水为阴邪，头为诸阳之会，阴水上凌，则头目眩晕。舌脉之象，亦皆为阴凝不化之证。前医不识，见有咽干口渴，以为肺胃津液不足，妄投甘寒滋柔之品，反助阴伐阳，使水凝不去。须用五苓散温阳化气，上利咽喉，下通小便，水化津布则病自愈。

🍃【启示】

水蓄于下，气不布津，使津凝不滋，可致上焦津亏不润，故五苓散证中有消渴一症，此非真津亏损，而是津凝不得均匀布散所为，本案失音病机与此相同，故治重在化气布津，而忌滋润，临证尤须注意。

案11　抵当汤证误辨为大黄䗪虫丸证

余尝治一周姓少女，住小南门，年约十八九岁，经事3月未行，面色萎黄，少腹微胀，证似干血痨初起。因嘱其吞服大黄䗪虫丸，每服9g，日3次，尽月可愈。自是之后，遂不复来，意其瘳矣。越3月，忽一中年妇女挟一女子来请医。顾视此女，面颊以下几瘦不成人，背驼腹胀，两手自按，呻吟不绝。余怪而问之，病已至此，何不早治？妇泣而告曰：此吾女也，三月前曾就诊于先生，先生令服丸药，今胀加，四肢日瘦，背骨突出，经仍不行，故再求诊！余闻而骇然，深悔前药之误。然病已奄奄，尤不能不一尽心力，察其情状，皮骨仅存，少腹胀硬，重按痛亦甚。此瘀积内结，不攻其瘀，病焉能除？又虑其元气已伤，恐不任攻，思先补之，然补能恋邪，尤为不可。于是决以抵当汤予之。虻虫3g，水蛭3g，大黄15g，桃仁50粒。次日母女复偕来，知女下黑瘀甚多，胀减痛平，惟脉虚甚，不宜再下，乃以生地、黄芪、当归、潞党参、川芎、白芍、陈皮、茺蔚子，活血行气，导其瘀积。一剂之后，遂不复来，6年后，值于途，已生子，年四五岁矣。（曹颖甫.经方实验录.上海：上海科学技术出版社，1979）

【分析】

闭经三月，面色萎黄，少腹微胀，确易被误认为干血痨证。当此之时，必详察其证，并以舌、脉为辨。果属干血痨者，因久病正虚而内有瘀血，瘀血久留体内，即为干血，干血内结，新血不生，则面、目、肌肤等俱不能荣，临床以形体羸瘦，面目黧黑，肌肤甲错，腹满不食，舌淡、有瘀点瘀斑，脉涩为特征。本案叙证过简，且未录舌脉，知其初诊未及详察，以致误治。大黄䗪虫丸"缓中补虚"之剂，长期用之，不利瘀血速去，反令患者血结日重，病势与日俱增，少腹胀硬，皮肉仅存，濒于死亡。幸此时医者能见误补救，镇定用药，予抵当汤破血逐瘀，单刀直入，一剂瘀下胀减痛平，再剂补正化瘀收功。

【启示】

临床辨证时务必四诊合参，详察细审，方不致误。

案12 大结胸证误辨为小结胸证

金氏，女，80岁。平素体胖气虚，且痰多湿盛。今因饮食不慎而诱发胸腹疼痛，西药治疗2周未见好转（用药不详），特邀中医诊治。患者胸腹疼痛，口渴，不思饮食，气喘短气，不能平卧，大便秘结。苔黄厚，脉迟有力。初诊认为证属痰热互结，用小陷胸汤。服药3剂，症状加重。再次诊察，病人疼痛从心下至少腹硬、拒按，且大便未动。此为水热互结之大结胸证，治用大陷胸汤加味：大黄10g，芒硝10g，甘遂1g（冲），厚朴10g，半夏10g，瓜蒌10g，甘草6g。2剂，诸症悉平。［赵秋菊.大小结胸误治案.黑龙江中医药，1997，（5）：33］

【分析】

此案误在辨证。大结胸证是水热互结于胸膈脘腹，气机不通，心下硬满疼痛拒按，脉多沉紧或沉迟。小结胸证是痰热结于心下，疼痛仅见于心下位置，且不按不痛，脉多浮滑。临证当详辨之，辨证不准，则药用无效，甚至病情加剧，后果严重。

【启示】

辨病位，是区别大、小结胸证的主要方面。《伤寒论》在第137、138等条明确指出：大结胸证特点是"心下痛，按之石硬"、"从心下至少腹硬满而痛不可近"；小结胸证特点是"正在心下，按之则痛"。于此案可知《伤寒论》所言，诚为临床实践之总结。

案13 小结胸证误辨为大柴胡汤证

桑焕英，女，20岁。患者素体娇弱，初冬野外劳动，中午食凉米饭，随发胃脘疼痛，呕吐，自服四消丸症状加剧。他人代诉，未见患者。认为感受寒邪，又经误下，邪热内陷，热结在里，投以大柴胡汤，服后症状更甚，痛苦难忍。二诊亲视患者，见心下至少腹满疼，按时痛甚，呕吐，口苦，大便不畅，舌苔黄厚，脉浮滑。此属痰热互结于胃脘的小结胸证。用小陷胸汤加味。药取：瓜蒌60g，黄连10g，半夏10g，厚朴10g，茯苓20g，杏仁10g，桔梗10g，枳实10g，甘草 6g，服 1 剂，大便泻下黏液如胶冻状，2 剂痊愈。[赵秋菊．大小结胸误治案．黑龙江中医药，1997，(5)：33]

🪣【分析】

此证初诊误在未见患者，不能四诊合参，只听病因和病史，便认为证属误下后邪热内陷，热结在里，处方用药，难免有误。二诊详察病情，见心下疼，按时痛甚，舌苔黄厚，脉浮滑，辨证为痰热互结于胃脘的小结胸证，用瓜蒌、杏仁、桔梗开结化痰；半夏、茯苓化痰蠲饮；黄连清热；厚朴、枳实行气涤痰。故能 2 剂痊愈。

🍃【启示】

中医临证，四诊合参，尤恐疏漏，何况不见患者，仅凭代诉，则难免挂一漏万，岂能辨治中的？他人代诊处药，临床当禁。

案14　附子泻心汤证误辨为食积胃热

刘某某，男，38 岁，1976 年 6 月 4 日初诊。患者自述胸闷腹胀，口苦烦热，呕恶不舒，下利热臭，自汗怕风，两足冰冷半月余。半月前，一天中午进荤饮酒，饭后烦热，下河洗澡，夜间发热恶寒，胸闷脘腹胀满，口苦恶心。一医诊为"食积胃热"，给予泻下药两剂。药后腹泻黄色稀水，胸闷脘腹胀满反增，但发热，不恶寒，心烦欲呕。医云积热下之未尽，热结旁流，复予泻下药两剂，药后胸闷脘腹胀满更甚，呕恶不舒，身烦热，自汗怕冷，两足发冷如冰，欲置火炉上烘烤。易一医言其阳虚，给予理中汤，药后怕风足冷稍减，但烦热胸闷增甚，下利热臭。诊视之，患者精神稍差，颜面潮红，半卧床上，棉被覆盖下半身，唇干舌红，苔黄薄腻，口气热臭；扪其上身皮肤洪热，汗出潮湿，脘腹稍膨胀，叩之鼓音，按无硬块，腹壁烘热烙手，肝脾未扪及，两膝下至足冰冷如握铁石；听其心肺无异常，肠鸣音减弱；脉沉细。此乃热痞兼阳虚证，治宜寒热并用，清热泄痞，扶阳固表。方用附子泻心汤加味：附子 12g，大黄 9g，黄连 6g，黄芩 6g，橘皮 6g，茯苓 10g，1 剂。附子先煎半小时，继入橘皮、茯苓，再煎半小时取汁；三黄用麻沸汤浸泡须臾去滓，与前药汁兑匀，分 3 次温服。次日复诊，诸症去之大半，患者甚喜，令原方再取两剂，服法同前。药尽，病即痊愈。（贺学泽．医

林误案．西安：陕西科学技术出版社，1986）

📖【分析】

患者进食酒浆肥甘，复感外邪，乃夹食伤寒，解表兼消食积可愈。而医者误用下法，致使表邪不解而内陷化热，令中焦气机痞塞不畅，则见呕恶，脘闷腹胀；热郁不解则烦热口渴。此时，治当清热以消痞满，而医却又予泻下，以致阳气损伤，气机痞塞更甚而痞满不除。因下焦阳气亏虚，卫外不固，则自汗怕风，两足冰冷。医见汗出足冷，复与理中汤温之，致在上之烦热更甚。此上热下寒、热痞兼阳虚之证，符合附子泻心汤证之证机，遂以此方按原法煎服，并加陈皮、茯苓以健脾和胃，消痞除满。方证相对，则药尽病愈。

🍃【启示】

《伤寒论》第 155 条曰："心下痞，而复恶寒汗出者，附子泻心汤主之。"本方主治热痞兼表阳虚，临床被广泛用于上热下寒证的治疗。

案15　附子泻心汤证误辨为肝郁食滞

刘某，男，52 岁。1995 年 11 月 25 日就诊。冷食后胸满、胃痛一周，伴心烦口干，头颈微汗，腹冷肢凉，厌食便秘。前医以疏肝理气、消食导滞未见寸功。诊见：舌淡苔黄，脉细弦，胃痛绵绵，口干喜热饮。此属阳虚热痞，当以扶阳消痞，泄热止痛。方用附子泻心汤加味：炮附子、生大黄、黄芩各 6g，黄连 3g，延胡索 10g。先煮附子，再入延胡索，最后入三黄。水煎两次，频服。两剂后大便得下，痞消痛减。续服 2 剂痛止汗停。[艾英．经方应用三则．国医论坛，1997，(2)：17]

📖【分析】

本案患者胸满、胃痛、心烦、口干，颇似热郁肝胆。但虽胸满而腹冷，虽口干而喜热饮，虽心烦而肢凉，又胃痛绵绵而作，则又非肝胆郁热之表现。综观全局，寒热并见于一身，故以疏肝理气、消食导滞之法治之不效。结合胃痛、汗出、心烦、肢冷之主症，与附子泻心汤证相符，用之果获良效。

🍃【启示】

附子泻心汤主治心下（胃脘）痞、按之濡，兼阳虚之证，而本案患者胃脘不痞而痛，同样用本方取效，何者？以其病机相同也。说明无论心下痞或痛，只要是胃热气滞、卫阳不固，皆可使用附子泻心汤治疗。

案16　半夏泻心汤证误辨为小承气汤证

郑某，女，29岁，1990年4月24日就诊。自诉素为饮食不振，食后胃脘作胀，大便溏滞，时发时止，牵延一年之久。一月前行肛痔切除术，术后自感精神倦怠，腹胀便秘，每用开塞露后方能排便。数日后而见胃脘饱闷，腹痛里急，大便滞下，赤白相杂。于4月12日住某医院经输液、抗菌消炎等治疗罔效。延该院中医会诊，取泻下导滞、清化湿热之法，投以小承气汤加槟榔、芩、连之属数剂，药后腹痛里急虽减，但余证依然。自感脘部胀闷，并伴泛恶欲吐。医者谓其湿热积滞未尽，复与木香槟榔丸（汤剂）加味进之。药后胃纳大减，恶心呕吐，脘中痞塞难忍，遂于22日自动出院，24日由家人抬至本院求诊。患者形体消瘦，面白无华，语声低微，断续不接，眩晕踡卧，饮食少进，恶心呕吐，脘中痞闷，脐腹作痛，大便滞下，赤白相杂，日6～7次，其苦难以言状，舌淡苔薄微腻，脉象沉弦。余诊为：误下成痞，而湿热仍留滞肠胃所致。治当先以和中降逆，消痞为主，投半夏泻心汤加味：半夏（制）15g，黄芩、黄连、干姜、西洋参（另炖兑服）各6g，甘草5g，茯苓12g，伏龙肝（先煎）30g，大枣3枚，2剂。4月26日二诊；药后脘痞呕吐十减六七，饮食稍进，腹痛滞下亦稍减。守原方再进3剂。4月29日三诊：脘中痞塞已瘥、呕吐亦平，饮食渐旺，精神大振，惟脐腹时有隐痛，大便尚有轻度滞下（日2～3次），白多赤少。此系中州之气虽已渐复，然寒湿之邪并走下焦，与留恋之邪热相搏，正虚邪恋，寒热夹杂，稽留未曾消除，拟改温中清化，佐以调气行滞法，选连理汤合东垣芍药汤加减：黄连、肉桂、木香、干姜、甘草各6g，白芍（酒炒）12g，苍术、白术（麦麸炒）、枳壳、当归、茯苓、厚朴各9g，党参15g，5剂。5月4日四诊：诸症悉平，惟胃气尚虚，嘱服香砂六君丸健脾益气以善其后，调治月余。3个月后随访，面色红润，健如常人。［王义土.误下成痞一例治验.浙江中医学院学报，1994，（1）：53］

【分析】

本例患者乃素为脾胃气虚，消运失健，湿从内生，久则湿滞而化热。湿热留滞之体，复因肛痔术后，失于调养，其气益虚。下焦气机阻滞，故见食欲不香而大便秘结；湿热壅滞肠胃，触动旧疾，则大便滞下，赤白相杂。医者反复投以苦寒承气之类，戕伐中焦之气，脾胃之气愈虚。正虚邪恋，寒热错杂之邪相搏，扰乱中焦，致使脾胃升降失常，气机痞塞，不但滞下之疾不愈，反而出现泛恶呕吐，"但满而不痛"的心下痞证，正与半夏泻心汤证之因机相对，投之即效。

【启示】

《伤寒论》第149条举例说明半夏泻心汤证之形成可因小柴胡证误下而致，于此案可见，寒热错杂之心下痞证确可因误下而成。使用半夏泻心汤当抓住其临床特征：中见心下痞满不舒，上见呕吐或吐涎，下见大便泻利，舌苔白腻，脉多见滑。

案17　半夏泻心汤证误诊

女，66岁，1997年4月22日初诊。反复顽固性呕吐8个月，迭经中西医治疗而效不显，现加重20余天来诊。诊见时时泛呕，呕吐痰涎、清水，甚则水饮不入，伴胸脘痞满，心烦口渴，但不欲饮，腹痛绵绵，喜温喜按，大便秘结，难以自行，舌质淡红，苔黄厚而腻，脉弦滑略大。胃镜检查示：慢性浅表性胃炎。中医诊断：呕吐。脉症合参，辨证为中虚邪阻，寒热格拒。治疗当补虚和中，辛开苦降，以半夏泻心汤加减治之。处方：太子参30g，云苓、代赭石（先煎）各20g，焦白术、黄芩、炒谷麦芽各15g，黄连、陈皮、姜半夏、旋覆花（包煎）各12g，吴茱萸、干姜、木香、砂仁（后下）、甘草各6g。用法：上方每日1剂，水煎2次取汁约300ml，每次约取100ml加姜汁数滴，徐徐服下，以不吐为宜，每日尽剂。药服2剂，大便已通，解出大量黏冻样粪便，呕吐缓解。继服上方6剂，胸脘痞满好转，呕吐基本控制，渐可进流质饮食，上方加减调理20余天，呕吐止，食纳增，大便畅通。后以香砂六君子汤巩固疗效。随访至今，未再复发。[黄蔚.纠正误诊误治3则.现代中西医结合杂志.2005，（7）：926]

【分析】

误诊是导致治疗难以奏效的根本原因。此患者为顽固性呕吐，胃镜检查无幽门梗阻等器质性病变，活组织检查诊断为慢性浅表性胃炎，但经中西医多方治疗，疗效不显，皆因诊断失误所致。分析误诊的原因，医者只见胸脘满闷，呕吐痰涎，舌红、苔黄厚而腻等症，便屡以湿热、痰饮阻滞中焦论治，而不顾其脾虚胃弱，肠中有寒的一面，一味地清热、利湿、化痰，结果非但热邪不清，痰饮不化，反加重寒邪，伤伐正气，使寒热格拒更加明显。致使呕吐顽固，反复难愈。本案抓住心下痞而确定为泻心汤证，根据呕吐痰涎、清水，心烦口渴，但不欲饮，腹痛绵绵，喜温喜按，大便秘结，而确立为寒热错杂，证符半夏泻心汤证，又呕吐痰涎及脾虚较甚，故合旋覆代赭汤及后世四君子汤加减服之，渐愈。

【启示】

半夏泻心汤辛开苦降，寒温一炉，为脾胃不和，寒热错杂之第一方。后世师其法，凡脾胃虚弱，寒热错杂，升降失调，清浊相混而致肠胃不和、脘腹胀痛、呕吐泄泻者，多用本方加减治疗。

案18　甘草泻心汤证误辨

滕某，男，7岁。夏秋间患赤白痢，一医用逆流挽舟法，热虽减而下痢红白冻积依然。五日来，日夜下痢达一二十次之多，腹痛，下痢红多白少。一医见其不欲食，疑为停食，复下之，痢不减反增，呕吐频仍，不能饮食，举家惊惶，始来商治于余。察之两脉濡弱而右关独弱，舌苔白而质红。辨为胃气重虚，客气上逆，属噤口痢。治以补中和胃，清化湿热，用仲景甘草泻心汤：甘草6g，黄芩6g，黄连3g，制半夏9g，党参9g，生姜6g，红枣3枚。连服2剂，呕吐下痢均减轻。以原方加减，续服3剂而安。（王琦．经方应用．银川：宁夏人民出版社，1981）

【分析】

《伤寒论》用甘草泻心汤治"胃中虚，客气上逆"之心下痞硬。本案初为胃肠湿热互结，致成下痢，复因误下胃虚，客气乘虚上逆，致成噤口痢，故用甘草泻心汤补中和胃，清化湿热，其中以生姜易干姜，意在加强止呕作用。

🍃【启示】

《伤寒论》第 158 条云："伤寒中风，医反下之，其人下利日数十行，谷不化，腹中雷鸣，心下痞硬而满，干呕，心烦不得安。医见心下痞，谓病不尽，复下之，其痞益甚，此非结热，但以胃中虚，客气上逆，故使硬也，甘草泻心汤主之。"本案为切实之实践。

案19　旋覆代赭汤证误辨为血热妄行证

蒋某，男，36 岁，1954 年 5 月 19 日初诊：素体健壮。月前冒风，肺从内应，咳嗽时作，幸寝食如常。日前与亲戚反目，尔后胸脘胁肋痞满且痛，心下温暖似热汤存贮，暮夜难以入寐，噫嗳泛哕，烦躁易怒。今晨嘈杂倍增，不旋踵而吐血盈碗，色鲜，夹有紫瘀食物，血后稍觉宽畅。午后嘈杂又起，此再次吐血之先兆，尤虑血涌而致厥脱之变。姑从木火刑金，火灼络伤而血外溢论治。方宗黛蛤散合犀角地黄汤加黑山栀、桑叶、桑皮、菊花、白及、白茅根等，嘱服 1 剂。20 日复诊：药后吐血未作，惟胸脘胁肋痞满益甚，仍痛，频欲呼气为快，自述有窒息气绝之势。自此已知铸成误治。诊舌边红、苔白、脉弦滑。改用理气降逆，平肝化瘀法。方宗《伤寒论》旋覆代赭汤合《千金翼方》生地大黄方增减。药用：旋覆花(布包)3g，降香屑 3g，代赭石(打碎先煎)15g，潞党参 9g，黄玉金 9g，生地黄 9g，粉丹皮 9g，花蕊石 9g，广橘络 9g，锦纹大黄 6g，1 剂。另金橘饼一枚，随意嚼服。21 日三诊：今晨大便一行，色紫黑，刻下胸脘胁肋之痛已止，痞满亦消十之七八，嘈杂未作，气息平和，惟咳嗽尚在。前方去赭石、党参、生地、大黄，加紫菀、百部、桔梗各 9g，白前 6g，继续服药 4 剂而咳嗽亦定。(贺学泽. 医林误案. 西安：陕西科学技术出版社，1986)

🥄【分析】

本案误治有二：其一，病在肝胃而治之于肝肺。患者气郁不舒，病位在肝，吐血前虽有咳嗽，但此乃冒风后未加治疗所致，并非肝火灼肺而成。出血之前，兼见气逆上冲，噫嗳泛哕，吐出食物，嘈杂频现，脘痞且痛，血后稍觉宽畅，均说明病属肝火犯胃而非肝火灼肺，此属病位之误。其二，病属肝火犯胃吐血，方药过于清凉收涩，使血得寒凝而瘀，瘀血内阻，气机闭塞，故用药后痞满益甚，有窒息气绝之势。此误在见血止血。因离经之血已成瘀积，必须使之外出为顺。复诊时改用旋覆代赭汤合生地大黄方加减，降气活血，并令瘀血从肠道排出，邪去则正安，虽药仅 1 剂但疗效卓著。

🍃【启示】

《素问·举痛论》云："怒则气上，甚则呕血及飧泄。"是知因怒吐血，尤先降火，降火之法，又须降气，待气顺火平则血自止。

案20　赤石脂禹余粮汤证误辨

喻嘉言医案：治李萍槎。食饮素弱，三日始更一衣，偶因大便后，寒热发作有时，颇似外感，其实内伤，非外感也。缘素艰大便，努挣伤气，故便出则阴乘于阳而寒，顷之稍定，则阳复胜阴而热矣。若果外感之寒热，何必大便后始然耶？医者先治外感不应，谓为温热，而用滑利之药驱导之，致向来燥结者，转变肠癖，便出急如箭，肛门热如烙。又用滑石、木通、茯苓、泽泻等，冀分利小便以止泻。不知阴虚，自致泉竭，小便从何得来。于是食入不能停留，即从下注，将肠中之垢，暗行驱下，其臭甚腥，色白如脓，虽大服人参，而下空反致上壅，胸膈不舒，喉间顽痰窒塞，口燥咽干，彻夜不寐，一切食物，唯味薄质轻者，胃中始爱而受之。久久阴从泻伤，阳从汗伤，两寸脉浮而空，阳气趋于上也。关尺脉微而细，阴气趋于下也。阴阳不相维，附势趋不返矣。议用四君子汤为补脾之正药，去茯苓以其淡渗恐伤阴也，加山茱萸以收肝气之散，五味子以收肾气之散，宣木瓜以收胃气之散，白芍药以收脾气及脏气之散。合之参术之补，甘草之缓，再佐升麻之升，俾元气下者上而上者下，团聚于中不散，斯脉不至上盛，腹不至雷鸣，汗不至淋漓，肛不至火热，庶饮食可知，便泻渐止，是收气之散为吃紧关头，故取味重，借其力专。又须大剂药料煎浓膏，调禹余粮、赤石脂二末频服，缓咽为佳。古云：下焦有病人难会，须用余粮赤石脂，盖肠之空，非此二味不填，肠垢已去，非此二味不能复其黏着之性。又况误以石之滑之者，必以石之涩者救之，尤有同气相求之妙。人参、白术、炙甘草、净山茱萸、升麻、北五味子、宣木瓜、杭白芍，八味共煎，浓缩为膏。赤石脂、禹余粮二味共研极细末。用膏一匙，调服二味细末，每次 1.5g，缓咽频服，不拘次数。（熊廖笙．伤寒名

案选新注．成都：四川人民出版社，1981）

🪣【分析】

本案患者之病，经一再误治，杂药乱投，伤阴伤阳，阴阳不相维，上下不相交，气乱于中，脾失所主，于是胃呆土崩，下利不止，饮食不进，病之危笃，可谓至极。本案病理，文中剖析至尽，分析归纳，合情合理，议用四君子汤加减，而以余粮、石脂为末调服，中下兼治，既以涩滑固脱治其标，又以助火生土治其本。

🍃【启示】

赤石脂禹余粮汤主治脾肾阳衰，寒湿中阻，络脉不固，统摄无权，以致大肠滑脱不禁之证。本方温中之力不胜，但固涩力强，临床可作为泄泻日久，滑泄不禁者治标之用。

二、阳明病误案分析

案1 白虎汤证误辨

朱某，男，25岁，1986年12月5日诊。患者手足、鼻部汗出溱溱已达8年之久，身无汗，寐则汗收，寤则汗出，不分四季。近2年来，汗出更甚，特别是握笔书写，转瞬间纸即透湿，苦不堪言。多方治疗，乏效。检视前方，不外益气敛汗，调养心神之品。刻下舌质淡，苔薄黄，脉弦缓。余先处桂枝汤，不效；次拟单方木通、红枣，亦不效；再予补中益气汤合牡蛎散，更无小效。乃持脉沉思：①患者虽自汗年久，然其语声洪亮，身体壮实，双目炯炯有神，其脉按之良久，亦觉弦缓有力，遂认定本证是实证，而非虚证。②脾主四肢，鼻为肺之窍、胃经之所过，患者独以手足、鼻部自汗不止，余处无汗，其病位当在肺、脾、胃，前已采用温补脾肺之法无效，今宜从清泄入手。③《伤寒论》第219条说："若自汗者，白虎汤主之。"仲师既有明训，方中石膏、知母又为清泄肺胃之品，甚是对证，当用之。然恐大寒大凉之品，易败脾胃，遂于原方中加一味黄芪（并以怀山药代粳米），既能益气固卫，又防寒凉败胃，旋即下方：生石膏45g，知母、怀山药各18g，炙甘草6g，生黄芪30g。服3剂，手足、鼻部自汗较前稍减。又按前方服6剂，汗出较前明显减少，但增大便稀溏。酌减石膏、知母药量，加陈皮6g，桑叶5g，续服本方15剂后，几年痼疾，竟荡然无存矣。[林家坤．白虎汤治愈顽固性自汗症．四川中医，1987，(12)：6]

【分析】

自汗出，有营卫不和之桂枝汤证、气虚之补中益气汤证、阳气不固之桂枝加附子汤证和玉屏风散证、里热蒸迫之白虎汤类证。本案患者体壮神安，自汗出见于手足、鼻部，虽舌质不红而淡，但舌苔薄黄，虽脉不洪大而弦缓，但久按之有力，而最终诊为热郁阳明，因疏白虎汤加黄芪，即清阳明经热，又防寒凉伤胃，其辨证思路清晰，加减意图也甚明确。药后因见患者大便稀溏，此寒凉伤中之弊，故及时减石膏、知母用量，并加陈皮、桑叶以和脾胃、清余热，逐渐调理而愈。

【启示】

典型阳明热证有"大热、大汗、大渴、脉洪大"等"四大症"，但实际于临证中却很难看到某一典型证候，往往似是而非，似有或无。本案一误再误，方抓住证机，可见临床辨证之艰难。

案2 白虎加人参汤证误辨为肾虚

城南妇人，腹满身重，遗尿，言语失常。他医曰：不可治也，肾绝矣。其家惊忧无措，密招予至，则医尚在座。乃诊之曰：何谓肾绝？医家曰：仲景谓溲便遗失，狂言，反目直视，此谓肾绝也。予曰：今脉浮大而长，此三阳合病也，胡为肾绝？仲景云：腹满身重，难以转侧，口不仁，谵语，遗尿。发汗则谵语，下之则额上生汗，手足厥冷，白虎证也。今病人谵语者，以不当汗而汗之，非狂言反目直视，须是肾绝脉，方可言此证。乃投以白虎加人参汤，数服而病悉除。(许叔微．伤寒九十论．北京：商务印书馆，1956)

【分析】

本案遗尿为不当汗而汗之，病转阳明，里热炽盛，津气耗伤。因邪热壅滞，故见腹满身重；浊热上扰，心神不宁，则言语失常；由于热盛神昏，膀胱失约，故遗尿。非温热病后期肝肾精亏、虚风内动之候，且见脉浮大而长，乃阳明热盛津伤气耗之明证。因发汗损阴，遗尿耗液，壮热食气，故成此证。辨证不疑，故径用白虎加人参汤取效。

🍃【启示】

《伤寒论》第219条云："三阳合病，腹满身重，难以转侧，口不仁，面垢，谵语遗尿。发汗则谵语，下之则额上生汗，手足逆冷。若自汗出者，白虎汤主之。"当与此案实践细细体会。

案3　调胃承气汤证误辨

某壮年男子，体素健，患热病十数日不愈，病情日渐加重，终致神志昏瞀不清，口不能言，身不能动，目不欲睁，四肢厥冷，头身濈然汗出，时发惊悸，周围稍有响动，则惊悸难以自持。病家室外有人巡视，以禁止喧哗；病室紧闭门窗，以保持安静；室中地上遍铺苫褥之类，以防行走有声。查阅前医处方，皆从虚治，养心阴，益心阳，安神定志诸法，用之殆遍。我诊之，患者神识不清，问之不答。然六脉皆沉伏有神，趺阳脉大而有力，撬口观舌，质红少津，根有黄褐厚苔。按诊腹部，发现脐下有盘大一块，硬而灼手，用力切按，患者以手护之，皱眉作禁。询问二便，家人云：小便短赤，大便下利黑水纯清，臭秽之气甚重。病由胃家燥热结实，内热蒸迫，上扰神明，伤及心阳所致。忆仲景附子泻心汤之组方法度，颇资借鉴，故拟用调胃承气汤少佐附子汤与之。药后泻下燥屎数枚，惊悸止，神气清，调理旬日而安。(贺学泽．医林误案．西安：陕西科学技术出版社，1986)

🪣【分析】

本案因热病不愈，邪传阳明之腑，无形之热邪附于有形之燥屎，形成热结旁流之证。阳明腑实，当见潮热谵语，狂躁不安。然因邪热内闭阻碍升降出入之机，阳盛于内，格阴于外，故出现惊悸、神昏、身不能动、目不欲睁、四肢厥冷、六脉沉伏等阳极似阴证，大实有羸状的临床证候。前医不能深究病机，去伪存真，为外在"羸状"之假象所惑，单见其尤为突出的惊悸症状，即从虚治，误用补法，徒服安神定志之剂，既助其实邪，又延误病机。后经审病史，参前治，详四诊，切脉不忘趺阳，撬口观舌，按诊腹部，细询二便，故能由表及里，见微知著，于纷纭复杂，真假疑似之中，寻端逐末，解惑求真。在抓住阳明腑实主病机的同时，不忽略因邪热熏灼，壮火食气而致心阳受累，实中有虚的一面，治参仲景附子泻心汤之组方法度，用调胃承气汤佐附子取得速效。

🍃【启示】

所谓"大实有羸状，至虚有盛候"，临床辨证，还须细而又细，灵活运用四诊方法，于细微之处辨真假。

案4　阳证误辨为阴证

罗谦甫治李某长子，19 岁。四月病伤寒 9 日，医作阴证治之，与附子理中丸数服，其证增剧。更医又作阳证，议论差互，不敢服药，决疑于罗。坐有数人，罗不欲直言其证，但细为分解，使自度之。凡阳证者，身烦大热而手足不厥，卧则坦然，起则有力，不恶寒，反恶热，不呕不泻，渴而饮水，烦躁不得卧，能食而多语，其脉浮而数者，阳证也；凡阴证者，身不热而手足厥冷，恶寒蜷卧，恶闻人声，或自引衣盖，不烦渴，不饮食，小便自利，大便反快，其脉沉细而迟者，阴也。今诊其脉沉数，得六七至，夜叫呼不绝，全不睡，又喜饮冷冰水，阳证悉具。三日不见大便，宜急下。乃以：酒煨大黄18g，炙甘草6g，芒硝15g，煎服。至夕，下数行，燥屎20 余块，是夜大汗出。明日又往视之，身凉脉静矣。（陈明．伤寒名医验案精选．北京：学苑出版社，1998）

🪣【分析】

本案辨证甚详，审因甚精，用药得法，案中说理甚明，堪为临证之楷范也。

🍃【启示】

《素问·阴阳应象大论》指出："善诊者，察色按脉，先别阴阳。"于此案可见辨别阴阳之重要性。

案5　热结旁流误辨为脾虚泄泻

某男，68 岁，1998 年 3 月 15 日就诊。主诉：腹泻纯稀水便伴腹痛 5 日。患者10 日前发热38℃～39℃，伴恶寒、身痛、咳嗽等症，某医院按感冒治疗（具体用药不详），延 5 日，虽发热、身痛、咳嗽消失，但出现腹泻，泻下稀水，伴有腹痛，遂按肠炎治疗，未效而来我处就诊。时下症：腹泻，纯稀水便，日行 3 ～4 次，腹痛隐隐，不思饮食，舌黯淡，苔薄黄，脉沉。查：左脐周轻度压痛，无腹肌紧张及反跳痛。考虑或系先前治疗过用寒凉，损伤脾胃，遂诊为：脾虚泄泻。遣方参苓白术散加减：党参15g，白术10g，薏苡仁20g，白扁豆15g，山药10g，陈皮10g，黄芪15g，泽泻10g，厚朴10g，葛根10g，甘草3g。3剂后，症状并未改观。余思应是辨证失误，再细询病史，揣摩再三，虑或有实邪作祟，姑且投石问路，予调胃承气汤：大黄10g，芒硝20g，甘草3g。1剂，嘱患者务必复诊。次日，病人满面春风，言服药后肠中雷鸣，旋即泻下粪块数枚，状如羊屎，恶臭无比，诸症遂消，病瘥。余始恍然大悟，此热结旁流之证也。[苏奎国. 非典型热结旁流案. 山东中医杂志, 2000，(9)：566]

【分析】

患者初病为外邪侵袭，然未能及时外解，致使邪气内陷胃肠，与内在积滞结聚，形成燥屎，阻塞胃肠，迫使粪水从旁而下，导致热结旁流证。本证典型的临床表现应为：日晡潮热，时有谵语，腹满胀痛拒按，下利纯稀水，舌苔黄燥，脉沉实有力等。而本病例既无发热谵语，又无舌苔黄燥，仅见隐隐腹痛与轻微压痛，故医者初诊误认为脾虚，投参苓白术散以健脾止泻，无效后试投调胃承气汤，使燥屎得下方安。

【启示】

典型性热结旁流证应治以大承气汤，而本案属非典型者，燥屎初结，程度不重，可用调胃承气汤治之。

案6 阳明腑实之呃逆误辨为胃寒气逆

张意田治董友之母，年将七旬，病已8日，脉亦软缓而迟滞，发热日晡益甚，舌苔黄厚，大便不行，畏寒呃逆。阅诸方咸以老年正气虚，用丁香柿蒂散与补阴之剂。夫脉来迟滞畏寒，阳邪入里也，舌苔黄厚，日晡热甚，阳明实也。此乃表邪未解，而陷里之热急，致气机逆塞而发呃，法当下之，毋以高年为虑也。与小承气汤，服后大便转矢气，兼有心烦不宁之象，与1剂，临晚下黑屎数枚，二更战栗壮热，四更大汗，天明又便黑屎，然后呃止神清而睡，此实呃之证也，宜审之。（熊廖笙. 伤寒名案选新注. 成都：四川人民出版社，1981）

🪣【分析】

患者脉来迟缓，畏寒呃逆，类似虚证或寒证。前医即误认为是胃寒呃逆证，而用丁香柿蒂散与补阴之剂，治之罔效。综观患者发热日晡益甚，大便不行，舌苔厚黄，此乃阳明里实热证之象。脉来迟滞、畏寒呃逆，亦非胃寒，而为阳邪入里较深之故。邪气入里化热，与肠中糟粕相结而成燥屎，阻塞胃肠，腑气不通，胃气上逆，而发呃逆。故温胃滋阴，均为误治。法当夺其下，通下肠中燥屎，使腑气得畅则呃自止。鉴于本例证尚为燥屎大结，为腑实之轻者，故用小承气汤治之。

🍃【启示】

"六腑以通为用"，腑气不通，胃气上逆，但采用通下之法，所谓"病在上而取之下也"。

案7　大承气汤证误辨为葛根芩连汤证

李某，女，8岁，1996年7月16日初诊。患儿10天前感冒未愈，5天前又因饮食所伤出现泄泻，并逐渐加重，伴腹痛、腹胀，服吡哌酸等未效。症见：痛苦面容，大便日数十次，为黄褐色稀水样便，味臭秽，腹痛，腹胀，伴发热，面部潮红，午后为甚，舌质红、苔黄厚，脉滑数有力。证属大肠湿热。治宜清热利湿，方选葛根芩连汤加味。处方：葛根10g，黄连6g，黄芩6g，木香5g，厚朴6g，炒白芍8g，延胡索6g，甘草6g。每日1剂，水煎早晚分服。2剂尽，病情加重。呈急性病容，发热，烦躁不安，时发谵语，腹部胀满硬痛，拒按，仍有黄褐色大便不时排出、奇臭，舌质深红、苔黄厚而燥，脉沉实有力。急以大承气汤泄热通结，药用：大黄16g，芒硝(冲)6g，厚朴20g，枳实20g。早6时1剂，水煎10分钟，过滤取液服下。下午2时许，继进1剂。晚8时，腹中肠鸣，遂泻下黄褐色稀水便，夹有黑色硬块约1500ml。泻后诸症渐减，后调理而愈。[张月成.热结旁流误治案.山西中医，1998，(4)：50]

🪣【分析】

患儿素体阳热亢盛，感冒未愈又兼饮食所伤，治外感妄发其汗，同时宿食积滞，因而形成津伤、热盛、肠内燥结，迫使津液从旁而下，而形成热结旁流证。

但初诊时因下利黄褐色稀水样便，味臭秽，腹痛，发热，舌红，脉数，误诊为肠热下利，而用葛根芩连汤，忽视了腹痛、腹胀、发热午后为甚、舌苔黄厚等肠中宿食燥屎阻塞之征，此有形之实邪阻滞，非苦寒清热之剂所能解，必用荡涤攻泻之药，夺其燥屎于下方安。

【启示】

此"通因通用"法之典型运用。临证当据病者表现，抓住主症，判断疾病动态发展的趋势，予以截治。

案8　大肠燥热误辨为肺阴不足

李某，男，25岁。平时高声嚷叫，长年累月，酿成失音，曾就诊于某医院，胸片和血、尿常规均示正常，大便难行，西药消炎抗菌及中药润肺生津之品不间断调治月余。患者精神不振，用手指口，发不出声，将自己写好的一张纸递与我：饥不欲食，腹部不适，夜寐不宁，大便一星期未解，小便赤少，已失音一月余，痛苦难当，求医生好好为其诊治。察其面赤形寒，舌红苔黑有芒刺，脉沉洪数。刻下诊为金实不鸣，拟大承气汤。方药：大黄15g，枳实15g，芒硝15g，厚朴10g。1剂，停用其他中西药物。二诊：药后约3小时，患者陆续排出大便3次，量多，色黑，其味秽臭，当晚腹部舒适，夜寐安宁，声门渐开，但声仍嘶哑，尚能知其表达之意。药中病机，守原方把各药量减去5g，加入党参20g，黄芪20g，再进1剂。12月6日三诊：患者喜形于色，声情并茂，诸症皆除，继令患者带回百合固金汤3剂，并嘱其注意饮食起居作息以固疗效，追访3年未再复发。[黄连根. 大承气汤治失音. 河南中医，2001，(3)：9]

【分析】

失音病部位在上，看似与阳明无涉。但患者长年累月高声嚷叫，耗损肺津，燥热内生，移于大肠，渐成燥屎，使大肠腑气不通，肺气难以肃降而壅塞，令声门闭遏，而语言难出，此金实不鸣也。故伴有腹部不适，大便秘结，小便短赤。当此之时，润肺养阴犹如扬汤止沸，已无济于事，必当釜底抽薪，用大承气汤峻下肠中燥屎，令腑气通畅，肺复肃降，则声门自开，而诸症皆除。

🍂【启示】

肺与大肠相表里，此脏病治腑，上病治下之法。

案9　吴茱萸汤证误辨为胆气犯胃

患者，男，25 岁。因劳累过度，饮食生冷，致伤脾胃，脾不能升清散精，胃不能腐化降浊，发生呕吐涎沫，烦躁不宁，手足逆冷，乃中焦虚寒，胃气上逆。来我院寻余就诊，时 1990 年 3 月 8 日上午。该患者脉象微弱、舌苔薄白，认为胆气犯胃，三焦失疏，与温胆汤加生赭石，以降逆止呕，服 2 剂不效，思药不见效，乃辨证不确，依据脉症，详细推敲，脉微为阳气虚，弱主阴血虚，舌苔薄白乃胃气虚寒，烦躁不宁，手足逆冷，属呕吐剧烈的反映。处方：吴茱萸 9g，生姜 15g，大枣 10 个，党参 10g。嘱服 2 剂，服 1 剂后，呕吐减轻，服 2 剂，呕吐诸病，豁然而愈。[孙崇娟．临床误治医案．包头医学，1997，(4)：173]

🥣【分析】

此案初诊囿于木胜乘土、胃虚气逆之表象，认为呕吐涎沫是胆气郁阻，三焦失疏，胃失和降，用温胆汤加生赭石而不效，疏忽了劳累过度、饮食生冷致伤脾胃的病因本质，脾胃受损，中焦虚寒，胃气上逆，故见呕吐涎沫，确属吴茱萸汤证，因而温胃散寒获效。

🍂【启示】

吴茱萸汤主治虽有病在阳明、少阴、厥阴之别，但其证均有呕吐，其病机关键是胃中虚寒，浊阴上逆。本方功在温胃散寒，降逆止呕，凡寒性呕吐者，临床均可酌情使用。

三、少阳病误案分析

案1　小柴胡汤证发热误辨为气虚发热

刘某，女，43 岁，1998 年 6 月 3 日就诊。患者自述：1988 年盛夏赶集时正午突然昏晕，便就地休息，刹那间全身冷麻，两腿酸困疼痛，尤以小腿明显，僵直不能伸展，不能站立，由家人送回，口服 APC 两片后，全身大汗淋漓，汗后周身舒适。从此之后每日下午低热，伴有四肢麻木酸困，体温在

36.5℃~37.8℃左右，每日须服 APC 或去痛片，否则，上述病证便发作。此期间曾被西医诊为"疟疾"、"风湿症"、"风湿性关节炎"。近 5 年来依靠安乃近、强的松、去痛片、地塞米松等维持度日。故于 1998 年 5 月 20 日在兰州某医院中医科求治，刻下见证：面色不华，周身发冷，低热、头痛、小腿痛胀、头晕、疲困乏力、纳少，虽月事正常，但白浊带下甚多，舌淡苔白，脉弦细。病为发热，证属久病耗气致虚，中气不足，卫外失固所致。治以甘温除热法，方选补中益气汤加减：黄芪 35g，党参 15g。白术 10g，柴胡 9g，升麻 7g，当归 7g，陈皮、青蒿、地骨皮各 9g，龙牡各 30g，炙甘草 6g。用此方并略加减，服 12 剂无效。遂于 6 月 3 日转诊于余。余仔细审证，见低热不退，体温在 36.5℃至 37.8℃之间，且见寒热往来之象，发无定时，胸闷呕恶，伴有口苦、咽干、头晕、头痛烦躁。脉弦细数，舌边深红，苔白厚如积粉。证系小柴胡汤兼达原饮之属。治宜和解少阳，清达膜原。遣以柴胡 12g，黄芩 10g，制半夏 9g，党参 15g，炙甘草 9g，生姜 9g，槟榔 9g，厚朴 9g，草果 6g，知母 9g，白芍 9g，常山 9g，何首乌 6g，大枣 3 枚。服药 3 剂，低热消失，诸症大减。遂守原方去常山加防风，继进 5 剂，诸症若失。月余随访未见复发。[赵峰. 甘温除热法误治低热例析. 中医函授通讯，1999，（2）：45]

【分析】

　　该患罹低热 10 年，缠绵不愈，前医诊时考虑久病致虚，误以气虚发热，故遣以补中益气汤加味，12 剂不效。是因审证不详，泥于久病多虚之理，故屡进不效。后医细辨：除有寒热往来之象外，并见口苦、咽干、头晕、头痛、心烦等少阳病症状，更有舌边深红而苔白厚如积粉等邪伏膜原之候，此因久病必夹他邪之故。故治以小柴胡汤合达原饮，和解少阳，透达膜原，标本同治，病遂愈。

【启示】

　　少阳病临床特征为：口苦，咽干，目眩，往来寒热，胸胁苦满，默默不欲饮食，心烦喜呕，脉弦。其中口苦、往来寒热、胸胁苦满为少阳病三大标志性症状，三者出现其一，即可断为少阳病，《伤寒论》第 101 条所谓"伤寒中风，有柴胡证，但见一证便是，不必悉具"，即为此意。而本案有往来寒热和口苦二症具备，故辨为少阳病当属无疑。

案2　小柴胡汤证误辨为白虎汤证

许某，女，81岁，华侨，1975年5月9日初诊。归国观光，行至香港，偶感风寒，头痛，咳嗽，抵沈后因洗澡受凉，始见发热，经用抗生素和白虎汤合治病势不减。寒热往来，咳喘痰稠，胃脘饱胀，口苦咽干，呕逆，便溏，舌质淡红，苔黄白相兼，左脉细数，右脉弦数。此为太阳表邪未解，转入少阳，法当和解表里：柴胡10g，黄芩10g，半夏10g，人参10g，生姜3片，大枣5枚，瓜蒌15g，桔梗10g，枳壳10g，杏仁10g，桑叶10g，桑皮10g，紫菀10g，金银花15g，甘草7.5g。3剂，水煎服。二诊，5月12日：热退神清，纳食亦佳，喘咳渐轻，二便如常。仍宗原方加焦槟榔15g，羚羊角0.5g(单煎，另兑)，3剂而安。(张英远. 孙允中临证实践录. 沈阳：辽宁人民出版社，1981)

🥣【分析】

患者恶寒发热，头痛，病起于外感风寒，复因洗澡受凉重感，病在表，治疗当用辛温之剂发散表寒。前医却误认为是里热证而用抗生素和白虎汤大寒之剂清热，幸未冰伏寒邪。以其症见寒热往来，口苦咽干，呕逆，舌苔黄白相兼，知其邪在半表半里，故投小柴胡汤加味而取效。

🍃【启示】

邪在皮表，汗而发之，此一定之规则，切不可妄投清里之剂，否则不惟表邪不解，反引表邪入里，酿患无穷。

案3　柴胡桂枝汤证盗汗误辨为阴虚火扰

邓某，女，65岁。患者于1985年9月24日以"心悸"收入医院，辨证投以温胆汤化裁治之，心悸及伴随证明显好转。然约半月，卒见睡中汗出，醒时即止，尤以头面及胸颈部为甚，伴有恶寒、微热，口干口苦而不欲饮，胸胁胀满，呃逆阵作，纳食少进，舌苔薄白乏津，脉细数乏力。首辨阴虚火扰，热迫汗泄使然，故拟当归六黄汤加生龙牡、麻黄根，投药4剂罔效，后独取生脉饮以求敛肺止汗之意，非但于病无益，反见盗汗更剧，诸症无减，汗出湿衣，可拧下水，每夜须换内衣 3 次方至天明，汗后恶风，通宵达旦，辗转惧眠，痛苦难忍。如此持续已月余。细审患者脉症，乃久病正虚，卫阳不固，复感外邪，乃致太少合病所致。遂选用柴胡桂枝汤加减，解表和里，调和营卫。柴胡 9g，黄芩 9g，法夏 9g，党参 12g，炙甘草 9g，桂枝 6g，白芍 12g，神曲 18g，生姜 6g，红枣 7 枚。服药 2剂，盗汗有减，寒热未作，续进原方 2 剂，盗汗甚微，腹胀、胸闷、心悸时作，呃逆不除，原方加苏梗 4.5g，瓜蒌皮 12g，枳壳 9g。3 剂药后，汗止身爽，诸症悉除。[代立权．柴胡桂枝汤治疗阳虚盗汗案．北京中医杂志，1987，(3)：52]

🥄【分析】

本案盗汗伴见恶寒微热，又口苦、胸满、不欲食，为太阳少阳合病，由邪侵半表半里，表里不和使然，初诊为"阴虚火扰"，乃辨证之误。故用柴胡桂枝汤太少同治，解表和里，以复人体上下升降，表里出入之机，营卫调和则汗止。

🍃【启示】

此案说明盗汗者非止阴虚一理，尤其是伤寒盗汗者。成无己在《伤寒明理论》中对盗汗属于伤寒证的病机阐发甚详："伤寒盗汗者，非若杂病之虚，是由邪气在半表半里使然也。何者？若邪气一切在表，干于卫则自然汗出也，此则邪气侵行于里，外连于表邪，及睡则卫气行于里，乘表中阳气不致，津液得泄，故但睡而汗出，觉则气散于表而汗止矣。"

案4　大柴胡汤证误辨为小柴胡汤证

羽流蒋尊病，起初心烦喜呕，往来寒热。医初以小柴胡汤与之，不除。许叔微诊之曰：脉洪大而实，热结在里，小柴胡汤安能除也？仲景云：伤寒十余日，热结在里，复往来寒热者，与大柴胡汤。二服而病除。(许叔微．伤寒九十论．北京：人民卫生出版社，1993)

🥄【分析】

心烦喜呕、往来寒热，小柴胡汤证具，惟热结在里，乃大柴胡汤证之独兼也。何以知其热结在里？以脉洪大而实故知也。脉洪而实，必有宿食，不用枳实、大黄则病邪难以尽除，此用小柴胡汤不应而大柴胡汤不爽之故也。

🍂【启示】

足见临证时脉诊之重要。小柴胡汤证，脉弦而细；大柴胡汤证，脉多洪大或弦长而实。此亦为辨别少阳无形邪热与有形实邪眼目之一。

案5 热入血室证误辨为疟疾

郑某，女，29岁。患者因月经来潮忽然中止，初起发热恶寒，继则寒热往来，傍晚发热更甚，并自言乱语，天亮时出汗，汗后热退，又复恶寒。口苦，咽干，目眩，目赤，胸胁苦满，心烦喜呕，不欲饮食，神倦，9天不大便。经某医疗室血液检查：疟原虫阳性。诊为疟疾。按疟疾治疗无效。追询病史，据云：结婚多年，未曾生育。月经不正常，一般都是推迟，3～4个月来潮一次，经期甚短，量少，继则恶寒发热，虽经服药治疗，但未能根治……舌苔白，脉象弦数。处方：黄芩、柴胡、半夏、党参、生姜各9g，炙甘草6g，大枣6枚，芒硝9g(另冲)，加清水2杯，煎取半杯，1次服。当日上午10时服药，下午4时许通下燥屎，所有症状解除。嘱常服当归流浸膏，月经恢复正常。(陈明.伤寒名医验案精选.北京：学苑出版社，1998)

🥄【分析】

经水适来，感受外邪，而见少阳诸症，本用小柴胡汤治疗。又见大便秘结，为少阳阳明并病。但虽大便秘结而无腹胀满等其他阳明腑实证，则知仅为燥屎微结，不宜用大柴胡汤重剂治疗，宜用柴胡加芒硝汤，和解少阳，轻去阳明燥结。治法得当，是获佳效。

🍂【启示】

少阳兼里实证，根据其轻重缓急，设有大柴胡汤和柴胡加芒硝汤，然皆以少阳为主，故均以柴胡为主药，柴胡加芒硝汤用于少阳枢机不利，里热燥实微结之证。临床运用，当明主次、轻重。

案6 柴胡桂枝干姜汤证误辨

治李姓妇，45岁，患乙型肝炎，缠绵不愈，而右胁苦痛，绕及后背，入夜为甚。曾服疏肝活络之药60余剂而不效。切其脉弦沉，视舌苔白滑。问其大便则称溏薄，每日 3 次，伴有腹胀。本证既有少阳气郁，又有阴寒机转，腹满下利，主证在于脾寒而无复可疑。为疏柴胡桂枝干姜汤，服至第 7 剂，大便不泻，而胁痛遂瘳。（陈明．刘渡舟伤寒临证指要．北京：学苑出版社，1998）

【分析】

在乙肝等慢性肝胆病疾患中，由于长期服用苦寒清利肝胆之药，往往造成脾气虚寒的情况，出现此病机，单治肝往往难愈，必须肝脾同治。柴胡桂枝干姜汤疏利肝胆，兼温太阴虚寒，正与本案相宜。故连服 7 剂而愈。

【启示】

大便溏薄一症在少阳病中出现，反映出有其阴证机转，此为肝胆病由热转寒、由阳转阴的一个转折点。柴胡桂枝干姜汤和解少阳，兼温脾家寒湿，与大柴胡汤和解少阳，兼泻阳明里实，一实一虚，相互发明。可知少阳为病影响脾胃，需辨其寒热虚实而治之。

四、太阴病误案分析

案1　太阴下利证误辨

马某，男，13 岁，1978 年 4 月初诊。患病数日，腹痛腹泻，稀便日行三四次，病情逐渐加重。继则晨起泄泻为甚，腹痛喜暖喜按，饮食欠佳，面色苍白，脉沉缓无力，舌淡苔白。西医诊断：节段性小肠炎。经服西药及清热解毒药未效，病情反增。证属太阴虚寒下利，治以温中散寒止利。服用理中汤加吴茱萸、五味子、补骨脂，服药 6 剂后，下利减少，腹痛亦轻，守方调治月余而痊愈。[聂惠民．论六经病辨证论治方法与临证意义．北京中医药大学学报，1994，(5)：19]

【分析】

此患下利日甚，继则晨泻，本属虚寒，脾阳不振，肾阳虚衰，而下利不止。前医依据"炎症"而投清热解毒重剂，以消炎为主攻方向，因此下利日甚，此为逆也。清热解毒之剂多苦寒败胃，伤人阳气，加重病情，故服后病情反增。后经详细辨证，此证当属太阴虚寒下利，改苦寒消炎之法为温中止利之剂而收效。此证误在忽视辨证。

🍃【启示】

《伤寒论》第 277 条云："自利不渴者，属太阴，以其脏有寒故也，当温之，宜服四逆辈"，本案治太阴护少阴即为此条之切实实践。

案2 **虚寒吐血误辨为血热妄行**

张景岳治倪孝廉者，年逾四旬，素以灯窗之劳，伤及脾气，时有呕吐之证，过劳即发，常以理阴煎、温胃饮之属随饮即愈。一日于暑末时，因连日交际，致劳心脾，遂上冲吐血，下为泄血，俱大如手片，或紫或红，其多可畏，急以延策，而余适他往，复延一时名者云：此因劳而火起心脾，兼之暑气正旺，而二火相济所以致此。乃与犀角、地黄、童便、知母之属，药及两剂，其吐愈甚，脉益紧数，困愈垂危。彼医云：此甚脉证俱逆，医无理，不可为。其子惶惧复至恳余，因往视之，则形势俱剧，第以素契不可辞，乃用人参、熟地、干姜、甘草四味大剂与之，初服毫不为功，次服觉呕恶稍止，而脉中微有生意，乃复加附子、炮姜各三钱，人参、熟地各一两，白术四钱，炙甘草一钱，茯苓三钱。黄昏与服，竟得大睡，直至四鼓，复进之而呕止血亦止，遂大加温补调理，旬日而复，健如初。（张介宾. 景岳全书. 北京：人民卫生出版社，1991）

🥣【分析】

吐血属阴虚阳盛者固多，阳虚夹寒者亦复不少。本例患者素体为脾阳不振，复因劳伤心脾，脾胃阳虚，气有不摄，"阳虚者阴必走"，以致吐血，故非犀、地、知母、童便所能合，故药及两剂，其吐愈甚，病情垂危，后改用理中汤温中健脾摄血而血止，可见临床辨证必须精当，否则祸如反掌。

🍃【启示】

中焦虚寒，脾不统血者，理中汤主之，方中干姜常易为炮姜，以缓其燥烈之性而增其止血之用。

案3 **桂枝加大黄汤证误辨为热毒肠痈**

张某，女，13 岁，1990 年 5 月 30 日初诊。患者腹痛数日，前医见其右下腹痛遂断为"肠痈"，投以川楝子、赤芍、丹皮、连翘、败酱草、赤小豆、浙贝母、没药、延胡索、当归、大黄、甘草诸药。2 剂后因腹痛加剧，转邀余诊。症见：身热 37.7℃，微恶寒，神清，右下腹痛，苔白不黄，脉浮稍数，大便不干。据证诊为误用清里攻下，邪陷太阴。处以桂枝加大黄汤：桂枝 10g，白芍 20g，大黄 5g，炙甘草 10g，生姜 3 片，大枣 5 枚，水煎服，日 1 剂。2 剂后诸症均除。[刘鸣．经方救误治验．山东中医杂志，1995，(2)：62]

【分析】

患者见右下腹痛，非为肠痈一患，而肠痈腹痛，亦未必皆出现右下腹痛。本案虽见右下腹痛，但无明显的压痛及反跳痛，且见苔白不黄、脉浮、大便不干、发热微恶寒等症，断为肠痈，似嫌牵强。此为太阳病不解，邪气内陷太阴血分，脾之经络气血不和所致，治宜通阳益脾，活络止痛，兼以解表，桂枝加大黄汤与此病机相宜，果两剂而痛止。若患者腹痛而见大便干燥，舌黄脉数，表证已除，则可使用案中之方。

【启示】

一切太阴脾经络瘀滞之血分腹痛，皆可按此法治之。轻者用桂枝加芍药汤，重则用桂枝加大黄汤。正如《伤寒论》第 279 条说："本太阳病，医反下之，因而腹满时痛者，属太阴也，桂枝加芍药汤主之。大实痛者，桂枝加大黄汤主之。"

五、少阴病误案分析

（一）少阴病本证误案析
案1　真寒假热证误辨

李东垣治冯氏子，年16，病伤寒，目赤而烦渴，脉七八至。医欲以承气下之，已煮药，而李适从外来，冯告之故，李切脉大骇曰：几杀此儿！《内经》有言，在脉诸数为热，诸迟为寒。今脉八九至，是热极也。殊不知《至真要大论》云：病有脉从而病反者何也？岐伯曰：脉至而从，按之不鼓，诸阳皆然。王注云：言病热而脉数，按之不动，乃寒盛格阳而致之，非热也。此传而为阴证矣。今持姜附来，吾当以热因寒用之法治之。药未就，而病者爪甲已青，顿服八两，汗渐出而愈。（江瓘．名医类案．北京：人民卫生出版社，1957）

【分析】

病热见脉数，按之不动，乃虚数也，属无胃气之脉类。虚阳飞越于外，假斥脉道所致，预后多不良。《素问·平人气象论》云："人一呼脉四动以上曰死。"当急救回阳，尚有一线可生之机。本案幸遇大家辨证调治，否则，杀人无血耳！于此可见李氏学验至精，堪为后学之典范。

【启示】

临床对一些寒极似火、热极似水之证，细审舌、脉，尤为重要。

案2　少阴寒证误辨

王左，灼热月余，咽痛如裂，舌红起刺且口干不思汤饮，汗虽畅，表热犹壮，脉沉细两尺空豁，烦躁面赤，肢冷囊缩。显系少阴证具，误服阳经凉药，苟读圣经，何至背谬若刺。危险已极，计惟背城借一，但病之来源名目，虽经一诊道破，尚虑鞭长莫及耳。勉拟仲圣白通汤加胆汁一法，以冀挽回为幸。淡附子一钱，细辛三分，炒怀膝一钱，葱白三个，上肉桂五分，半夏一钱五分，牡蛎七钱，猪胆汁一个(和入微温服)。复诊少阴之恶寒悉除，少阴之虚旋见。古法古方，信不诬也。途既侥幸于万一，慎勿忽忽以致复。制附子五分，炒枸杞子一钱五分，五味子十粒，煅磁石四钱，大熟地八钱，炒杜仲三钱，云苓三钱，煅牡蛎七钱。(罗和古. 伤寒温病医案. 北京：中国医药科技出版社，2004)

【分析】

患者发热月余，咽痛，舌红起刺，烦躁面赤，宛如热象证具。但细辨之，患者虽口干，但不欲饮；虽汗出，而热不退；且伴脉沉细两尺空豁、肢冷囊缩之阴盛阳衰之证，此少阴阴寒内盛，逼迫虚阳浮越于上、外所致，为阴盛格阳，阳脱阴竭，真寒假热的危象，治疗可用白通加猪胆汁汤破阴回阳，宣通上下。若再使用"阳经凉药"，则几杀此人。

【启示】

在阳亡的基础上出现阴竭之象(如脉来空豁或微细欲绝、呕利不出等)者，临床表现较为复杂，尤其是当出现舌红、口渴之时，必当细细审之。

案3　附子汤证误辨

王某，男，56 岁，1987 年 4 月 6 日初诊。先恶寒发热，继则小便突然不通，点滴全无，少腹拘紧急迫，欲尿不出，少腹如吹，48 小时未见滴沥，导尿 2000ml，之后少腹隆满亦无尿意。面色苍白，身体壮实，声音粗亢，喜热饮，纳好，四肢不温，舌苔黄白而腻，脉滑有力尺沉。西医诊断为前列腺肥大伴急性炎症，他医以湿热癃闭下焦论治，施八正散加减，进 20 剂偶有滴沥，仍需留置导尿，笔者视之，以肾阳不足，气化不利立论，予服附子汤，3 剂小便渐通，再未导尿，16 剂后小便如常，癃闭告愈，随访 3 年未发。[丰广魁．临证误治当审阴阳．辽宁中医杂志，1994，(9)：423]

【分析】

本例癃闭起病急骤，患者体壮声亢，纳好，舌苔白黄，脉滑有力，乍看与下焦湿热相像，然若仔细审证，患者有面色苍白、四肢不温、渴喜热饮、脉虽滑但尺沉，实以阳虚为本，而给予清热泻火、利水通淋的八正散治疗，则会更伤肾阳之气化，故用后只见小便偶有滴沥，乃气化不复，水津不行也。后改用附子汤温阳化湿，鼓动气化，则小水渐通。本案用真武汤亦可。

【启示】

①利水当注意温阳，以复气化为要。②附子汤不但用于阳虚寒湿内盛的身痛，亦可用于阳虚不化之癃闭、水肿等，要在抓住病机，可获佳效。

案4　少阴热化证误辨

吴某，昆明人，住昆明市绣衣街，有长子年 15 岁，于 1921 年 3 月患病延余诊视。发热不退已 11 日，面红唇赤而焦，舌红苔黄而无津，虚烦不得卧。食物不进，渴喜冷饮，小便短赤，大便不解，脉来沉细而数。查其先前所服之方，始而九味羌活汤，继则服以黄连、栀子、连翘、黄芩、金银花、桑叶、薄荷等未效。此系春温病误以辛温发散，又复苦燥清热，耗伤真阴，邪热内蕴，转为少阴阴虚热化证。拟黄连阿胶汤治之。黄连 10g，黄芩 12g，杭芍 24g，阿胶(烊化兑入)10g，鸡子黄 2 枚。先煎芩、连、芍药为汤，稍凉，兑入已烊化之阿胶，再搅入生鸡子黄 2 枚和匀而服。服 1 剂后即得安静，烦渴已止，唇舌转润，脉静身凉。继以生脉散加生地、玄参、黄连。上方连进 2 剂而愈。（吴生元．吴佩衡医案．昆明：云南人民出版社．1979）

🪣【分析】

春日发病，初始尽现里证，此春温为病之征，误用辛温发散及苦燥清热之剂，以致邪热愈炽、真阴大伤，遂成少阴热化之证。《伤寒论》第 303 条云："少阴病，得之二三日以上，心中烦，不得卧，黄连阿胶汤主之。"《温病条辨》下焦篇曰："少阴温病，真阴欲竭，壮火复炽，心中烦，不得卧者，黄连阿胶汤主之。"故选用黄连阿胶汤与之，1 剂而效。

🍃【启示】

温病误治，邪热内灼少阴者，临床并非罕见，切以顾护真阴为要。

(二) 少阴病兼变证误案析

案1　四逆散证误辨为吴茱萸汤证

患者张某，女，教师。胆囊炎反复发作，发则剧痛难忍，口苦、苔黄、尿黄、呕吐不食。每发经用四逆散加郁金、山栀、火硝、鸡内金、川楝子、茵陈等疏利肝胆之品，即可逐渐缓解。一次剧痛月余，肢冷脉细，倦怠乏力，他症如前，予吴茱萸汤加味，痛益剧，更感困倦。改用四逆散合大黄牡丹皮汤，两剂后痛减，手足渐温，脉转弦象，诸症随之消退。一周后即平复如常。（贺学泽．医林误案．西安：陕西科学技术出版社，1986）

🪣【分析】

患者胆囊炎日久，口苦、苔黄、尿黄、呕吐不食，辨证属肝胆郁热，故常以四逆散加疏利肝胆药而缓解。复发再诊时，因剧痛月余，出现肢冷脉细，倦怠乏力，结合呕吐不食之症，医者误认为证属厥阴肝经虚寒，予以吴茱萸汤加味，以至于"痛益剧，更感困倦"。口苦、苔黄、尿黄、呕吐不食为肝胆有热，但肢冷脉细，属肝胆阳气内郁，不能外达四末之热厥，其病机为阳郁，非阳虚，故用四逆散舒畅气机、透达郁阳为主，配合泻热化瘀、散结消肿的大黄牡丹皮汤治疗，诸症随之消退。

【启示】

本案之所以误治，是对证之先后因果关系辨识不清。肢冷脉细，倦怠乏力是在久痛剧痛之后产生的，痛是因，肢冷脉细、倦怠乏力是果，因痛久入络，络阻血瘀，阴阳之气不相顺接，故肢冷脉细；久病痛苦折磨，精神不振，食欲减退，故倦怠乏力。病因为本，何况在手足冷的同时尚有口苦、苔黄、尿黄、呕吐不食等症。临证之时当辨清因果，治病求本。

案2　阳邪厥逆误辨为阳衰厥逆

颜某，男孩，1岁多。1956年9月间，突然高热呕吐泄泻，经县人民医院作急性肠胃炎治疗3日，呕泻均止，转而心烦扰乱，口渴索饮，四肢厥冷，其母抱往我院陈医处诊治，陈医以吐泻后，四肢逆冷，为阴寒内盛，拟桂附理中汤，因病势较急，就商于予。予视之，手足虽厥冷如冰，扪其胸部跳动急促，肤热灼手，触其腹部亦如炕。予曰：初病即手足逆冷，桂附理中是为正确，发病3日之后，手足厥冷，桂附理中不可轻试，况患儿舌深绛，溲短赤涩，大便不滑泄，粪成黑黄色，又带有窘迫，时索冷饮，烦扰不宁，是为阳邪厥逆也，宜四逆散。陈医惑其四肢冰冷，疑四逆散不能胜任，适彭医至，复邀参看此证，彭医亦赞同四逆散，非急服不可，遂投以此药。服尽1剂，夜半手足阳回，心亦不烦，尚能安睡，继以原药2剂而得痊愈。（冷方南.近代著名中医误诊挽治百案析.贵阳：贵州人民出版社，1987）

【分析】

夏末秋初季节，患儿高热吐泻后，四肢逆冷，似属脾虚阴寒内盛；然扪其胸处跳动急促，肤热灼手，腹部亦热，察舌深绛，小溲短赤而涩，大便黑黄不泄，有窘迫感，渴喜冷饮，为一派里热之象。本证既非寒厥，又非热厥；既无可温之寒，又无可下之热，惟宜宣郁通阳、疏邪利气，故用四逆散疏畅其阳，1剂厥阳，2剂康瘥。

【启示】

四肢逆冷一症，有阳气虚衰之四逆汤证，亦有阳气郁遏之四逆散证。前者因于阳气虚衰，四肢失于温养；后者乃阳气郁遏于里，不能达于四肢。临床当四诊合参，仔细辨别，方不致误。

案3　少阴阴虚咽痛误辨

徐君育素禀阴虚多火，且有脾约便血证。十月间患冬温，发热咽痛，医用麻仁、杏仁、半夏、枳壳、橘皮之类，遂喘逆倚息不得卧，声飒如哑，头面赤热，手足逆冷，右手寸关虚大微数，此热伤手太阴气分也，予葳蕤、甘草、芍药等，均不应。为制猪肤汤一瓯，令隔汤顿热，不时挑服，三日声清，终剂而痛如失。（张石顽．张氏医通．上海：上海科学技术出版社，1963）

【分析】

患者素禀阴虚多火，患冬温发热咽痛，前医又用苦温燥烈之品抱薪救火，殊伤娇肺阴分，门户失濡，而致声哑不出。用猪肤汤滋养肺肾，使天一生水，咽喉自润，果终剂而病如失。

【启示】

猪肤汤本为少阴阴虚，虚火上扰之咽痛而设，本案用治太阴肺脏阴虚火旺之咽痛发热，以金水相生，滋肾阴以降肺火也。

案4　半夏散证误辨

某患者，患声带水肿，咽喉痛痒而声音嘶哑已半年，经用抗菌消炎和冷冻疗法，以及清热解毒中药等治疗无效。询其病史，始于酒后伤风，发热恶寒，察其咽喉痰涎甚多，微肿不红，无破溃，舌淡苔白滑，脉浮而缓滑。方用半夏散加味10剂，日1剂。药后咽喉痛痒诸症消失，声音完全恢复正常。（贺有琰．伤寒论纵横．武汉：湖北科学技术出版社，1980）

【分析】

本案患者咽喉痰涎甚多，微肿不红，无破溃，舌淡苔白滑，脉浮而缓滑，并无热象，前医误用消炎及清热解毒中药，难以取效。当通阳散寒，涤痰开结。改用半夏散后咽痛消失，声音正常。

【启示】

咽痛有寒热虚实的不同，实热咽痛，多红肿热痛，伴有热象；虚寒咽痛，多肿而不红或微肿，伴有寒象。不可一见咽痛，便予消炎或清热解毒。

六、厥阴病误案分析

案1 乌梅丸证消渴误辨为白虎加人参汤证

蒋某，女，51岁，1954年8月5日就诊。自述：7日前因露天乘凉后即感头痛发热恶寒，经治疗，头痛发热已解。近两日来，口渴引饮，日进四五壶(每壶约盛8磅)水亦不解渴。前医用益胃汤罔效，昨日又服人参白虎汤反而渴甚。症见：脉细弱，小便清长，四肢厥冷，渴饮不解。3日前曾吐蛔虫一条。辨证：此吐蛔之后消渴，乃厥阴病上热下寒证也。上热则消渴，下寒则溺清。老年体弱，阳不温煦则脉细弱，肢冷，故断为厥阴消渴证。方药：乌梅丸全方1贴，水煎服。翌日复诊，口渴大减，但肢冷仍存，守方重用参附，益气温阳，2剂而愈。[刘德成. 乌梅丸的临床运用. 四川中医，1985，(2)：11]

【分析】

本案为太阳表证过汗所致，属于治误案。患者因乘凉感头痛发热恶寒，汗之可愈，但若汗之不当，即易出现变证。本案即经治疗(可能经发汗法)后，头痛发热虽已解，但出现口渴引饮，日进四五壶(每壶约盛8磅)水亦不解渴，即属太阳病之变证。观患者口渴饮水不解，但又见脉细弱，小便清长，四肢厥冷，则病不属阳明，而已入厥阴，属于《伤寒论》第326条所说"厥阴之为病，消渴……"之列，当为寒热错杂证。故用益胃汤、人参白虎汤从阳明治之不但不效，反而渴甚，宜用乌梅丸。本方有清上温下之功，调和寒热之能。用之则上热得清，津液不耗；下寒得温，阳气乃复，使津液蒸腾以上润。且方中乌梅酸甘化阴、生津止渴，配人参则益气生津，故治厥阴消渴能迅速奏效。

【启示】

于此案体会厥阴病寒热错杂之消渴特点，自能与五苓散证之消渴、白虎加人参汤证之消渴相鉴别。

案2 麻黄升麻汤证误辨1

罗某，女，26岁。素来脾虚便溏(慢性肠炎病史)，不敢食凉或吃饱，否则腹泻。一日，外感风寒，发热恶寒，鼻塞流涕，自服家存感冒药，越两日其病不愈。见但热不寒，鼻塞流浊涕，咽喉疼痛，口干但饮水不多，咳嗽吐黄痰，胸闷，汗出。就诊于某医，服清肺化痰之剂 3 天，病人出现腹泻，每日 5～6 次，并感胃中凉甚，有振水音，饮食不下，患者因"难以忍受"而停服。察其面部痤疮满布，口腔有溃疡点 2 个，但舌不红，舌苔根部浮黄，脉寸大尺弱。此脾素虚寒，叠加外感后邪气入里化热，炼液成痰，壅塞于肺。辨为"肺热脾寒"证。试用麻黄升麻汤，因虑肺有痰热，恐葳蕤恋邪，去之，加芦根以清肺生津排痰。处方：麻黄 6g，升麻 5g，桂枝 6g，生石膏 15g，知母 9g，天冬 9g，黄芩 9g，当归 10g，白芍 10g，干姜 9g，茯苓 15g，炒白术 10g，芦根 30g，炙甘草 3g。水煎服。上方服 3 剂，发热、咽痛、咳嗽吐痰即愈，病人自述服药后"非常舒服"，大便转为每日 2 次，稍不成形，胃纳大增。继服 7 剂，面部痤疮消去大半，口腔溃疡亦愈，大便已基本正常。后以四君子汤加黄芩、枇杷叶调理善后。[陈明．伤寒三论．中国医药学报，2003，(5)：272]

【分析】

本案患者素来便溏，不敢食凉，乃脾寒一贯，外感风寒后，宜温中解表，或可用桂枝人参汤。遗憾的是，自治、医治均用寒凉之剂，导致：一者外邪冰伏不解，反化热入里；二者脾阳更伤。遂成"肺热脾寒"之证，故见面部痤疮满布、口腔溃疡、舌不红而舌苔根部浮黄、脉寸大尺弱等表现。此证机符合麻黄升麻汤证，用之不疑，则效亦不疑。

【启示】

无论何病，只要抓住"肺热脾寒"之病机，即可用麻黄升麻汤。

案 3　麻黄升麻汤证误辨 2

李梦如子，曾两次患喉痰，一次患溏泄，治之愈。今复患寒热，历十余日不退，邀余诊，切脉未竟，已下利两次，头痛，腹痛，骨节痛，喉头尽白而腐，吐脓样痰夹血，六脉浮中两按皆无，重按亦微缓，不能辨其至数，口渴需水，小便少，两足少阴脉似有似无。诊毕无法立方，且不明其病理，连拟排脓汤、黄连阿胶汤、苦酒汤，皆不惬意；复拟干姜黄连黄芩人参汤，终觉不妥；又改拟小柴胡汤加减，以求稳妥。继因雨阻，寓李宅附近，然沉思不得寐。复讯李父：病人曾出汗几次？曰：始终无汗。曾服下剂否？曰：曾服泻盐3次，而至水泻频作，脉忽转阴。余曰：得之矣。此麻黄升麻汤证也……本方组成，有桂枝汤加麻黄，所以解表发汗；有苓、术、干姜化水，利小便，所以止利；用当归助其行血通脉；用黄芩、知母、石膏以清热解毒，兼生津液；用升麻解咽喉之毒；用玉竹以祛脓血；用天冬以清利痰脓。明日，即可照服此方。李终疑脉有败证，恐不胜麻桂之温，欲加丽参。余曰：脉沉弱肢冷，是阳郁，非阳虚也。加参转虑掣清热解毒之时，不如勿用，经方以不加减为贵也。后果愈。（陈亦人．伤寒论译释．上海：上海科学技术出版社，1992）

🪣【分析】

病人素患喉痰、溏泄，有上热下寒（肺热脾寒）之迹象。新患太阳伤寒而误下之，表邪不退，外热内陷，郁滞于肺，触动喉痰旧疾，故见喉间白腐，脓血交作。脾弱湿重之体，复因大下而成水泻，水走肠间，故小便不利。上焦热盛，故口渴。毒邪未退，故寒热头痛，骨节痛各症仍在。热闭于内，故四肢厥冷。大下之后，阴寒逼于下，则两足少阴脉似有似无。又见无汗表闭之象。此正麻黄升麻汤证之典型也，原方投之遂愈。

🍃【启示】

此案为《伤寒论》第357条"伤寒六七日，大下后，寸脉沉而迟，手足厥逆，下部脉不至，咽喉不利，唾脓血，泄利不止者，为难治。麻黄升麻汤主之"之切实临床实践。

案4　当归四逆汤证误辨

李某，男，1966年初夏初诊。自诉：头目不适，似痛非痛，有如物蒙，毫不清爽，已近1年。自带病历一厚本，若菊花、天麻、钩藤、黄芩、决明、荆、防、羌、独等清热散风药物，几乎用遍，俱无效果。患者舌红少苔。考虑是血虚头痛，为拟四物汤加蔓荆子一方，3剂。复诊：自述服上方第1剂后，曾经一阵头目清爽，但瞬间即逝。接服二三剂，竟连一瞬的效果也没有了。仔细诊察，无意中发现，时近仲夏，患者两手却较一般人为凉，再诊察脉搏也有细象。因想《伤寒论》中论厥证，肢冷脉细，为阳虚血少，属于当归四逆汤证。

此患者舌红苔少，也是血少之证，论中虽未言及本方能治头痛，也不妨根据脉证试服一下。即给予本方原方 3 剂。三诊：果然症状基本消失。为了巩固疗效，又给予 3 剂，患者说已恢复工作。（李克绍. 伤寒解惑论. 济南：山东科技出版社，1978）

🥣【分析】

头目不清及头痛诸疾，治以疏风清热者为多，然本案用此常规治法历经一年却不效，此非风热上攻清窍也。察患者舌红苔少，乃血虚象现，此因服用疏散太过之品而致，于是用四物汤加蔓荆子，仍不效，何者？及细察脉症，方有所悟，病人夏日手凉，脉来细象，此血虚寒凝之征。血虚寒凝，清窍失于温养，同样可致头目不得清爽。与当归四逆汤养血散寒，果然获愈。

🍃【启示】

抓主症实为重要。当归四逆汤证脉症特点：肢冷脉细。

案5　厥阴头痛误辨为太阳头痛

刘某，一日至寓所求诊，云患呕吐清汁，兼以头痛不能举，前医以风寒发表药，服之益剧，已逾月矣。舌苔白而湿滑，口中和，脉之，沉，与吴茱萸汤，1 剂知，2 剂疾如失。（熊廖笙. 伤寒名案选新注. 成都：四川人民出版社，1981）

🥣【分析】

患者头痛不能举，呕吐清汁涎沫，脉沉，舌苔白而湿滑，病属肝胃虚寒，厥阴之气上逆所致。厥阴受寒，肝木横逆，乘及胃土，胃失和降，故呕吐涎沫。阴寒之气随经上逆，故见头痛不能举。前医未能详察，即以风寒发表药治之，与"头痛医头"无异，此脏腑经络辨治之误。

🍃【启示】

治病不明脏腑经络，非其治也。

案6　白头翁汤证误辨

董某，女，51 岁，1964 年 6 月 26 日就诊。下痢赤白，腹痛如绞，一夜行 10

余次，里急后重，食欲毫无，但尚能勉强进食，口干作苦，不渴，舌质淡红，苔白微干，小便黄而少，脉细，无表寒恶热情况。初诊投服鲜马齿苋90g，广木香9g，焦山楂6g，煎服，渐进两剂，一夜仅行4~5次，脓血均减，腹痛也显著减轻。原方再服，至27日晚，病情忽有反复，下利便脓血及里急后重都又如故。换服加味香连丸每日3次，每次9g，至29日无效，口干不渴，舌质瘦，舌红，尖有细微芒刺，苔薄白略干，脉象沉细而缓，食欲仍无，腹痛里急，脓血杂下，日行30余次。认证为厥阴湿热郁滞之热痢，予白头翁汤加味：白头翁12g，炒黄柏6g，秦皮9g（当时缺黄连故未用），炒白芍9g，甘草9g。煎200ml，分2次服，2剂连进。药后一夜只解2次，里急后重显著减轻，腹痛偶尔存在，连续2剂痊愈。（关庆增. 伤寒论古今研究. 沈阳：辽宁科技出版社，1994）

【分析】

患者下痢赤白，腹痛如绞，里急后重，口干且小便黄少，属热痢无疑，故初用清热解毒的马齿苋等有效，但医者未曾注意到有口苦等症，病机为肝经湿热下迫大肠，病位虽在大肠，而病机实与肝经湿热有关，故改用白头翁汤清热燥湿，凉肝止痢而取效。

【启示】

白头翁汤主治厥阴肝经湿热下注大肠、病及血分之热痢，临床除见下利脓血、里急后重外，还当有腹痛、发热、口苦而干、舌红苔黄等。

七、合病、并病误案分析

案1　太阳阳明合病误辨1

戴某，女，27岁，壮热不恶寒，身痛项强、烦渴引饮，已10余日。脉洪大，舌质红，苔厚腻。前医曾用小柴胡汤未解。症属湿热羁留于太阳、阳明二经，应开太阳气机，清泄阳明，使邪从外解。方用《伤寒论》桂枝汤与白虎汤合方化裁。处方：桂枝9g，葛根12g，生石膏15g，炒知母6g，粳米9g，甘草6g，烧生姜3片，大枣3个。服1剂，热稍退，余症如前，又增胸闷，干呕，口苦，自汗，大便不通。此病邪陷里，当用表里双解法。改用《伤寒论》大柴胡汤。处方：炒柴胡9g，法半夏9g，炒黄芩6g，炒枳实6g，炒杭芍6g，大黄

6g，烧生姜3片，大枣3个。服1剂，便通烦定，胸闷、口苦解除。但热未全退，周身关节疼痛，舌苔仍腻。可知因湿邪太盛，阻滞太阳经络所致。当以除湿透络为主，方用《金匮要略》麻黄加术汤合麻杏苡甘汤。处方：麻绒6g，杏仁9g，桂枝9g，白术15g，薏苡仁15g，甘草6g。服1剂，身痛全消，热退身凉。继以甘露饮(生地、熟地、天冬、麦冬、茵陈、黄芩、枇杷叶、石斛、甘草)调理而愈。(戴慧芬．戴立三医疗经验选．昆明：云南人民出版社，1980)

【分析】

身痛项强，病属太阳表寒未罢；壮热不寒，烦渴引饮，脉洪大，舌红，苔厚腻，阳明经证备矣。综观之，属太阳阳明合病。并未见口苦、咽干、目眩、寒热往来等半表半里证候，前医却用小柴胡汤，因而投之不应，已属误治。救治大法，有一分表邪，亦应予邪以外出之机，故以桂枝去芍药汤解肌表之邪，使之从太阳而解；葛根为阳明经药，具有解肌退热之功，配桂枝发汗解肌，意在引邪外出；白虎汤清阳明气分之热，与桂枝汤合用乃为太阳阳明正治之法，投1剂，热势稍退，但又增胸闷、干呕、口苦、大便不通，遂用大柴胡汤攻内解外。后用麻黄加术汤合麻杏苡甘汤除湿透络，最终以甘露饮调理而愈。

【启示】

无论病在何经，关键是抓主症与病机，舍此，犹如舍本求末，临证时开口动手必错。

案2　太阳阳明合病误案2

庆孙，起病由于暴感风寒，大便不行，头顶痛，此为太阳阳明同病。自服救命丹，大便行，而头痛稍愈。今表证未尽，里证亦未尽，脉浮缓，身常有汗，宜桂枝加大黄汤。桂枝9g，白芍9g，甘草3g，生川军9g，生姜3片，红枣3枚。(曹颖甫．经方实验录．上海：上海科学技术出版社，1979)

【分析】

本案为太阳阳明同病。患者暴感风寒，头痛，自汗，脉浮缓，属太阳中风证，故用桂枝汤以解其表；大便不行，属阳明里证，故加大黄之苦寒以导其滞。桂枝加大黄汤为解表攻里之轻剂，桂枝汤中加大黄，七表三里，与大柴胡汤方中用大黄其义相似。

【启示】

本案中之用桂枝加大黄汤与太阴血分大实痛证之用桂枝加大黄汤应予区别。此方为解表攻里之轻剂，彼方为通阳活络之重剂；此为治太阳阳明同病，彼为治脾络瘀滞不通。

案3　少阳阳明合病误辨

李某，女，26岁，四川人。产后13天突然高热，体温39℃~40℃，头昏耳鸣，寒热往来，出汗多，面赤心烦，食纳不进，便秘13天，曾用西药解热剂和抗生素输液等，治疗一周，疗效不显，持续高热，大便秘结。于1972年11月入院，改由中医诊治，患者症状如前，初诊认为便秘是主要矛盾，引起高热，治当通便为主，拟用大黄、芒硝之品，但鉴于过去医者有"产后不得利，利者百无一生"，"大黄、芒硝等似难轻用"之说，故不敢用，而按常见之产后血虚发热、便秘，以调补气血，润肠通便论治，处以八珍汤加火麻仁、肉苁蓉等补润之品。服药后未有好转，反趋恶化，便秘已廿七日。再诊时，对患者细察全部病情，反复研究，觉患者高热并非血虚、伤阴之发热，而是少阳阳明合病，邪热内结引起便秘，属实热证。治宜祛邪清热、泻下通便，改用大柴胡汤加减：柴胡、黄芩、党参、大黄各9g，赤芍6g，芒硝3g，甘草6g。以柴胡、黄芩去少阳邪热，因夹杂阳明腑实，需表里双解，故用大黄、芒硝、赤芍以逐去邪实热结，并重在泻下通便，不拘泥前人产后忌下之说，再佐党参、甘草补脾益气生津，以扶正祛邪。服后高热消退，泻下如羊粪样硬便多次，调养一周，病愈出院。[胡永安．产后高热．新中医，1974，（2）：28]

【分析】

此例高热伴见头昏耳鸣、寒热往来、出汗多、面赤心烦、食纳不进、便秘等症，显系少阳阳明合病，乃因产后正虚，邪入少阳，里热复结所致。初诊时，医者拘泥于产后禁下之说，误投八珍汤等补润之品，是犯"实实"之戒，故用后病情不但未有好转，反而加剧，以致便秘长达27天。所幸其后详察病情，作出正确判断，改用大柴胡汤加减，服之高热迅速消退，病愈出院。

【启示】

有是证便用是方，使用下法，确为"邪盛则实"者，亦当下之不疑，不可拘于产后与否，以防贻误战机。

案4　三阳合病误辨

某患者，男，体素健，年70余仍参加农田劳动。某年秋，患伤寒证，不治久而化热，便难溲赤，头常晕，症状渐加剧，不能起坐，坐则房屋旋转。发热间或恶寒，继则昏瞀，发则口木舌强不能言，手足不能动，耳聋，呼之如无所闻，目灼直视，约需1小时始复常态，时谵语。曾数就医，均以老年体虚，治当滋补，服药无效，病反日进。其中有认为病有热象，当用清凉者，投之小效。迁延至春不愈。诊见脉六部洪滑，舌苔黄厚，口渴引饮。见其病杂且重，此其病久势急，不可草率，经查阅《伤寒论》阳明篇三阳合病一条，颇觉相近。治当白虎汤加味。处方：生石膏120g，知母15g，粳米9g，甘草6g，鲜茅根120g，花粉15g。服药后，病人顿觉清爽，眩晕大减，是日昏瞀仅发2次，但脉之洪滑不减。知其蕴热尚炽，非1、2剂所能肃清，原方加量。处方：生石膏120g，知母24g，党参15g，甘草9g，粳米1匙，鲜茅根250g，花粉24g。先煎茅根取汤去渣，再入余药，煎取清汤3碗，每小时服1碗，日1剂。两次后，身即不重，转侧自如，昏瞀已不发。又服6、7剂，口亦不渴，舌苔渐薄，大便亦通。更进5剂，头晕始去。嘱慢慢糜粥自养，又10日，已能扶杖出门活动。[杨育周整理．张方舆医案四则．天津医药，1979，(8)：357]

【分析】

患者秋日患伤寒，邪在太阳；未经治疗，久而入里化热，出现便难溲赤，为邪入阳明；头常晕，症状渐加剧，不能起坐，坐则房屋旋转，发热间或恶寒，此邪犯少阳。继则出现昏瞀，发则口木舌强不能言，手足不能动，耳聋，呼之如无所闻，目灼直视，时谵语，则为三阳合病而阳明邪热偏重者。故用清凉或滋补，皆属不宜。法当用白虎汤，此《伤寒论》第219条之大法也，投之果愈。

【启示】

本案临证实践可印证《伤寒论》第219条所言："三阳合病，腹满身重，难以转侧，口不仁，面垢，谵语遗尿。发汗则谵语，下之则额上生汗，手足逆冷。若自汗出者，白虎汤主之。"

案5　太阳少阳并病误辨

患者，男，年15岁，1976年1月间初诊。高热缠绵已逾月。家住外地，遍治无效，始来京就医。奔走北京市各大医院，复经多方检查，结果依然为："发热待查"。热终不退，言下大失所望，不禁怅然，所持中医处方概为石膏、紫雪、黄芩、黄连、金银花、连翘、桑叶、菊花、生地、玄参清热解毒之类，未见一方有改弦更张者。询之，患儿初病，倦怠违和，寒热体痛，以为感冒，未足介意，继后热升，持续39℃以上，午后尤甚。自此发热必恶寒，虽时自汗，热亦不为汗衰。热甚并不思饮。左耳后有核累累，按之亦不甚痛。脾大肋下1cm。肋弓下自称有困闷之感。心中时烦，不思饮食。1974年曾有类似发热。北京某医院诊为"反应性淋巴细胞增多症"，曾予抗生素，体温不降，后加强的松热退出院。据以上病情分析，此儿证属伤寒，寒束于表，失于温散，表证未解，里热未实，盘踞于半表半里之间，故胸胁苦满。左耳有核，少阳行身之侧也。少阳病柴胡证，但见一症便是，不必悉俱也。本可以小柴胡即可。然每微恶寒，知发热虽久，而表证仍留有未尽，故取柴胡桂枝二汤各半之。柴胡9g、半夏9g、黄芩9g、党参30g、生姜2片、大枣5枚、桂枝6g、白芍9g。6剂后，得微汗，高热顿衰，午后热降低至37.1℃左右，汗亦减少，耳后核也逐渐消退。胃纳有加，表达里疏，长达三逾月之高热竟告霍然，姑存此案，以示伤寒与温病有别。[魏龙骧.续医话四则.新医药学杂志，1978，(12)：14]

【分析】

此例患儿高热缠绵已逾三月，久治罔效。咎其失治之因，皆由辨证不明，治疗不当。据整个病情分析，为表证未解，里热未实，盘踞于半表半里之间，当属太阳与少阳并病。患者初病伤寒，失于温散，而过多使用清热解毒之剂使表邪未尽，内传少阳。表邪不解则发热，汗出，微恶寒，体痛；而胸胁苦满，左耳有核，心烦少食皆属邪留少阳。因此给予柴胡桂枝汤和解少阳，兼以解表，6剂后得微汗而高热顿衰，病得以愈。

【启示】

太阳病证未罢而并及少阳，是为太阳少阳并病，其发生与"血弱气尽"关系密切。初病伤寒，失于温散，徒耗正气，或因辛凉清解而致邪传少阳，此时当和解少阳，兼以解表，柴胡桂枝汤为其代表方剂。

八、汗法误用案

（一）汗之太过

案1　大汗亡阳1

1929 年春假，随族人同舟由沪至屏风山。有雷某之子，年20 岁，患病甚重。其父代诉："初因劳作往返，抵家热甚，遂用井水淋浴，拂晓即发寒热。年事方壮，不以为意，三天犹不退，虽经治仍日甚一日。"是时，其妻携扶出室，为之易衣，但病人云冷甚，坚拒去被，语声高亢，欲饮冷茶。又见患者虽委顿，但面色缘缘正赤，目光炯炯有神，唇周燥焦破裂，上有血迹。问："衄乎？"其妻答："齿鼻均有血，前天才开始，量并不多。"试令张口，腥热之气喷人，龈间亦有血迹，舌质色红，苔灰白干燥。脉浮数，一息六至以上。按其胸腹，皮肤干燥，抚之热如炙，腹柔软，遍寻无痛处，脾可触及。小溲赤热，6 天来大便共两次，色黄不黑。腹诊之顷，时时蜷缩，口亦为噤。问："曾出过汗否？"曰："病至今日，从未出汗，故乘热给药，希能出些汗把热退去，但吃药后只觉烦热难过，汗则丝毫没有。"余始以为大青龙汤证。然患者有衄之一症，是否血热？继思之：舌质不绛，神识不昏，未见斑疹，加以大渴喜冷饮，显然邪尚在气而未入血。既未入血，则致衄之由，仍系《伤寒论》所谓"剧者必衄"者"阳气重"。乃书案云：热为寒困，欲透未由，愈郁愈炽，阳气重故衄。大渴引饮喜冷，神清舌不绛，未涉营血分，犹可辛温透汗。盖表之严寒不解，里之炽热不除也，然气热已经弥漫，焦头烂额堪虞，势非略参辛凉不可。大青龙汤主之：麻黄六钱，桂枝二钱，生石膏八钱，杏仁五钱，甘草二钱。1 剂。书毕，觉病情虽延一周，但正年壮，病机与方药无间，其效可必。乃嘱其父曰："服后能得汗，则热亦随之而退。"此时舟人催行，遂匆匆告别。不日束装返沪，亦未及过问其后果。抵校，将所录脉案就教于陆师渊雷，讵料陆师阅后谓："病因大青龙汤证，但所用者，究系何方？从药量比例，或可云仿之大青龙，但所列药物则非，称之为麻杏甘石加桂枝，亦可称之为麻黄汤加石膏，诚非驴非马汤。"余谓："姜枣在本方非属必要，故舍而未用。"师对此语，大不为然，曰："仲景方不特药量之比严谨之至，即一药之取舍，效若天渊，《伤寒论》中此类例证，不胜枚举。"当时虽唯唯，然内心实不折服。遂又质之章师次公，并告之己意。章先生云："陆君之言诚然！余所欲知者，乃药后以何方继？"对曰："未也。"章师曰："对如此重病，投如此峻剂，而不预谋善后，安危难卜，非万全策。"陡闻此教顿觉冷水灌顶，虽欲知其果而不能。暑假再返，遂偕造雷家。其父云："服药一煎，不久即出汗很多，怕冷怕热，口渴难过，病好了一大半，深夜服二煎，但汗不如白天之多，不过热未退清。家人以药贱却验，又赎1剂。服后，汗较昨天更多，且一直不止，热虽退清，但怕冷更甚，继而四肢亦冷，浑身如冰，四肢抽筋，依次神识昏迷，话也不能说，如此一昼夜，延至深夜而亡。"含泪唏嘘，惨不忍闻，余虽心为之碎，实无言可慰。[宋道援.运用大青龙汤得失案析.中医杂志，1981，(8)：24]

【分析】

宋先生案后分析道："想此病之方，蒙章、陆两师鉴定，再征以第一煎后的表现，大青龙本系的对之方，可予肯定。当方证的对，而仍未免于死，非方药所杀，实用方者杀之也。病重如斯，方峻如斯，安危难卜，而余未亲自观察，一书了之。麻黄能使人汗，多汗亡阳，今量达六钱，并伴桂枝，能不防其大汗乎？况汤后服法下，明明有'若复服汗出亡阳'之戒。而余视此文若不见，未预告汗后再服之害，致使汗后一服再服，大汗亡阳而毙。况本方即不再服，药重如此，也大有亡阳可能，故当预后服后病情及抢救方药。当时若预拟四逆辈授之，以备不虞，则即四肢冷脉绝也或可有救。而余计不出此，铸成大错，实由我之蒙昧所致矣。"案中所述治误，真实详备，实令我辈借鉴；宋先生之坦诚直率，亦实令我辈敬佩矣。

【启示】

大青龙汤为发汗峻剂，服之不当，过汗亡阳，病多凶险。《伤寒论》"大青龙汤证"方后注告诫云："一服汗者，停后服。若复服，汗多亡阳遂虚，恶风烦躁，不得眠也。"临证当切记。

案2 大汗亡阳2

王某，男，29 岁，1952 年 10 月 12 日入院。患者因慢性骨髓炎住院两月余，一日下午自觉怕冷、头痛，医者给予非那西汀 0.2g，氨基比林 0.2g，一次服下。约半小时许，大汗不止，恶风，尿急而无尿液，急邀中医会诊。检查：形体消瘦，面色萎黄，表情惶恐，全身大汗淋漓，四肢拘急，坐卧不宁，状甚危笃，脉沉微而数。诊为大汗亡阳，处方：桂枝 10g，甘草 6g，白芍 10g，附子 10g，生姜 1 片，大枣 3 枚。当即配药煎服，服 1 剂汗止而愈。[于鹄枕. 山东中医学院学报，1979，（3）：59]

【分析】

虚人感冒，误用西药强发其汗，重损心肾之阳，致大汗淋漓、四肢拘急、脉沉而微，乃阳气将亡之危候，急以桂枝加附子汤温阳固表，所幸一剂汗止。若不止，当以四逆汤收功。

【启示】

《伤寒论》第 20 条云："太阳病，发汗，遂漏不止，其人恶风，小便难，四肢微急，难以屈伸者，桂枝加附子汤主之。"本案则为切实之实践。

案3 大汗亡阳3

张某，女，22 岁，1975 年 6 月 20 日初诊。患者恶寒发热（T 38.5℃）2 天，头痛，浑身关节疼痛，无汗，口不渴，面色萎黄，食欲不振，舌质淡，苔薄白，脉浮弱无力。医者据其"发热、恶寒、无汗"辨为"风寒表实证"，投荆防败毒散加麻黄、细辛。又嘱其药后加衣被助汗。1 剂后大汗淋漓，衣服浸湿，继而心慌气短，面色苍白，四肢厥逆，神志昏迷。急送某医院抢救。次日病情稳定，家属携病人来质问，被带教老师承揽。老师细询病因，该患者乃未婚而孕，自服打胎药而致下血淋漓不止月余，复感风寒。老师急处：人参四逆汤加龙骨、牡蛎 2 剂。药尽病有转机，后以温阳益气、补血止血之剂调理月余，恢复健康。2 年后结婚生一男孩。[孙伯琴. 误治举隅. 实用中医内科杂志，1994，（3）：48]

【分析】

本案失误在于医者临证经验不足，未能望、闻、问、切四诊合参，全面辨证。患者发热恶寒、身痛无汗，确为风寒表实证，但却另有隐情，其流产后下血淋漓不止月余，有面色萎黄，舌质淡，脉浮弱无力等失血正虚的表现，乃气血不足兼外感也，治疗应当扶正解表，而禁用辛温重剂发汗。《伤寒论》第87条明确指出："亡血家，不可发汗，发汗则寒栗而振。"果然，用荆防败毒散加麻黄、细辛，且又药后加衣被助汗，导致汗出太过，出现心慌气短、面色苍白、四肢厥逆、神志昏迷等阳亡液脱之候，用人参四逆汤加龙骨、牡蛎回阳救逆，养阴生津，固表止汗，方为得法。

🍃【启示】

临证时要做到全面了解病情，望、闻、问、切四诊合参。

案4　阳虚外感发汗致真阳欲脱

王某，女，36岁，工人。平素阳气虚弱，动则汗出，易于感冒，大便溏薄。盛夏时节贪凉饮冷，又当风乘凉，感受风寒，致恶寒发热，头痛，周身酸困，无汗，鼻塞喷嚏，口干咽痛。曾用解肌发汗之剂，汗出而热不减。病延1周余，渐至神烦困顿，头眩欲扑，心悸，胸脘满闷，不思饮食，汗出淋漓，身体筋肉阵阵跳动。舌质胖、边有齿痕，苔白滑，脉沉细无力。脉症合参，此乃真阳欲脱，真寒假热之危证。急投真武汤。处方：制附子9g，白术9g，茯苓24g，白芍15g，生姜9g，清半夏9g。2剂后，热退汗敛，神烦已除，心悸得安，食欲渐开，精神爽快。继以温中健脾和胃之剂调理而愈。[李海建.经方救误验案二则.江苏中医，1996，(9)：27]

🪣【分析】

患者平素阳气虚弱，即使感邪，亦需扶正解表，而不可屡用发汗之法，过汗损伤少阴阳气，使水不化津而泛滥，上凌于心则心悸；上干清阳则头眩；阳虚则筋脉肌肉失去温养，故筋肉跳动；虚阳外越故则发热；少阴阳虚，火不暖土，故胸脘满闷，不思食饮；汗出淋漓为阳气虚衰，不能敛阴所致。又见舌质胖、边有齿痕，苔白滑，乃阳虚水气泛滥之象。其证符合《伤寒论》第82条所云"太阳病发汗，汗出不解，其人仍发热，心下悸，头眩，身瞤动，振振欲擗地者，真武汤主之"之因证机理，故与真武汤，两剂而愈。

【启示】

太阳病发汗不当，较易转为少阴病，以太阳与少阴为表里也。真武汤为治少阴阳虚水泛之佳方。

案5　中风表虚误用麻黄汤发汗1

许叔微医案：乡里市人姓京，鬻绳为业，谓之京绳子。其子年近30，初得病，身微汗，脉弱，恶风。医者误以麻黄汤汗之，汗遂不止。发热、心痛、多惊悸，夜间不得眠卧，谵语不识人，筋惕肉瞤，振振动摇。医者以镇心惊风药治之，予视之曰：强汗之过也。仲景云：脉微弱，汗出恶风者，不可服青龙汤，服之则筋惕肉瞤，此为逆也。唯真武汤可收之……予三投而大病除，次以清心丸竹叶汤解余毒，数日瘥。（许叔微．伤寒九十论．北京：人民卫生出版社，1993）

【分析】

患者初得病，身微汗，脉弱，恶风，当为太阳中风证，用桂枝汤可解。而医者误以麻黄汤发汗，则汗遂不止。发汗太过，损伤阳气，《素问·生气通天论》云："阳气者，精则养神，柔则养筋。"今阳气虚不能温养筋脉肌肉，同时筋脉受水气浸渍，而致筋惕肉瞤。病属阳虚水停真武汤证之"身瞤动"，故用真武汤温阳利水而愈。

【启示】

①汗多最易伤阳气。②筋脉除需阴血的滋养，还需阳气的温煦。③"筋惕肉瞤，振振动摇"为动风之兆，可由水气浸渍而致。盖水能涵木，亦能溃木。水旺则木茂，水亏则木枯，水浸则木淫，而动风由之而生。

案6　中风表虚误用麻黄汤发汗2

尹某，男，35岁。一日，其邻居来告，尹某病情危急，延余出诊，余闻之急往诊视。问知，初病起于风寒食积，寒热交作，自服表里两解之剂，病减。因外出又复感风邪，发热恶风，头疼汗出，复进麻黄汤，烧虽退，反冷汗不止，腹中扭痛，手足厥冷，难以伸缩，且寒饮上逆作呕。诊其脉，沉微欲绝。舌青苔滑，亡阳虚脱在即，若再现烦喘则救治较难矣。思此证本为表虚伤风，一汗再汗，以致大汗亡阳，仲景有甘草干姜汤复阳之旨，随即将患者家存老干姜两块，约一两余，催火煎汤令其先服，再用下方回阳固脱。附片（开水先煎透）60g，干姜18g，潞党参60g，茯苓15g，白术24g，法半夏12g，五味子6g，炙甘草6g。次日复诊：腹痛汗出已止，四肢转温，继用下方3剂而愈。附片（开水先煎透）60g，上肉桂（研末调服）6g，潞党参30g，白术18g，炙甘草6g，补骨脂15g，益智仁9g，砂仁（后下）9g，法半夏12g。（李继昌.李继昌医案.昆明：云南人民出版社，1978）

【分析】

外感风邪，见发热恶风，头疼汗出，乃太阳中风表虚证，宜桂枝汤解肌祛风，调和营卫，而医误用峻汗之剂麻黄汤强发其汗，则使汗大出，阳随汗泄而见冷汗不止、手足厥冷、上逆作呕、脉沉微欲绝、舌青苔滑等亡阳之变，治当回阳以救误。《伤寒论》第29条云："伤寒脉浮，自汗出，小便数，心烦，微恶寒，脚挛急，反与桂枝汤，欲攻其表，此误也。得之便厥，咽中干，烦躁，吐逆者，作甘草干姜汤与之，以复其阳……"故先用老干姜30g攫火煎汤令其先服，再用茯苓四逆汤加味回阳固脱，则厥愈足温而病瘳。

【启示】

《伤寒论》第16条指出太阳伤寒证不可用桂枝汤，学者当举一反三，触类旁通。太阳伤寒忌用桂枝汤，太阳中风更要禁用麻黄汤，若误用使汗出过多，可导致变证发生。本案即为此之明示。

案7 数汗致误

齐大兄因感寒邪，头项强，身体痛，自用酒服灵砂丹四五粒，遂大汗出，汗后身轻。至夜前病复发，以前药复汗，其病不愈。复以通圣散发汗，病添身体沉重，足胫冷而恶寒，是日方命医。医者不究前治，又以五积散汗之，翌日身重如石，不能反侧，足胫如冰，冷及腰背，头汗如贯珠，出而不流，心胸燥热，烦乱不安，喜饮西瓜、梨、柿、冰水之物，常置左右，病至于此。命诊之，六脉如蛛丝，微微欲绝，乃以死决之。主家曰得汗多矣，焉能为害？若夫寒邪中人者，阳气不足之所致也，而感之有轻重，治之岂可失其宜哉。仲景云：阴盛阳虚，汗之则愈。汗者，助阳退阴之意也，且寒邪不能自汗，必得阳气泄乃能出也，今以时月论之，大法夏月宜汗，然亦以太过为戒，况冬三月闭藏之时，无扰乎阳，无泄皮肤，使气亟夺，为养藏之道也，逆之则少阴不藏，此冬气之应也。凡有触冒，宜微汗之，以平为期，邪退乃已。急当穿暖衣，居密室，服实表补卫气之剂，虽有寒邪，勿能为害，此从权之治也。今非其时，而发其汗，乃谓之逆，仲景有云：一逆尚引日，再逆促命期。今本伤而并汗，汗而复伤，伤而复汗，汗出数四，使气亟夺，卫气无守，阳泄于外，阴乘于内。故经云：独阳不生，独阴不长。不死何待？虽卢、扁不能治活也。是日至夜将半，项强，身体不仁，手足搐急，爪甲青而死矣。《金匮要略》云：不当汗而妄汗之，夺其津液，枯槁而死。今当汗之症，一过中亦绝其命，况不当汗而强汗者乎？（魏之琇．续名医类案．北京：人民卫生出版社，1957）

【分析】

不当汗而汗，固为误治；然当汗而过汗，亦为之逆。本案病在冬三月，又汗之复汗，竟达4次，是两戒皆违，致病人大汗，亡其少阴之阳而死。

【启示】

此案进一步说明，汗乃心之液，不可妄发，否则祸患接踵，滥杀无辜矣。

案8　误汗损伤心阳

黄某，58岁。平素心脏衰弱，患太阳病中风。服疏表解肌之剂，汗出多而病不解，迁延多日，屡经发汗，胸阳损伤，有时心悸气短，头部眩晕，心悸重时辄慌乱不敢仰息，身倦食少，精神不振。诊其脉沉细无力，左寸尤甚。此乃患病日久，气血较虚，更兼屡次发汗，致心阳虚损之证。故以桂枝甘草汤温补心阳，佐以养心神之品。处方：肉桂6g，甘草15g，茯神12g，当归10g，野党参12g，生姜3g，大枣10枚。药后，心悸稍安，而气短，头眩减轻。唯夜间不能安然入睡，须辗转床头2小时方能朦胧入寐。此心气浮越不敛之故。于前方加酸枣仁15g，玄参12g，育阴气而敛虚阳。连服3剂，诸症均减，食欲增加，精神逐渐清健。后以养心健脾之剂，调理而愈。（邢锡波．伤寒论临床实验录．天津：天津科学技术出版社，1984）

【分析】

体弱外感，当扶正解表为法，若一味疏表散邪，则必致汗多伤阳。汗为心之液，汗出过多则每心阳随之而耗，心脏失去阳气的温煦，则空虚无主，而发心悸气短，桂枝甘草汤证也。故以桂枝甘草汤温补心阳，佐以养心神之品而愈。至于桂枝是否易为肉桂，视具体情况而定，桂枝善补心阳，肉桂善温肾阳，皆为少阴阳虚所常用。

【启示】

发汗过多，易伤少阴阳气，以太阳与少阴为表里也。此案为《伤寒论》第64条"发汗过多，其人叉手自冒心，心下悸，欲得按者，桂枝甘草汤主之"之临证实践。

案9　误汗损伤卫分之阳

一人，年30余。病发热，医用药汗之，不效，又投五积散，其热益甚，兼汗多足冷。江诊其脉，告曰：此内伤外感也，用参、芪、归、术以补里，防风、羌活以解其表，加山楂以消导之。一服，病减半，所以知其人已病者，六脉皆洪大搏指，气口大于人迎一倍也。继而更医，热复作，且头疼口干，鼻衄，谵语，昏睡。江曰：此汗多亡阳也。投柴胡桂枝汤，和其营卫，诸症减半，唯口干不除，乃以麦冬、生地、陈皮、甘草、茯苓、人参、柴胡、白芍、葛根、五味子、黄芩一服，食进，诸症皆除。所以知之者，诊其脉两手皆洪盛，按之勃勃然也。（熊廖笙. 伤寒名案选新注. 成都：四川人民出版社，1981）

【分析】

表证汗而复汗，以致汗多损伤阳气，非但其热不除反甚，且致汗多、足冷。所幸此证得识，用参、芪、归、术以补里，防风、羌活之辛温以解表，加山楂之酸温以消导食滞，服之病减半。而更医又汗，遂使热复作，头疼口干，谵语昏睡。此为汗多伤阳，所谓"亡阳"者，乃汗出伤卫分之阳也。复治投柴胡桂枝汤调和营卫，助正祛邪，诸症又减半。只遗有口干不除，此为气津两伤，故以生脉散合小柴胡加减以善其后。本案患者病情夹杂，处方用药，比较曲折，但柴胡桂枝汤始终作为治疗的主要方剂。

🍃【启示】

一汗再汗，不仅卫阳重伤，更易致邪入半表半里，正如原文第97条所言"腠理开，邪气因入"。之所以用柴胡桂枝汤，一方面解太少之邪，更重要的是扶正助阳。

案10　伤寒过汗伤津

彭某，男，58岁。患伤寒证11日，虽经发汗3次，而发热恶寒不解，身体困倦不支，食欲不思，夜不能寐，口燥舌干，脉象浮软。此系过汗损伤津液，而外邪不解，阳气已伤。此时应以扶阳育阴之法，辅以宣邪外达之剂，助正以祛邪。医者不知，认为阳虚而邪不透，与以辛温补阳散邪法治之，参附和荆防并用。服药后，心中烦躁，惊狂不安，辗转床头，起卧叫喊。余诊其脉，细数而浮，按之无力，舌质绛而少津，此乃平素阳气不足，病后因汗不如法，过多发汗，津液先伤，阳气耗损，当津气两败之际，病邪仍胶结不解，既不经误治，已感困顿不堪，而医者复以温燥辛散之品，竭阴助热，不但外邪不解，而辛温燥热之药，又复内迫以助病势，故出现惊狂不安之症状。若不速为挽救，则一阵大汗，将变为虚脱之证矣。遂予桂枝去芍药加蜀漆牡蛎龙骨救逆汤。因患者汗出不禁，防止大汗淋漓造成虚脱，故处方时，未去芍药。处方：桂枝5g，生牡蛎15g，生龙骨15g，蜀漆6g，芍药12g，茯神15g，生姜3g，小枣15枚，甘草10g。嘱其连煎两剂，隔4小时服1次。服药后精神逐渐安静，略能入睡，惊狂之象不再发作。然胃呆仍不能食，遂以此方加养胃育阴之品。连服4剂，症状好转，食欲渐展。连服20余剂，始恢复正常。（邢锡波. 伤寒论临床实验录. 天津：天津科学技术出版社，1984）

🥄【分析】

本案患者误在汗之不当，且屡屡发汗，又以参附和荆防温散，不但伤阴，而且损阳。汗为心之液，由阳气蒸化而成，过汗则心阳随汗外泄，《素问·生气通天论》云："阳气者，精则养神。"今心阳亏虚，心失其温养，则心神不得安敛而浮越于外，致发惊狂不安。急以桂枝去芍药加蜀漆牡蛎龙骨救逆汤补益心阳，镇惊安神，因津液重伤，故未去芍药，正为的对之方。蜀漆有毒，且难求，多不用，或以常山代之。

【启示】

《伤寒论》第112条云："伤寒脉浮，医以火迫劫之，亡阳必惊狂，卧起不安者，桂枝去芍药加蜀漆牡蛎龙骨救逆汤主之。"本案虽非火劫发汗，但发汗太过，复以温燥辛散之品等与火法劫汗类似，所致病证与条文相符，证机相对，用而不疑，疗效自显。而服后不能食，乃过汗伤胃中阴津之故，遂于方中加滋养胃阴之品而愈。

案11　辛温宣散太过致伤肺阴

方某，男，汉。55岁，干部。咳嗽咳痰反复发作3年余，多方求治疗效不佳，于1995年2月28日就诊。1994年10月起咳嗽加剧，胸闷气急，咽干痒，咳白色泡沫黏痰，难以咳出，夜间尤甚，不能安卧。后背疼痛、怕凉，大便不爽，小便利，舌质淡红，苔薄白而干，脉细。辨证属寒痰内伏，感寒诱发，给予小青龙汤化裁，以温肺化痰，宣肺止咳。处方：麻黄9g，桂枝9g，干姜9g，细辛3g，白芍6g，半夏9g，云苓9g，枳壳9g，五味子6g，甘草3g。煎服。服3剂后，诉咳嗽仍频作，胸闷甚，痰更加黏稠难咯。并拿出先前服过处方数张，请余参考，观之多为温肺化痰及辛温宣散之剂，与此次所服之药相仿，为何皆不效？细思之，其患病于秋，加重于秋，秋属金主燥，我区地处西北，为燥金旺盛之地，加之患者室内以暖气取暖，湿度较低，诸医家用药辛温宣散，致肺津耗伤，正气受损，痰湿化燥，紧附肺络、气道，肺燥痰涩，越服温燥痰越黏而难咯，是故咳嗽不愈反加剧。治当润肺养阴，使痰易于排出。改投清燥救肺汤化裁方：党参15g，杏仁9g，生石膏35g，枇杷叶9g，阿胶（烊化）12g，麦冬12g，火麻仁10g，枳壳9g，炙麻黄3g。煎服。5剂后来复诊曰：咳嗽，胸闷大减，痰少易咳出，咽干痒消失，夜卧安，背痛怕冷基本消失，但胁胀，其舌质淡红，苔薄白而润，脉弦。上方加青皮6g，又服5剂，诸证悉平，随访至今未复发。[史星梅.三例误治案分析.陕西中医函授，1995，5：40]

【分析】

本案乍看上去，确易辨证为寒饮留伏于内，然若细细而辨，患者咳嗽反复发作多年，虽咳白色泡沫黏痰，但难以咳出，夜间尤甚，且咽中干痒，苔白而干，脉细。又生活于西北干燥地区和长期服用辛散温燥之品，其津亏肺燥之病机又不容置疑，这也是以前数医经治不愈的原因。幸及时发现辨证之误而更改治疗方药，用清燥救肺以润肺止咳而愈。

【启示】

《素问·至真要大论》谆谆教诲曰"审察病机，无失气宜"，及中医学之"三因制宜"理论，其临证意义之重大，于此案中可窥其一斑。

案12　辛温宣散太过致发喘脱

邓某，61岁，患喘咳痰多10年，感寒即发，冬季尤甚，服小青龙汤数剂能止，屡发累验。1976年11月，痰喘复作，恶寒身痛，咳逆倚息不能平卧，口不作渴，日痰量约150ml，置杯中上为白色泡沫，下为稀涎。前医仍用小青龙汤，方中芍药9g，干姜、细辛各3g，麻黄、桂枝、半夏、五味子、炙甘草各6g，2剂后，恶寒身痛大减，喘咳稍平。第3剂未尽，喘逆陡增剧。痰黏难咯，脉细促无力。余诊为气阴大伤，喘促欲脱。嘱停前药，以西洋参煎汤频服，2天后喘平舌润，转危为安。继以生脉散合六味地黄丸加磁石调治旬余而瘥。[许锦培.纠误验案4则.新中医.1995，(11)：13]

【分析】

患者喘咳白色泡沫痰，甚至下为稀涎，又见恶寒身痛，咳逆倚息不能平卧，口不作渴，确为外寒内饮之证，用小青龙汤亦为的对之方。本案误在过服，小青龙汤性较温燥，用之不慎，易伤气阴，而见喘促欲脱之候，故急以西洋参煎汤频服，以大补气阴。

【启示】

小青龙汤虽为温散寒饮之良方，但毕竟性偏温燥，使用时注意中病即止，谨防其耗气劫津之弊。刘渡舟曾指出："小青龙汤虽为治寒饮咳喘的有效方剂，但毕竟发散力大，能上耗肺气，下拔肾根，虚人误服，可出现手足厥冷，气从少腹上冲胸咽，其面翕热如醉状等不良反应。因此，服用本方应中病即止，不可久服。一旦病情缓解，即改用苓桂剂类以温化寒饮，此即《金匮要略》'病痰饮者，当以温药和之'的精神。"确有临床见地。

案13　过汗致痞

赵某，男，36岁，恶心，呕吐，上腹部胀满剧痛6天，经多法治疗罔效，于1992年10月7日就诊。问其病史，素体虚弱，有胃病史8年余。近日外感发烧，查体温39℃，服克感敏解热镇痛药后，致使大汗淋漓，疲乏无力，时而烦躁，并出现腹痛腹胀，恶心，食入即吐。给服解痉止痛西药，反见病情加重，伴嗳气、泛酸。曾于10月3日行上消化道钡透检查，诊断为胃扭转。因患者不愿手术，要求服中药治疗。刻诊：面色淡白无华，精神委靡不振，语声低弱无力，上腹胀满，卧较坐位舒服，舌质淡红，苔白厚腻，脉濡细略数。投生姜泻心汤：生姜、党参各12g，半夏、黄芩各10g，黄连、干姜、甘草各6g，大枣3枚。水煎2次，早晚分服。服3剂后，诸症明显减轻，能进少量饮食，效不更方，续服5剂，另配香砂养胃丸，重在调理脾胃。1周后来诊，诸症消失，精神大振，饮食如常，于10月17日上消化道钡透复查，提示未见器质性病变。随访半年无复发。[李育龙．生姜泻心汤治愈胃扭转1例．陕西中医，1993，(7)：309]

【分析】

素体虚弱，外感风寒，服解热镇痛药，致大汗淋漓，损伤脾胃阳气，邪热乘虚入里形成寒热错杂证。运化失职，则停食留饮，腹痛腹满、呕恶、嗳气诸症迭现，恰合生姜泻心汤证之证机，用之果效。

【启示】

本案为《伤寒论》第157条所云"伤寒汗出解之后，胃中不和，心下痞硬，干噫食臭，胁下有水气，腹中雷鸣下利者，生姜泻心汤主之"之贴切临床实践。

案14　温病误用辛温发汗1

李懿娟，女，年甫12岁，夏历正月初间，得春温证，先是进服表散温燥等方，大热，大渴，大汗。延诊时，见其热甚异常，脉浮大而芤，身无汗，舌无苔，鲜红多芒刺，心烦不寐，米饮不入，证殊险恶。此证因误表而大热大渴大汗。现身无汗，则是阳明津液被灼告竭，不能濡润皮肤；脉芤心烦，舌无苔，而鲜红多芒刺，则病邪已由卫而累及营矣。即书白虎汤去粳米加西洋参、玉竹、沙参、天花粉、生地、麦冬，6剂，一日夜尽3剂，又守原方服2日，各症始愈七八，嗣后减轻分量，再进甘寒养阴药饵，不犯一毫温燥，计30余剂，恙始悉捐。如云之鬓发，手一抹而盈握，浅者亦纷纷堕。皮肤飞削如蛇蜕然，迅至手足爪甲，亦次弟脱尽，久而复生，可见温病误表，真杀人不用刀也。（熊廖笙.伤寒名案选新注.成都：四川人民出版社，1981）

【分析】

温病误用辛温发散，乃中医治之大忌。温燥之剂，误汗伤津，病变险恶，病由卫分入里，燔灼气、营，故用白虎加人参汤，再加清营凉血，养阴生津之品，此叶天士"到气才可清气，入营犹可透热转气"之大法。由于遣方用药，极为对证，又于治疗前二日采用一日夜尽三剂之法服药，病渐告愈。

【启示】

温病初起，当以辛凉解表为法，忌用辛温发散之药，否则，以温治温，必致热盛津伤，形成诸多变证。《伤寒论》第6条即明确指出了温病误治的变证，临床当谨记。

案15　温病误用辛温发汗2

黄某，男，42岁，教师，于1996年3月21日因感受春温时邪引动伏热而致发热，微寒无汗，口渴，咽喉干燥，延今3日。前医以伤寒病投以麻黄附子细辛汤3剂。药后复见壮热心烦，无汗，烦渴，咽喉干燥，舌边红绛，舌苔干黑起刺，脉洪滑。此乃春温误服辛热之药而致热炽津伤。治疗急宜养阴清热生津之法。方用生地15g，玄参10g，天冬10g，麦冬15g，石斛10g，天花粉10g，生石膏20g。上方连服6剂，诸症消失。原方去生石膏连续服4剂以善其后。［刘世安.春温误治变证.湖南中医杂志.1997，（1）：38］

【分析】

春温之病，每因里有伏热，外感风寒触发所致。故发病初起，除见身热口渴、溲赤、苔干黑等里热津伤证候外，又常兼微寒无汗等表证。此实属外寒与伏热内结，必从火化，极易化燥伤阴，消耗阴津。热炽津伤，津伤则热更炽，形成恶性循环，使体力迅速下降，终致"亡阴"，形成"阴绝阳脱"的危重证候。故前人在治疗温病热伤津液之时有"存得一分津液，便有一分生机"之说。吴鞠通云："伤寒为法，法在救阳。温热为法，法在救阴。"由此可见在春温病热伤津液的过程中保存津液显得十分重要。根据此道理，若细察上述诸症，此病理应解表清里，而医者误用辛温则更劫其阴而助其焰，以致津液枯竭而热势益张，诸症遂起。

🍃【启示】

以热治热，犹如抱薪救火，火势燎原，贻害无穷，若伤其真阴，则命悬一线，故临证须明辨伤寒与温病，于温热病治疗中，当须时刻顾护津液。

案16　湿热误汗

盛某，男，28岁。初起发热恶寒，体温38.2℃，浑身骨节酸痛，汗出不畅，诊为感冒而投发散之剂，发热缠绵周余不退，继则出现胸脘痞满，不思饮食，食入则胀，身面渐黄，尿如浓茶样，经肝功能检查，黄疸指数20U，谷丙转氨酶600U，诊断为急性黄疸性肝炎。舌苔黄腻，脉滑数。中医辨证为湿热黄疸，属阳黄之证，方用栀子柏皮汤合茵陈五苓散加减：茵陈18g，栀子12g，黄柏9g，猪、茯苓各12g，生麦芽15g，甘草4.5g。上方随证出入服10余剂后，黄疸消退，肝功能恢复正常。后以原法更小其制，并配入运脾和胃之品，调理月余，身体康复。（陈明.伤寒名医验案精选.北京：学苑出版社，1998）

🥄【分析】

本证初起即见汗出不畅，骨节酸痛，已显湿热之兆，但医者辨证未清，即妄投发散，犯"湿热忌汗"之戒，不但使发热缠绵不退，而且使胸脘痞满、不思饮食、食入则胀、身面渐黄、尿如浓茶样等湿热之象尽显。然从其症状分析，属湿热并重，且既无腹满便秘之阳明里证，又无身痒恶寒之太阳表证，符合《伤寒论》第261条"伤寒身黄发热"之栀子柏皮汤证机，故治以栀子柏皮汤为主方清泄湿热以退黄。考虑到本方药少力单，又加茵陈蒿、猪苓、茯苓以增其清热利湿之力；加用生麦芽，在于消食开胃而疏肝。方证相对，故取捷效。

【启示】

外感病初发热恶寒，汗出不畅，周身酸痛者，须注意湿热之存在，舌诊不可忽视。

案17　汗清下杂投致寒湿发黄

至元丙寅六月，时雨霖霪，人多病湿疫。真定韩君祥因劳役过度，渴饮凉茶，又食冷物，遂病头痛，肢节亦痛，身体沉重，胸满不食。自以为外感，用通圣散二服，后添身困甚，方命医治之。医以百解散发其汗，越四日以小柴胡汤二服，后加烦躁；又六日以三乙承气汤下之，躁渴尤甚；又投白虎加人参汤、柴胡饮之类，病愈增；又易医用黄连解毒汤、朱砂膏、至宝丹，十七日后病势转增，转变身目俱黄，肢体沉重，背恶寒，皮肤冷，心下痞硬，按之则痛，眼涩不欲开，目睛不了了，懒言语，自汗。诊其脉紧细，按之虚空，两寸脉短不及本位。此证得之因时热而多饮冷，加之寒凉药过度，时值霖霪，寒湿相合，此谓阴证发黄。予以茵陈附子干姜汤主之。附子三钱，炮干姜二钱，茵陈一钱二分，白术四分，煨草蔻一钱，白茯苓三分，枳实五分，制半夏五分，泽泻五分，橘红三分，生姜五片，水煎，去渣凉服。煎服一剂，前症减半，两服悉去，又服理中汤数剂，气得平服。（楼英．医学纲目．北京：人民卫生出版社，1987）

【分析】

六月本为长夏湿气主令，恰遇时雨霖霪，患者劳役过度，饮冷茶，食冷物，寒湿表里交病。治应以藿香正气之类，双解表里之湿，以畅达气机。但患者自服通圣散外散风寒，内清里热，使表湿不解，里湿冰伏，此自误之害也。医者既不能充分重视前药之误，也不能据证选方，胸无定见，随波逐流，随症换方。两次易医，八次更方。发散、和解、泻下、清热、解毒、安神、止痉，无法不施。更药虽繁，误投寒凉则一。一错再错，重蹈覆辙，以寒增寒，终致"湿从寒化，脾阳不能化热，胆液为湿所阻，渍于脾，浸淫肌肉，溢于皮肤"（《临证指南医案》），发为阴证黄疸。罗氏深得"当于寒湿中求之"之理，用茵陈附子干姜汤加味。复中焦之阳，利下焦之湿，辛开上焦湿郁，畅达三焦气机，使濒危之机得之扭转，百筹难施之证得以康复。

【启示】

《伤寒论》第 259 条云："伤寒，发汗已，身目为黄，所以然者，以寒湿在里，不解故也。以为不可下也，于寒湿中求之。"指出了寒湿发黄的病因病机和治疗原则，于此案中尽能体会出阴黄之形成及临证治疗阴黄"于寒湿中求之"的内涵。

（二）当汗不汗

案1　夹食伤寒忽视解表

张隐庵医案：治一少年，伤寒三四日，头痛发热，胸痛不可忍。病家曰：三日前因食面而致病。张曰：不然，面食粮食，何日不食，盖因风寒外感，以致内停饮食，非因面食而头痛发热也。故凡停食感寒，只宜解表，不可推食，如里气一松，外邪即陷入矣。且食停于内，在胸下脘间，按之而痛；今胸上痛不可按，此必误下而成结胸。病家云：昨延某师，告以食面，故用消食之药，以致胸中大痛。因诊其症尚在，仍用桂枝汤加减，一服而愈。（熊廖笙. 伤寒名案选新注. 成都：四川人民出版社，1981）

【分析】

外有风寒，内有停食，其治当先解表，若先行消积导滞，必致表邪内陷，变生他证。此即《伤寒论》第 90 条所说"本发汗，而复下之，此为逆也；若先发汗，治不为逆"之意也。且本案停食本为风寒外感所为，故自当解表为先，否则，误用消导，使表邪内陷，可致结胸。

【启示】

大凡外感病表里证皆见时，必先辨别表里之先后缓急，若表先而里后，且里之不急者，治当循先表后里的原则。当然，若里证为急为重时，则当先救其里，即循先里后表之原则，临证当详审。

案2　风寒外感咳嗽误用收涩止咳剂

芮某，女，45 岁，1987 年 4 月 23 日初诊。患者 1 月前受寒后，发热咳嗽，喉痛咽燥，经治疗后热退而咳嗽未止。继服肃肺化痰，止咳宁嗽之药后，突然咳嗽止，但声哑，发音不扬，口渴不欲饮。他医再投养阴清热利咽之剂，后至完全失音。就诊时只能用文字诉述病情。自感畏寒，吞咽微觉喉间气阻，纳差便溏。舌淡、苔薄白，脉浮紧。此乃感冒失治，过用寒凉，气机失宣。当予发汗解表，宣肺透邪。用葛根汤加味：麻黄、桂枝、炙甘草各3g，芍药10g，葛根15g，京蝉衣5g，大枣（擘）4枚，生姜3片。嘱服药后喝小碗热稀粥。1剂后，身体微微汗出；服毕3剂，音哑好转，自觉咽部气爽。再进3剂，诸症消失，声音恢复正常。嘱用胖大海30g，分数次炖服代茶饮，忌高声说话。［李笔怡．葛根汤治杂病新获．浙江中医杂志，1988，(9)：418］

🪣【分析】

邪从表入，而过早投以肃降寒凉之品，以致肺气失于宣扬，声道开合不利，音不能出，此"金实不鸣"也。但见脉浮紧、恶寒，说明伤寒表实证仍在；纳差、便溏，乃太阳之邪逼迫阳明所致。故改用葛根汤发汗解表，宣肺透邪，解肌，使微微发汗，由内向外，促使邪从表解而愈。

🍃【启示】

外感之病，尤其在初期阶段，切忌使用收敛闭塞之品，否则，关门留寇，必祸不旋踵。

案3 风寒咳嗽误用补虚降逆剂

朱阜山医案：治一孩，六岁，十一月下旬，夜间随祖父庠水捕鱼。感冒风寒，咳嗽痰黏。前医投旋覆代赭汤咳嗽陡止，声音嘶哑，涎壅痰鸣，气急鼻煽，肩息胸高，烦躁不安，大小便不利。脉右伏，左弦细，乃与小青龙汤原方。桂枝3g，白芍15g，半夏15g，干姜3g，北细辛3g，炙麻黄3g，炙甘草3g，五味子3g。1剂而喘平，再剂咳爽而咯痰便利矣。（熊廖笙．伤寒名案选新注．四川人民出版社，1981）

🪣【分析】

本案为伤寒外寒内饮咳嗽证。时届冬月下旬，又值夜间，患孩感冒风寒，其为外寒内饮多现。医者不详审病机，妄投旋覆代赭汤以治咳嗽，致使风寒之邪为降逆补虚之药所遏，故证变为金实不鸣，声音嘶哑，气急鼻煽，涎壅痰鸣，肺气失宣，心烦不安，大小便不利之危候。危急之际，一误不可再误，必须温散肺寒，化痰降逆，与小青龙汤原方为治，病遂霍然而愈。

【启示】

外感风寒，咳嗽有痰，须明辨其痰之寒热属性，并据舌脉而明确诊断。虽临证外寒内饮者多，然亦间有非属寒饮者。

案4　太阳伤寒误服补敛剂

某女，47 岁，1978 年 3 月 10 日初诊。恶寒发热已 9 日，患者因三叉神经痛自服单方山茱萸汤，时痛时止，尚未停药复于熟睡时受凉。症见每日午后 3 时许微恶寒，并发热。入夜体温达 38.5℃左右，随后汗出烧退，如是发作已 9 天。体检、血象、胸透均无异常，服用一般解表剂阿司匹林及抗生素无效。苔白，脉弦细。证属太阳伤寒，因病初误服补敛之剂，有碍"太阳为开"，以致邪留不退。给予桂枝麻黄各半汤 1 剂。服后恶寒加重，并作寒喋，继而发热，遍体微汗，次日即未再发。（高德．伤寒论方医案选编．长沙：湖南科学技术出版社，1981）

【分析】

患者恶寒发热已 9 日，曾误服补敛之剂山茱萸汤，"有碍太阳为开"，以致邪留不退，又复于熟睡时不慎受凉，以致每日午后至夜恶寒发热，甚至体温达 38.5℃左右，随后汗出烧退，苔白，脉弦细。脉证所现，仍当属太阳表邪不解，但因迁延日久，并已服用西药解表药物阿司匹林，大邪虽去而小邪仍在，此即《伤寒论》第 23 条："太阳病，得之八九日，如疟状，发热恶寒，热多寒少，其人不呕，清便欲自可，一日二三度发"之象，果给予桂枝麻黄各半汤 1 剂，病即痊愈。

【启示】

恶寒发热之表证日久，当考虑有传经入里的可能。但判断是否已传经，必须以客观脉症为依据。按《伤寒论》第 23 条之训示，病人"不呕"，即未传入少阳；"清便欲自可"，即未传入阳明；发热恶寒同时并见，即未传入三阴。本案患者即属此列。临证若能熟练运用鉴别诊断法，于辨证有益。

案5　外感高热失汗

壬申夏，小女高热(39.4℃)不退，神志清。因无他证可辨，颇难用药，故延西医诊治。查血：白细胞总数略高，X线胸片示肺纹理稍粗，余(－)。经用青霉素、地塞米松静脉滴注，2日后热退。越半日，复热如前。仍以上药治疗5日，其热不减。后转外院诊治亦无寸功。适值炎夏，酷热难寐，起而视之，见其周身起粟米状红疹，面赤气粗，身热无汗。诊视间忽衄血，由此恍悟证属表邪未解，肺气因激素之用而郁闭，邪热无从外泄而内逼营分。此时宣肺开闭之法所当急用，清气透邪之剂正堪一施。急翻检家中存药，恰有麻杏甘石汤一包。计：炙麻黄1.5g，生石膏15g，炒杏仁10g，浮萍10g，甘草5g。取而煎之与服。药后约一时许其热即退，周身染染汗出，红疹渐消。次日按方复取2剂服之而痊愈。[刘鸣．经方救误治验．山东中医杂志，1995，(2)：62]

【分析】

外感邪热客于太阳，高热不退，应用汗剂发散其邪，而医者却误用激素，郁闭其邪，因高热无汗之症多日不退，邪热无从外泄，渐逼营分而见发疹、鼻衄，面赤气粗，身热无汗。本案以此为辨，方用麻杏甘石汤加浮萍。一开肺气之闭，一透气分之热，清透并用，恰中病机。

【启示】

外感病发热，初起本多属麻黄剂治证，而目前中医临床治外感所用麻黄剂少者，盖多因其失治、误治所为。

九、清法误用案

(一) 清之太过

案1　过用苦寒清泄导致患儿身亡

方某，男，3岁。忽染痢疾重证，服葛根芩连汤、黄连汤苦寒重剂，热势顿挫，但一派虚寒脾败之象却旋然而起，遂改用附子理中汤，一剂症情好转，再剂则烦躁不安，更医又进芍药汤，患儿药未尽剂而亡。(贺学泽．医林误案．西安：陕西科学技术出版社，1986)

【分析】

小儿机体柔嫩,气血未充,经脉未盛,神气怯弱,精气未足,在生理上表现为"稚阴稚阳"之体,病理上表现为"易虚易实"、"易寒易热"的特点。因此,小儿用药稍有不当,不仅可以损害脏腑功能,并可促使病情剧变。吴鞠通在《解儿难·儿科总论》中特别指出:"其用药也,稍呆则滞,稍重则伤,稍不对证,则莫知其乡……"此患儿暴染痢疾,证属湿热,用葛根芩连汤方虽无误,但三岁纯阳之体,不耐苦寒重剂,故见一派虚寒败脾之象,病情由实转虚,正气大伤。此时用附子理中汤亦属对证,故"一剂症情好转"。《内经》曰:"热无灼灼,寒无沧沧。"前贤亦谆谆告诫:"治热当令热去而不冷,治冷当令冷去而不热。"虚寒证情好转,即应重新辨证处方,不可重投大热之剂,故"再剂烦躁不安",由寒转热,终不堪寒热重剂频投,致生生之气戕伐而亡。诚如万密斋所说:"邪气未除正先伤,可怜嫩草不耐霜。"

【启示】

小儿稚阴稚阳之体,病情易寒易热,易虚易实,临证用药务必要注意轻、巧、灵活。董廷瑶在《幼科刍言》中提出的小儿用药六字诀——"轻、巧、简、活、廉、效",在儿科临床中具有十分重要的指导意义。

案2 误投苦寒清泻致脾阳受损

患者,女,56岁,1周前饮食油腻而致右上腹胀痛,伴发热、泛恶。诊断为"急性胆囊炎"。经西医消炎、解痉、输液和中药治疗,发热已退,但右胁胀痛,泛恶不除而就诊。患者右胁胀痛,牵掣右肩背,伴泛恶,纳少乏力,形体丰腴,面白少华,舌淡胖,苔白腻,脉滑而缓。用蒿芩清胆汤加川连、山栀、郁金、金钱草。服药3剂后右胁胀痛加重,恶心呕吐清水,且出现手足发冷,大便溏泄,余症同前不减。不解其因,又观其形体丰腴,面白少华,苔白腻,舌淡胖,问其口渴但不欲饮,诊其脉象缓而滑。方知脾虚多湿之体,骤用苦寒,伤及脾胃,脾阳受损不能温化寒湿,寒湿郁阻肝胆,疏泄不利故胁痛不减而加剧。法转温阳化湿,佐以疏肝利胆。方拟苓桂术甘汤加味。处方:茯苓、桂枝、炒白术、制附子、姜半夏、制香附、川楝子各10g,广郁金、延胡索各15g,淡吴萸、陈皮、甘草各5g。服药3剂后痛除，呕吐恶心止，手足暖，舌淡苔薄白脉滑。处方用理中汤加疏肝利胆之剂，又服药3剂，诸恙而平。［高望望. 临证误治案3例. 现代医药卫生，2003，（2）：208］

🥄【分析】

患者纳少乏力，面白少华，舌淡胖，苔白腻，脉滑而缓，属脾虚湿聚，右胁胀痛，泛恶不除属肝胆疏泄不利，其中并无热象。但初诊按照常法取代四诊合参，误用苦寒清热之剂，故药后加重。复诊时抓住脾阳虚损之本，寒湿内阻之标，温阳化湿，加用疏肝利胆之药，药中肯綮，获效必然。

🍃【启示】

用苓桂术甘汤的眼目在于患者呕吐清水、大便溏泄、舌淡而胖，此脾阳不足，水湿内生之象。可知临证时抓主症的重要性。

案3　过用寒凉损伤中阳

邱某，男，13岁，学生，昌北下罗人。体检发现乙肝五项HBsAg（+），HBsAb（−），HBeAg（+），HBeAb（−），HBcAb（−）。肝功能各项正常，无任何症状或不适。但家长却为之忧虑，一是担心日后会转变成慢性乙型肝炎；二是怕日后影响升学，或其他不利。因而急于求治，欲使其阳性转阴。先就诊于西医，久服护肝片、肝泰乐、肌苷等药无效，后在某中医门诊部服中药。初服无多大感觉，服至2个月后，渐觉饮食乏味，头昏，心悸时作、跑步活动后尤甚，腹中时痛，面色渐转萎黄，体力不支。查肝功能发现ALT 146U。遂更医调治。越月余，ALT或升或降，总在100U以上，笔者接诊时，ALT 104U，症状如前述。索其病历审视，所服药多为柴胡、黄芩、板蓝根、茵陈、栀子、泽泻、赤白芍、白花蛇舌草、田基黄、枳壳、川楝子之类。概言之，前医虽屡屡更方，但不外疏肝利胆、清热利湿，偶加扶脾，总以荡涤攻伐为主。按其脉，左弦缓右细涩，舌淡、苔白腻，其父要求用西药调治，谓患儿不愿再服中药。笔者反复阐明仍需中药调治才能收效，患儿泣不成声，诉其已为药所苦，不堪再服。经劝慰：现在用的药不但不苦，反而甘甜，才勉强接受。据其症状拟定处方：桂枝10g，白芍15g，饴糖（药汁烊化）30g，炙甘草6g，红枣4枚，生姜 10g，党参 15g，白术 10g，茯苓 15g，砂仁(后下)3g。先服 7 剂。药后即查肝功能 1 次，ALT 降至 72U，饮食增加，精神好转，腹痛已不明显，偶觉心悸，不再头昏，舌苔转净，脉象如前。效不更方，守方略为加减再进。患儿先后就诊 5 次，服上方 35 剂，直至诸症消失，ALT 恢复正常(13U)，一如常人，无任何不适。嘱其停药观察。[欧阳晃平．小建中汤救误一例分析．江西中医药，2000，(6)：28]

【分析】

本案初因乙肝病毒阳性，屡经医治，中西药物杂投，尤其是中医中药，误认西医病毒为中医之火毒，久服苦寒利湿行气攻伐之品，伤及脾气，败坏气血，渐成斯证。症见心悸，腹痛，与小建中汤主症相同，结合病史及伴见饮食乏味，头昏，面色萎黄，脉来弦缓或细涩无力诸症，与小建中汤证中焦虚寒，气血双亏病机一致，故予小建中汤为主，益中气，和气血，调阴阳，缓急止痛。复因攻伐过久，脾伤较重，故加党参、茯苓、白术、砂仁，以增补脾和胃之效，守方守法而竟全功。

【启示】

于此案可识《金匮要略》所谓"见肝之病，知肝传脾，当先实脾"并非妄言，临证实践，意义重大。同时应当认识到，中医临证之时，对西医检查结果，应予以参考。但两者之间，并非等同。切不可一见西医之毒，即曰热毒；西医之炎症，即谓火热，而妄用苦寒。否则，伤脾损阳，酿祸诸多。

案 4　过用寒凉致阴盛阳越

段某，素体衰弱，形体消瘦，患病一年余，久治不愈。症见两目欲脱，烦躁欲死，以头冲墙，高声呼烦。家属诉初起微烦头痛，屡经诊治，因其烦躁，均用寒凉清热之剂，多剂无效，病反增剧。面色青黑，精神极惫，气喘不足以息，急汗如油而凉，四肢厥逆，脉沉细欲绝。拟方如下：茯苓一两，高丽参一两，炮附子一两，炮干姜一两，甘草一两。急煎服之。服后烦躁自止，后减其量，继服十余剂而愈。(刘渡舟．伤寒论十四讲．天津：天津科学技术出版社，1985)

🥣【分析】

本案以烦躁欲死为突出表现就诊，伴见形体消瘦、面色青黑、精神委靡、气喘不足以息等症。又患病年余，体质素弱，初起见微烦头痛，当为虚证头痛，综前所见，其阴寒内盛、虚阳上越之机，当可知矣。医见烦躁，即辨为热证而屡用寒凉，是以寒治寒，则阳气更伤，故服后不但无效，证反增剧。此阴寒内盛、虚阳上越之烦躁，因肾阳虚无以纳气，故见气喘不足以息，阳虚不固，则急汗如油而凉。阳虚久久不复，无以化生阴液，又加汗多伤津，遂致阴液不继，阳无所依，从而使诸症加剧，且形成恶性循环。此证病机与茯苓四逆汤证较合拍，故进药 1 剂，烦躁即止，减量续服而收全功。

🍃【启示】

烦躁，为心神浮越所致，而令神不守舍之因，又诸多繁杂，即使因虚一途，又有阴虚、阳虚之别。阴血虚，心神失养，固能致烦；而阳气虚，心神失煦，其神气浮越于外，亦可令人烦躁，故《素问·生气通天论》说："阳气者，精则养神。"故临证不可一见烦躁，即谓热扰，当详察细审而治之，方不致误。

案5　误用寒凉致水蓄下焦

何某，男，54 岁，农民，春季复修江堤，气候甚暖，上午劳动口渴，肆饮凉水，下午天气骤变，又冒风雨，旋即发热汗出，口微渴，肢软神疲。延医诊治，予银翘散加减，表热稍减，渴反转增，口不离杯，犹难解渴。医又予白虎汤加生津等药，非唯口渴不减，且见饮水即吐，胸闷气喘。遂更他医，与行气宽胸，清热止吐之剂，仍无寸效。如此六七日，乃邀余治。脉微浮有力，舌苔微黄而润，身热不扬，面色暗淡，气促胸闷，随饮随吐，询其二便，小便短赤，大便如常，询其饮食，稍进干食，尚不作呕。细推此证，虽似实热，实为蓄水，否则干食何由能纳？此际化气行水，乃为正法，然身热不扬，犹有表湿，拟五苓散改白术为苍术，表里兼顾，一服即瘥。（贺学泽．医林误案．西安：陕西科学技术出版社，1986）

🥣【分析】

春季肆饮凉水后又感受风寒，而病发热汗出，口微渴，误以辛凉之银翘散治之，使表邪凝滞太阳经而不解，进而影响太阳经腑气化，渴反转甚，医又以白虎汤辛寒清之。岂不知，白虎汤除口渴之外，当具高热、汗出、脉来洪大之征，而此案所现口渴，显非白虎之证，故进白虎汤非但口渴不减，且见饮水即吐，又患者复见小便短赤，脉微浮有力，乃表邪随经入腑之太阳蓄水证已成，故投五苓散，一服即瘥。

🍃【启示】

《伤寒论》第74条云："中风发热，六七日不解而烦，有表里证，渴欲饮水，水入则吐者，名曰水逆，五苓散主之。"当熟读经文，深思其理，临证之时见口渴者应当详细辨证，若口渴而见小便不利、舌苔白滑者，即为五苓散证。

案6　误用苦寒致寒热格拒

李某，女，39岁，教师。平素脾阳虚弱，大便经常溏泄。因故生气后，情绪抑郁，出现头晕，胸胁满闷，呕吐。自购开胸顺气丸，服之无效，求医予龙胆泻肝丸投之。2天后病势加剧，饮食入口即吐，头眩懒言，心中烦闷，饮食减少，口苦不渴。舌苔滑润中现薄黄，脉沉细无力。此系脾肾虚寒，格阻胸阳不得下行之上热下寒证。治宜苦寒降泄，辛温通阳。方用干姜芩连人参汤加味：干姜9g，黄芩9g，红参9g，黄连9g，清半夏9g，陈皮9g，甘草6g。1剂呕减，稍有食欲。3剂后吐止，知饥能食。后以健脾和胃药调理而愈。[李海建.经方救误验案二则.江苏中医，1996，（9）：27]

🪵【分析】

患者平素大便经常溏泄，为脾阳虚弱，因故生气后，情绪抑郁，出现头晕，胸胁满闷，呕吐等症，此为情志郁而化火，热邪犯胃，形成胃热脾寒之证，误用苦寒之剂，更伤脾阳，因而出现寒热格拒之证。用芩、连苦寒以清上热，热除则吐自止；配干姜辛温以祛下寒，寒去则利自除；加半夏、陈皮以调理脾胃，降逆止呕；佐人参、甘草以补益中气，调和诸药。谨守病机，各得其宜，故收良效。

🍃【启示】

此案为《伤寒论》第359条"伤寒本自寒下，医复吐下之，寒格，更逆吐下，若食入口即吐，干姜黄芩黄连人参汤主之"之贴切临床实践。

（二）清之不及

案1　白虎汤药量服用不足致热不除

江阴缪姓女，予族侄子良妇也。自江阴来上海，居小西门寓所。偶受风寒，恶风自汗，脉浮，两太阳穴痛，授以轻剂桂枝汤：计桂枝二钱，芍药三钱，甘草一钱，生姜二片，大枣三枚。汗出，头痛差，寒热亦止。不料一日后，忽又发热，脉转大，身烦乱，因与白虎汤：生石膏八钱，知母五钱，生草三钱，粳米一撮。服后，病如故。次日，又服白虎汤。孰知身热更高，烦躁更甚，大渴引饮，汗出如浆。又增重药量为：石膏二两，知母一两，生草五钱，粳米二杯，并加鲜生地二两，天花粉一两，大、小蓟各五钱，丹皮五钱。令以大锅煎汁，口渴即饮。共饮三大碗，神志略清，头不痛，壮热退，并能自起大小便。尽剂后，烦躁亦安，口渴大减。翌日停服，至第三日，热又发，且加剧，周身骨节疼痛，思饮冰凉之品，夜中令其子取自来水饮之，尽一桶。因思此证乍发乍止，发则加剧，热又不退，证大可疑。适余子湘人在，曰：论证情，确系白虎，其势盛，则用药亦宜加重，第就白虎汤原方，加石膏至八两，余仍其旧。仍以大锅煎汁冷饮。服后，大汗如注，湿透衣襟，诸恙悉除，不复发。（曹颖甫．经方实验录．北京：科学技术出版社，1979）

【分析】

本案热、渴、汗、烦、脉大诸症俱备，乃白虎汤证无疑，然给予白虎汤而不效，非为不对证，便为药轻。曹氏为伤寒大家，辨证不疑，责为药量过轻，清之不及也，乃逐渐加大白虎之量，至石膏八两，其热方彻，足见其"热结在里"之重。实际上，据汉代度量衡与今之度量衡之比换算，《伤寒论》"白虎汤"中用石膏一斤，按汉制一两约等于今制 15.625g 计算，一斤（即十六两）石膏相当于今之 250g，曹氏案中石膏加用至八两（等于八十钱，相当于 250g），刚抵白虎汤之原方用量。于此可知，《伤寒论》方剂用量科学严谨，临床使用不轻易更改为好。

【启示】

除邪务尽，也是《伤寒论》的治疗原则之一，《伤寒论》中就有一汗不尽者再汗、一下不尽者再下的诸多例子，只是前提为辨证无误，方可如此。

案2 冬季及产后未必忌用白虎加人参汤

俞长荣治玉锡村林某妻，产后三日，发热不退，口渴，烦躁不安。前医诊为"败血攻心"证，以生化汤加减治疗，反增气急、谵语、自汗出。病后二日（即产后五日）请我诊治。患者脉洪大而数，舌质红绛而燥。我与人参白虎汤。处方：生石膏36g，知母10g，潞党参30g，炙甘草6g。嘱以粳米120g，用水三大碗，煮至米微熟为度。取米汤三杯入上药，煎成一杯。剩余米汤留作次煎用（次煎两杯煎一杯），日服两次。时值隆冬季节，病家见方中有石膏，颇为疑惧。盖乡人虽不识药性，但石膏大寒则为群众所共知，且俗例"产后宜温不宜凉"，所以犹豫不敢服用。后经我解释，说明产后宜温乃一般治法，如有特殊情况，则不受此拘限……病家听后，才半信半疑而去。服一剂后，症状大减，次日按照原方再服一剂而愈。（陈明．伤寒名医验案精选．北京：学苑出版社，1998）

🥣【分析】

古人治产后病，亦有用攻下或寒凉者，如《金匮要略·妇人产后病脉证并治》用大承气汤治产后发热、白头翁汤加味治产后下利等，可见产后并不决寒凉，有古训可资参考。今病者高热、口渴、烦躁、汗出、脉洪数、舌质红绛燥，是因热甚劫津，故前医用生化汤加减，症状反而增剧，便是明证。此证此时，急须清里热，救津液，用人参白虎汤乃依证施药。方中虽用石膏一两余，尚非极量，且先煮粳米作汤，可以扶脾胃养阴液；重用潞党参，能保护元气不致过伤，纵使无效，决不至殆害。用之果两剂而愈。

🍃【启示】

尽管白虎加人参汤方后注云："此方立夏后、立秋前乃可服。立秋后不可服。正月二月三月尚凛冷，亦不可与服之，与之则呕利而腹痛。诸亡血虚家亦不可与，得之则腹痛利者，但当温之，当愈。"但方药运用，当据证而施，不能绝对受季节、产后等因素影响，临证只要见到热、渴、汗、烦、脉大等症，即可使用白虎加人参汤。

案3 当清不清致误

付某，男，36岁，1993年9月15日初诊。患者5天前邀友小聚，饮酒少许，食鱼数块，移时汗出，周身作痒。某医处以汤药 2 剂（患者唯记药中有黄芪一味，余药不详）。服后诸症加剧，心下痞胀烦闷。症之所剧，难挨天明，夜来求诊。刻诊症见：周身起斑红赤，大者如盘，小者如钱，面赤头胀痛，心下痞满，烦热汗出，苔薄黄不干，脉左寸及右寸关皆洪大有力。此胃肠素有积热，复受风邪，误用补益而致热毒壅盛之疾，法当泻火解毒，疏风止痒。方用大黄黄连泻心汤加味：黄连 10g，玄参 10g，黄芩 10g，丹皮 10g，浮萍 5g，贯众 10g，炒大黄 3g，地肤子 10g，蝉蜕 10g，柴胡 10g。水煎服。药进 2 剂，头胀痛已除，烦热痞闷之感亦减。周身之红斑大者已消，小者自中心退起，掌中惟余环形红边少许。据述药后自感心中清凉无比，前药既获显效，自当击鼓再进。上方去柴胡，加金银花 15g，胡麻仁 10g，水煎服 3 剂而瘥。［刘鸣．经方救误治验．山东中医杂志，1995，（2）：62］

🥣【分析】

患者平素胃肠积热，酒后汗出，复受风邪，周身作痒，前医误用补益而致热毒壅盛，见周身起斑，面赤头胀，心下痞满，烦热汗出等症，故治以泻火解毒，疏风止痒，以大黄黄连泻心汤加味，用大剂量苦寒之药直折热邪，佐以凉血疏风之剂而效。其中贯众一味既可清热解毒，又可凉血散瘀，临床用治阳毒红斑，每视为常用药。

🍃【启示】

周身痒疹或痒斑，多风邪作祟，但有虚实之别。实者，多是风热毒邪壅盛，起病较急，周身泛起痒疹，身热，便干，舌红，脉数；虚者，多见血虚生风而痒，起病缓，反复发作，头晕，汗出，心悸，失眠，舌淡，脉虚。前者治以清泻风热火毒，芩连银翘之属常用；后者治以益气养血祛风，参芪归芍之品多投。临证辨治，尤当详察。

十、下法误用案

（一）下之太过、太早

案1　虚证便秘误下伤阴1

一老人大便不通数日，上逆头眩，医予以备急丸而自苦，因倍加分量而投之，得利，于是身体麻痹，上逆益甚，而大便复结。更医诊之，予以大承气汤，一服，不得下利，服三贴，下利如倾盆，身体冷痛，不得卧，大便复结。又转医作地黄剂始服之，上逆尤剧，面色如醉，大便益不通，于是请治于先生。先生诊之，心下痞硬，少腹无力，即与桂枝加芍药生姜人参汤服之。三贴，冲气即降，大便通快。经过二三日，冷痛止，得卧，大便续通快。二旬之后，诸证去而复常。（汤本求真．皇汉医学．北京：人民卫生出版社，1956）

【分析】

患者年高，患大便秘结，不是气虚，便多为营阴不足。本案患者，虽大便不通数日，但既不见潮热、谵语，又没有腹痛拒按，则阳明腑实自当排除。其治多宜补而通之。而医误用苦寒泻下，且一误再误，大便虽暂快一时，但可致阴津损伤，肠无津润，尔后复结。况营阴不足，每多令筋脉失养，导致身体麻痹、疼痛等，与《伤寒论》第62条"发汗后，身疼痛，脉沉迟"之桂枝新加汤证病机相同，用之辄效。

【启示】

年高正衰，肠运无力，患便秘者殊多。其治切记详察细审，谨守病机，决不可孟浪从事，贸然攻下。

案2　虚证便秘误下伤阴2

胡某，男，年近古稀，因患嵌顿疝急诊手术，术后发生肠梗阻，腹胀便秘，某医投以大承气汤加莱菔子30g，服一剂即洞泄不止。虽经输液，口服多种抗生素及止泻剂治疗3天而无效。乃急请中医会诊。症见患者气息奄奄，面容枯萎，肌肤干瘪呈脱水征，精神委靡，语言低沉，不饮不纳，大便泻如蛋花，肛门似无收关，便泻次数难以计数，舌质光红而干，舌根稍见浮白苔，脉弦硬鼓指。诊断为误下伤阴，急以酸甘化阴，方选连梅汤加减：乌梅20g，黄连6g，五味子5g，白芍10g，甘草5g，石斛10g，淮山药20g，薏苡仁15g，茯苓15g，扁豆10g。服2剂泄泻大减，隔4小时1次，精神食欲好转，并能坐起于床榻，但舌仍光干，脉弦硬稍见柔和。仍宗原法去薏苡仁、茯苓、扁豆之淡渗以防伤阴，加北沙参、麦冬之甘润以养胃伤津，白术健脾。继服3剂泻止，精神渐振，能下床活动，舌面润并生薄白苔，舌纳渐增，脉弦不受按，再拟四君子汤调理脾胃而安。（贺学泽. 医林误案. 西安：陕西科学技术出版社，1986）

【分析】

患者年高体弱，术后气血两伤，血燥津亏，不能滋润肠道，并发肠梗阻，故见腹胀便秘。治疗应采取滋阴养血、润肠通便之法，而医者仅因肠梗阻之名，不加详察，妄施峻下热结之大承气汤重剂，以致汤液下咽，洞泄不止，几至失禁。患者气息奄奄，显系误下后气阴大伤。故用乌梅、五味子、白芍酸敛止泻；甘草、石斛、麦冬、沙参甘缓养阴；淮山药、扁豆、白术健脾止泻；稍佐黄连以燥湿。药正中病情，故能转危为安。

【启示】

大承气汤乃峻下重剂，必据阳明腑实重证而施，对于气血两伤，血燥津亏的高年患者，当属禁用。

案3　阳明热证下之过早

许叔微医案：从军王武经病，始呕吐，俄为医者下之，已八九日，而内外发热。予诊之曰：当行白虎加人参汤。或云既吐复下，是里虚矣，白虎可行乎？予曰：仲景云见太阳篇二十八证，若下后，七八日不解，热结在里，表里俱热者，白虎加人参汤，证相当也。盖吐者，为其热在胃脘，而脉致令虚大，三投而愈。（许叔微. 伤寒九十论. 北京：人民卫生出版社，1993）

【分析】

外感致呕或胃热呕吐，皆不可用下，切如《伤寒论》第204条所说："伤寒呕多，虽有阳明证，不可攻之。"而阳明经热，亦不可用下，误下则致邪气弥漫表里上下，而呈内外皆热，正如《伤寒论》第206条说："阳明病，面合色赤，不可攻之，必发热。"为白虎加人参汤证也。本案叙症过简，除发热外，还当有大渴引饮，脉来洪大，汗出恶风之症。

【启示】

《伤寒论》第168条云："伤寒若吐若下后，七八日不解，热结在里，表里俱热，时时恶风，大渴，舌上干燥而烦，欲饮水数升者，白虎加人参汤主之。"本案即本条之切实临床实践。

案4　阴证误下致阴盛发狂

昔诊一男，约20余岁，系一孀妇之独子，体质素弱。始因腹痛便秘而发热，医者诊为瘀热内滞，误以桃仁承气汤下之，便未通而病情反重，出现发狂奔走，言语错乱。延余诊视，脉沉迟无力，舌红津枯但不渴，微喜热饮而不多，气息喘促而短，有欲脱之势。据此断为阴证误下，逼阳暴脱之证，遂拟大剂回阳饮（即四逆汤加肉桂）与服。附片130g，干姜50g，上肉桂13g（研末，泡水兑入），甘草10g。服后，当天夜晚则鼻孔流血，大便亦下黑血，次日复诊则见脉微神衰，嗜卧懒言，神识已转清。其所以鼻衄及下黑血者，非服温热药所致，实由于桃仁承气汤误下后，致血脱成瘀，今得上方温运气血，既已离经败坏之血，不能再行归经，遂上行而下注。嘱照原方再服1剂。服后，衄血便血均未再出，口微燥，此系阳气已回，营阴尚虚，继以四逆汤加人参连进4剂而愈。方中加人参者，取其益气生津养阴以配阳也。（吴生元．吴佩衡医案．昆明：云南人民出版社，1979）

【分析】

此案初病属阴寒冷结，但当温阳启闭可愈，而误为瘀热内滞，投桃核承气汤下之。药后血脱阳亡，虚阳上浮而发狂。必以大剂四逆汤类温下元阳气而方能愈。加肉桂在于引火归原，使阳回神敛，气血畅运，则离经之败血夺路而出，之后，诸症若失。

【启示】

发狂之症，虽实者多而虚者少，临床亦必结合舌脉而详辨之。

案5　痘疹初发误汗误下

男孩，年甫5岁，病痘，初发，与葛根加大黄汤。自第3日放点，至第4日痘皆没，但欲寝，绝饮食，脉沉，热如除，宛然有少阴病状，因劝转他医，病家不听，强请治，于是潜心细诊，觉沉脉中神气犹存，乃作麻黄附子细辛汤服之。

翌日，痘再透发，脉复，气力稍振，起胀灌脓，皆顺利，结痂而愈。因思此儿本无热毒，不过寻常之痘，以多用葛根加大黄汤，发汗过多，大便微溏，致有此变化，此皆余初年未熟之咎也。（王琦．经方应用．银川：宁夏人民出版社，1981）

【分析】

患儿痘疹初发时，因医家用葛根加大黄汤误汗误下，虚其阳气，以致邪毒内陷少阴而见欲睡、脉沉之象，且痘旋隐没，所幸沉脉中神气犹存，阳虚未甚可知，故改投麻黄附子细辛汤以温经透邪，则病获转机。仲景未言此方能治痘，然施用于此，其效如神，所谓"有是证即用是药"是也。

【启示】

痘疹初发，汗之应适当，禁用下法，否则，病邪入里极速，容易直中少阴，以太阳与少阴为表里也。

（二）当下不下

梁某，男，28岁。住某医院，诊断为流行性乙型脑炎。病程与治疗：病已6日，曾连服中药清热、解毒、养阴之剂，病势有增无减。会诊时，体温高40.3℃，脉象沉数有力，腹满微硬，哕声连续，目赤不闭，无汗，手足妄动，烦躁不宁，有欲狂之势，神昏谵语，四肢微厥，昨日下利纯青黑水，此虽病邪羁踞阳明，热结旁流之象，但未至大实满，而且舌苔秽腻，色不老黄，乃用小承气汤法微和之。服药后，哕止便通，汗出厥回，神清热退，诸症豁然，再以养阴和胃之剂调理而愈。（高辉远．蒲辅周医案．北京：人民卫生出版社，1972）

【分析】

此患者症见腹满微硬，谵语欲狂，热结旁流，目赤肢厥，身热无汗，脉沉数有力，乃里闭表郁之征，虽屡用清热、解毒、养阴之剂，而表不解，必须下之，下之则里通而表自和。否则，里结表闭，久久不解，后果严重。

【启示】

临证之时，若拘泥于温病忌下之禁，当下不下，使里愈结而表愈闭，热结精伤，必然造成内闭外脱。此案说明脑炎治疗并非绝对禁用下法，惟非下证而误下，才易酿成邪毒内陷。

十一、和法误用案

案1 小柴胡汤证和之不及

友人某，微寒发热，目眩，胸胁苦满，持续多日不愈。自诊为少阳病，亦服过小柴胡汤，但所用柴胡系毛柴胡、银柴胡，后才用北柴胡八分，渐加至一钱，连服数剂，症状仍然。自认为证属少阳无疑，何以用小柴胡汤无效？虽非大病，但缠绵多日，苦恼异常。一日召我商谈。我说：仲师创立小柴胡汤，柴胡用量几乎三倍于参、芩，汝用柴胡不及他药之半。贬君为佐，将如何发挥柴胡除寒热、解半表半里之邪之力？他问：柴胡须用多少？我说：三钱。他笑云：宁愿再苦几日，不愿冒此大险。我正色告云：汝以我为"追魂使者"耶？他默不言。后经劝强相加，始用北柴胡二钱，连服3剂而愈。（俞长荣．伤寒论汇要分析．福州：福建科学技术出版社，1984）

【分析】

微寒发热，目眩，胸胁苦满，持续多日不愈，确为小柴胡汤证。然为何无效？是因其处方中柴胡剂量不足，故难以发挥作用。小柴胡汤原方中柴胡是主药，一定要重用，尤其是治疗典型的少阳证，更是如此。《神农本草经》载：柴胡性苦平，主治肠胃中结气，饮食积聚，寒热邪气，推陈致新。《神农本草经》所载推陈致新的药物仅有二味，一是大黄，从血分而言；一是柴胡，从气分而言，足以说明柴胡用途之广。当今临床一些人使用小柴胡汤效果不甚理想，而认为经方已过时，其实许多情况下是因为药量的使用不当所造成的。或不遵原方配伍比例，误将柴胡与他药等量；或惟恐"柴胡劫肝阴"，而不敢用足其量；或竟视柴胡而畏，而不敢动用毫厘。若此，焉能取效？方药剂量是历代医家经历无数次临床验证而确定的，今天我们若不经过反复实践就轻易否定，未免轻率。

【启示】

在方剂配伍中重用君药的例子在《伤寒论》中很多，临证使用需认真对待，仔细研磨，反复实践，而后方能有悟。

案2　太阳病误用和法致邪陷厥阴

杨某，女，15 岁，病已 1 周。初病发热呕吐，泻利，头痛，恶寒，曾先后延医诊治无效。现呕逆不止，腹痛硬满，面赤，烦躁。仍感头痛，恶寒，手足僵冷。查其以前所服诸方，均以小柴胡汤为基础。甚至加三棱、莪术攻伐，服后月经适来，病更加剧。察其脉细而欲绝，舌淡紫，与上述病情合参，乃寒入厥阴，其病在肝……急投以《伤寒论》当归四逆汤加吴茱萸生姜汤加味。处方：当归 12g，杭芍 12g，吴茱萸 6g，细辛 2g，通草 6g，炒小茴香 6g，砂仁 6g，川黄连 3g，炙甘草 6g，烧生姜 3 片，大枣 3 个。方中当归、桂枝、杭芍温经活血；细辛散少阴之寒；吴茱萸、生姜散寒止呕；炙甘草、大枣补中生血；通草通经络利关节，尤在泾谓本品有"通脉续绝之功"；加小茴香、砂仁以理气通滞而止痛；少加黄连，配吴萸，取"左金"之意，以平肝而为反佐。上方服后，次日来诊，呕逆全止，肢已转温，面赤、烦躁、腹痛均减。续处以吴萸四逆汤。处方：黑附片 60g，炒吴茱萸 9g，干姜 12g，炙甘草 6g。此方本可先用，其所以不先用者，在于本病既经误治克伐，不但厥阴外证未解，且使肝血为寒所凝而不能畅运，故先予当归四逆汤温血达表，以作向导；继用吴萸四逆汤，温中扶阳，祛除浊阴。如此施治，始可引邪向外一举而平。故服第二方后，诸症悉除，且满身出现红斑，此病邪由里达表，已收预期之效。乃因势利导，以四逆汤振奋阳气，祛邪外散，遂告痊愈。（戴慧芬．戴立三医疗经验选．昆明：云南人民出版社，1980）

🪣【分析】

初病，发热恶寒头痛，病在太阳；呕吐、泻利，病属阳明。此太阳之邪不得外解，内迫阳明，逆于足阳明经则发生呕吐，注于手阳明经而大肠传导失司、水谷不别，泄利自作。而医见寒热、呕吐，误诊为少阳证；兼见腹痛硬满、舌淡紫，又疑有下焦血瘀，而用小柴胡汤加三棱、莪术攻之。屡投柴、芩，胆气大伤，以致寒陷厥阴。肝与胆相表里，肝寒而气郁不升，则影响于胆，气逆不降，故呕逆不止。厥阴为风土之脏，木郁克土，故腹痛硬满。寒入于阴，则阳浮于上，故面赤。吐泻后，阳气与津液俱伤，心肾不交，水火离隔，故烦躁。外证未解，故头痛、恶寒。肝脾不和，阳明不能达于四肢，故手足僵冷。小柴胡汤乃和解少阳之方，其所以误者，因惑于发热、呕吐，未注意尚有太阳表证之头痛、恶寒，阳明之下利也。若当时投以葛根加半夏汤，两解太阳、阳明之邪，则其病早愈。由于越经用药，引邪深入，柴、芩皆清泻肝胆之品，反复用之，攻伐太过，以致病情加剧。幸患者年轻，生机旺盛，正气尚能支持，尽管表证未解，亦急当救里，急投以当归四逆加吴茱萸生姜汤温厥阴经、脏之寒，继用吴黄四逆汤温中扶阳，诸症悉平。

【启示】

太阳病误用小柴胡汤和解，邪气入里亦可深达厥阴。

案3　误用柴胡加龙骨牡蛎汤致贫血

患者，20 岁，一纺织厂女工，未婚。1980 年初发病，心悸，失眠，汗出。1980 年 5 月经解放军 171 医院作基础代谢、扫描等检查，诊断为"甲亢"，回本地医院住院治疗。入院时，血常规检查均为正常，以中药滋阴清热，软坚散结并配合西药他巴唑、维生素类治疗 1 月余，病情未见好转。此时，血常规检查，仍属正常。改用柴胡加龙骨牡蛎汤治疗（原方药味不变，其中铅丹用量9g），服药5~7剂后（西药未停），患者头昏、心悸等症状加重，面色及口唇苍白无华。查血常规：血红蛋白分别下降至8g、7g，红细胞分别下降为 $2.39 \sim 2.86 \times 10^{12}$/L，但白细胞仍为正常。遂停用本方，并改为养血健脾法以中药治疗半月，复查血常规才恢复正常。（陈明. 伤寒名医验案精选. 北京：学苑出版社，1998）

【分析】

本案用柴胡加龙骨牡蛎汤致患者贫血，其主要原因是铅丹用量过大。铅丹虽能镇惊安神，但因其有毒，用之宜慎，目前临床本品内服较为少见，必须用时，以少量暂服为妥，一般使用 1~2g。若需久服或大量应用，则应以生铁落、磁石等品代用为宜。

【启示】

柴胡加龙骨牡蛎汤用于少阳不和，气火交郁，心神被扰的胸满、烦惊、谵语、小便不利等证，今人将此方灵活用于癫、狂、痫、精神分裂症、小儿舞蹈症及甲亢、高血压、眩晕等多种疾病中，疗效较好。但方中铅丹有毒，用量宜小不宜大，服之宜暂不宜久，并以纱布包裹扎紧入煎保险。

十二、消补渗利法误用案

(一) 实证误补

案1　瘀热内阻误补

陈某，女，91岁。腰痛半个月。缘患者于半月前浴毕后站起，突觉腰痛难忍，并逐渐加重，步履艰难，夜间疼痛尤甚，通宵呻吟，难以入睡。曾辗转中西医诊治未愈。患者虽年逾古稀，但身体尚算健朗，平素少病痛，对食物喜凉恶热，间或有口干口苦，需饮凉茶以调理。综观半月以来所服中药，大多以独活寄生汤或八珍加祛风类药。西药则以安乃近片、丁公藤注射液之类，外用止痛膏。大便2~3日一行，质硬，口干喜饮。舌苔净稍干，脉弦有力而略涩，证乃外伤血瘀及服补气血之温热药致瘀热郁结之实证。拟桃仁承气汤加减。处方：桃仁10g，丹参、大黄(后下)各12g，炙甘草5g，玄明粉(冲)6g，田七末(冲)3g。2剂。复诊：家人代诉，服药1剂泻下黑便2次，当即腰痛大减，夜已能安睡，再进1剂又泻下1次，腰痛续减，三诊拟桃红四物汤加减，2剂调理，病已获愈。[汤国杰. 实证误补验案2则. 新中医，1995，(8)：13]

【分析】

患者虽年高，但平素体健，犹喜凉物，即使如此，其口干口苦常见，需经常饮凉茶以调理，这说明患者素体偏热，突因闪挫而腰痛，且疼痛夜间为甚，其瘀热成患为多。医误用独活寄生汤或八珍加祛风类药等温燥、温补之品，是实证误补，热反用热，故服后更见大便秘结、口干喜饮、舌干少苔、脉弦有力等，令瘀热更重，符合桃仁承气汤之证机，用之果获捷效。

【启示】

"虚则补之，实则泻之"，乃不二之法则。由于种种原因，非虚证用补法后，产生他症并不少见。然而见到不良反应即改弦易辙，多不致酿成大祸。如本案实证误补，一误再误，致病情拖延日久不愈，亦时有所见。且近年来人民生活水平提高，盲目认为多补可延年益寿，因而误补者有增无减。补药误用原因归纳起来有如下几方面：①因病情复杂辨证不确而把实证当虚证治疗。②受现代医学某些观点影响，认为中药补剂可增强免疫功能，有益无害，应验了古人谓之"补药杀人无罪之说"。③受一般规律影响，如年老多虚，超老年更虚，服跌打药破气血，后期应补，对临床病证不作具体分析。④迁就病人，无原则满足病人要求。⑤市场经济对医疗部门的冲击，重经济效益，轻临床效果，均可造成误补。

案2 肝郁化火误补

一人，每下午发热，直至天明，夜热更甚，右胁胀痛，咳嗽引痛，投以参术，痛益增。孙宿东诊之：左弦大，右滑大搏指。乃曰：《内经》云："左右者，阴阳之道路也。"据脉肝胆之火为痰所凝，必勉强作文，过思不决，木火之性，不得通达，郁而致疼。夜甚者，肝邪实也。初治只当通调肝气，一剂可瘳。误以为疟，燥动其火，补以参术，闭塞其气，致汗不出，而苔如沉香色，热之极矣。乃以小陷胸汤，用瓜蒌30g，黄连9g，半夏6g，加前胡、青皮各3g，煎服。夜以当归龙荟丸微下之，遂痛止热退，两贴全安。（熊廖笙．伤寒名案选新注．成都：四川人民出版社，1981）

【分析】

本案脉症所现，显为肝气郁滞化火所致，但用疏肝理气之类可愈，不知初医为何作虚论治？给予参、术之补益剂，以致火郁更甚，脉象滑大搏指，一派火炼成痰，痰热郁结之征，故用小陷胸汤清热涤痰开结，加前胡、青皮以通理肺肝，以复气机左升右降之职，只两贴而愈。

【启示】

此"实实"之误。本案乃肝胆之火为痰所凝，与小陷胸证之热与痰结，热入因作结胸，病位虽有所不同，但病机则一，故治以小陷胸汤而愈。可见，临床辨证用药，重在抓病机。

（二）应消反用温补

郑某，胃脘痛。医治之，病不减，反增大便秘结，胸中满闷不舒，懊憹"欲吐，辗转难卧，食少神疲，历七八日，按其脉沉弦而滑，验其舌黄腻而浊，检其方多桂附香砂之属，此病系宿食为患，初只须消导之品，或可获愈。今迁延多日，酿成夹食致虚，补之固不可，下之亦不宜，乃针对心中懊憹欲吐二证，投以栀子生姜豉汤：生栀子9g，生姜9g，香豉15g。分温作两服，服药尽剂后，未发生呕吐，诸症均瘥，昨夜安然入睡，今晨大便已下，并能进食少许。(俞长荣.伤寒论汇要分析.福州：福建科学技术出版社，1984)

🥄【分析】

宿食积滞，反用桂附香砂，每致化热，邪热上扰，以致胸中满闷不舒，懊憹欲吐，辗转难卧，食少神疲，迁延多日，形成虚实夹杂之证。此补之不可，下之不宜，可用栀子生姜豉汤以清宣郁热，兼以止呕。以大便和舌、脉之象，或亦可稍加消导之品。

🍃【启示】

本案其误有二：一者实其实，二则温其温。虚实之辨，临证犹慎。

（三）妄用渗利

案1 误用渗利致痞满

陈某，男，36岁，1990年3月26日初诊。自诉舌体肿痛1月余。曾前往某医院治疗，因合并"慢性前列腺炎"，医者用淡渗利尿之品治疗共12剂。服药后，舌体肿痛依旧，又增上腹部胀满不适，纳食日减，遂来我院治疗。患者来时，满面红光，体质偏胖，其舌却大于常人，边无齿痕，舌质鲜红，苔薄白。其腹大如鼓，叩之如鼓音，用力按之始有疼痛，并可闻及内有汩汩之声。纳食不香，二便正常，脉沉细。辨证为脾胃不和，水阻中焦，寒热错杂。治予开结除痞，宣散水气兼温阳利水。方用生姜泻心汤加减：生姜(鸡蛋大一块，切碎)，干姜10g，黄连3g，黄芩6g，党参10g，炙甘草10g，大枣10枚，肉桂6g，茯苓10g，白术10g。3剂，水煎服。服后，饮食增加，腹胀满消失，舌体胀痛减轻，效不更方，再予上药3剂。2周后，患者带其小孩看病，问其舌痛之病何如？答曰：肿痛全消，饮食正常。吾验其舌，果如常人大小。[禺青松.生姜泻心汤治舌体肿痛1例.中医杂志，1991，(6)：20]

🥄【分析】

本案初治，前医不辨有阳虚之证，妄用淡渗利尿之品，招致脾胃阳虚之候。脾胃阳虚，运化失职，水停中焦则见脘腹胀满，纳谷不香，腹中雷鸣("内有汩汩之声"）。水郁日久化热，上蒸于心，心脾热盛，气血上壅寻其出路，舌为心苗，脾气通于口，故舌体肿痛。患者虽凭此症来诊，但仍以腹中胀满为本，舌体肿痛为标。故用生姜泻心汤加味宣散水气，开结除痞，内邪既解，在外之舌体肿痛亦消。

🍃【启示】

《素问·至真要大论》之"谨守病机，各司其属"，为中医临证诊病之圭臬。生姜泻心汤为胃虚食滞，兼有水气内停证而设，临床凡符合此病机之一切病证，皆可使用。

案2　误用渗利致二便不通

曾某，女，42岁，1978年4月5日就诊。自诉1977年10月起，即作腹胀，少腹拘急，尿少而尿意频频，日排尿仅100～200ml，住某医院内科治疗，因尿常规及各项生化、物理检查均未见异常而不能确诊，仅拟诊"少尿原因待查和内分泌机能紊乱"，而据尿少、尿意频频给予维生素类、双氢克尿塞、速尿等剂治疗。初服药后尿增至1500～2000ml，腹胀随减，但纳食渐差，且停药诸症又发，再以前药治而难有起色，转中医治疗，以八正散、五苓散等利水剂出入，亦仅服药时症情好转，停药复如旧，病趋重笃，转省某医院治疗，全面检查亦未见异常。建议继续中医治疗，改济生肾气丸、滋肾通关丸等剂加减也仅取一时之效。数日后复旧状。经人介绍前来求诊：其人面色苍白，形体肥胖，口和纳呆，恶心欲呕，心烦易怒，少腹拘急，腹胀，尿少，尿意频频，尿色白浊，大便干，三四日一行，舌黯淡肥大，脉沉紧。此属脾肾阳气衰惫，枢机不运，气化无权。治宜温运脾肾阳气、枢转气机，方拟桃花汤：赤石脂60g，干姜、粳米各30g，清水煎至米熟烂为度，弃渣分昼三夜一温服。2日后大便通，小便利，色白浊，精神好转，寐安，纳食稍增，余症减轻。嘱再服2剂，煎服法同前。4日后，尿量增，膨胀、少腹拘急和心烦欲呕等症已除，面色转红润，纳增，舌体肥胖，苔净，脉沉紧，此中阳已运，肾气来复，原方再进。10日后舌脉复如常人，小便正常，大便通畅，遂以调理脾肾之剂善后。[林上卿.运用仲景桃花汤的体会.中医杂志，1984，(7)：18]

【分析】

脾阳不足，累及肾阳，肾失所司，二便难主，遂生"腹痛，小便不利，下利不止，便脓血"之证。其病位，除大肠外，尚应包括膀胱，概为下焦病变。在临床运用时，不能仅以赤石脂有一定收涩作用，断本方为固涩剂，而应认为是温里剂更切合，其中赤石脂、粳米补益脾土，干姜温中固肾，全方具有温运脾肾阳气，枢转中下焦气机之功。不仅用于便脓血一证，对临床表现为小便不利的腹胀、癃闭，用他药无效时投予桃花汤往往奏效。

【启示】

从本案中我们可以看到脏腑气化功能的重要性，二便的排出，乃靠脏腑的气化功能，尤其是肾与膀胱的气化作用。二便不通用攻下通利法，固为常法，但属治标，其以恢复脏腑气化为目的，则为治本。当二便功能异常日久不愈者，应重从气化论治。凡是脾肾虚寒，下焦阳气不固或气化不及之病，无论是二便不通或二便泄利，均可使用桃花汤治疗。

案3　产后纯用清利致误

于某，女，28岁，1963年10月初诊。患急性肾盂肾炎。1963年秋，产后合并尿潴留，行留置导尿管3天，并配合针灸治疗而愈。一月之后，突然发热恶寒（体温38℃～39℃）周身酸楚，腰酸且痛，恶心不欲食，小便稍频，脉浮数，苔白。就诊于某院名医，因产后月余，形体消瘦，医者遵"产后宜温"之理，拟疏解外邪之剂，并重用黄芪、党参等品。服药2剂，自觉周身热甚，犹如有热气从肌腠中向外蒸发，烦热难忍，衣被难着，不得安卧，尿频尿急，尿量不多，便后尿道灼痛，脉浮数且细，苔淡黄。尿常规：蛋白（＋），红、白细胞满视野。医者见温之不得，又现热淋之证，故改投清热利湿之剂，并重用木通、车前子、萹蓄等通利之品，服药3剂，诸症增剧，出现肉眼血尿，小便频数不减，以致入厕不欲起身。余诊之，见病不解，反致血淋，此乃通利过度，适得其反，导致疾病剧变，故更前法，改用：猪苓汤加金银花、大蓟、小蓟、藕节、白茅根。服药数剂，病热始衰，继服前方取效，治疗月余而痊愈，未见复发。（聂惠民．伤寒论

与临证.广东：广东科技出版社，1993）

🥣【分析】

本案患者产后发病，屡经误治，发热而反用温剂，虚虚实实，使病情一波三起，终至血淋。湿热下注，损伤脉络，治疗不得不通；然产后一月，历经温、通，损伤阴津，又不得不补。此虚中夹实，阴虚加于湿热之际，舍投猪苓汤而言他，必不得愈。方中加大小蓟、藕节、白茅根等，以凉血止血。

🍃【启示】

"产后宜温"与否，当视具体病情而定。然产后纯用清利之品，当为临证所忌。

十三、药量比例失调致误案

案1　厚朴生姜半夏甘草人参汤药量比例不当致误

一人患腹胀，一医处以厚朴生姜半夏甘草人参汤，服后腹胀依然，乃请陈慎吾老大夫高诊。陈老认为处方恰当，但剂量不适。原方不变，只将厚朴由9g增至18g，党参、炙甘草由9g减至3g，服后其胀立消。盖陈老增厚朴之量是在于消除胀满，减参草之量，是恐其助满碍中，颇洞仲景之旨，故服后霍然而愈。（陈明.伤寒名医验案精选.北京：学苑出版社，1998）

🥣【分析】

厚朴生姜半夏甘草人参汤治脾虚腹胀，《伤寒论》第66条说："发汗后，腹胀满者，厚朴生姜半夏甘草人参汤主之。"此腹胀乃脾虚失运，湿浊内生而致。脾虚气滞湿阻，属虚实夹杂之候，然以气滞腹胀为主，脾虚次之。治当温运健脾，消滞除满，消补兼施，但以消法为主。即重用厚朴、生姜、半夏，除满消胀；轻施甘草、人参，以补虚扶正。本案前医虽用方正确，但消补比例不当，厚朴剂量偏小，致行气宽中之力不足而党参、炙甘草用量偏大，补益有余，有助满生湿之弊，故服药后腹胀依然。后经增厚朴减参、草之量，其胀立消。

🍃【启示】

方剂药物之间的比例是临证取效的关键之一，组方配伍时当重视之。

案2　旋覆代赭汤重用赭石致误

魏生诊治一妇女，噫气频作而心下痞闷，脉来弦滑，按之无力。辨为脾虚肝逆，痰气上攻之证。为疏：旋覆花9g，党参9g，半夏9g，生姜3片，代赭石30g，炙甘草9g，大枣3枚。令服3剂，然效果不显，乃请余会诊。诊毕，视方辨证无误，乃将生姜剂量增至15g，代赭石则减至6g，嘱再服3剂，而病竟大减。魏生不解其故。余曰：仲景此方的剂量原来如此。因饮与气搏于心下，非重用生姜不能开散。代赭石能镇肝逆，使气下降，但用至30g则直驱下焦，反掣生姜、半夏之肘，而于中焦之痞则无功，故减其剂量则获效。可见经方之药量亦不可不讲求也。魏生称谢。（刘渡舟．新编伤寒论类方．太原：山西人民出版社，1984）

【分析】

本案辨证准确，误在药量比例失调，案中分析甚明，兹不赘述。旋覆代赭汤主治疗胃虚痰阻、虚气上逆之证，临床以"噫气不除"为病证特点。方中代赭石、旋覆花、生姜之剂量比例为1:3:5，临床运用时当作参考。本方被广泛用于治疗杂病之呕逆、呕眩、反胃之证。

【启示】

正如案中所云，经方之药量配比之中，往往也体现出医者对病机病势之把握，不可不讲求也。

案3　旋覆代赭汤使用不当致误

张某，女，33岁。呕吐食物残渣及白沫2天，随即呃逆频作，吐而无物，纳呆，精神不振，疲惫不堪，舌质淡白，苔厚少津，脉弱。笔者辨为气滞，投代赭石20g，党参、木香、茯苓各12g，柿蒂、法半夏各10g，生姜、甘草各3g，服药2剂罔效。经请教先贤后改投：旋覆花、法半夏、陈皮、生姜、砂仁各10g，代赭石、党参、茯苓各15g，黄连3g，吴茱萸6g，连服2剂后呃逆止，诸症悉平，病告痊愈。[韩先知．误治辨析一则．湖南中医杂志，1994，（6）：49]

【分析】

前后两方用药大同小异，但疗效截然不同，究其原因，前方乃忽视了重吐伤胃，胃气虚弱的一面，只顾降逆，忽视益气。用药不当，用量有偏亦为失误之一。前方仅用代赭石，而未配伍旋覆花，且代赭石用量过大，苦寒伤胃，虽用党参补中，但用量偏小，达不到益胃气之效果。而后方则标本兼顾，降气与补虚并举，且重用生姜加砂仁温胃止呕，少佐黄连以燥湿，吴茱萸温胃降浊，陈皮行气健脾，用之使正气复而湿浊除，病遂愈。

【启示】

旋覆代赭汤适用于汗、吐、下之后胃气虚弱，以致肝气犯胃，胃虚痰阻。治疗之时必须降气与补虚并举，且代赭石的用量不宜过大。

案4　麻黄附子甘草汤药量比例失调致误

某患水肿，陈医予麻黄附子甘草汤未效，邀吴鞠通往诊，仍复开此方。陈医见曾用过，云："断然无效。"吴云："予用或可效耳。"此时有王某则侧云："吾甚不解，同一方也，药止三味，并不增减，何以吴用则利，陈用则否，岂无情之草木，独听吾兄使令哉？"吴鞠通云："陈医之方，恐麻黄伤阴，必用八分，附子护阳用至一钱，以监麻黄。又恐麻黄、附子皆剽悍药，甘草性平，遂用一钱二分，以监制麻、附。服一帖无汗，改用八味丸，八味丸阴柔药多，故当无效。"于是吴用麻黄去节二两，附子大者一枚，得一两六钱，少麻黄四钱，让麻黄出头，甘草用一两二钱，又少附子四钱，让麻黄、附子出头，上药煎成五碗，先服半碗，得汗止后服，不汗再服，以汗为度，因尽剂未汗，仍用原方分量一剂，煮如前法，并加服鲤鱼汤助药力。二帖服完脐上肿俱消，后以五苓散并调理脾胃，竟奏全功。（王琦．经方应用．银川：宁夏人民出版社，1981）

【分析】

本案辨证无误，而误在药量及比例失调。麻黄附子甘草汤主治太少两感之轻证，原方药量为麻黄、甘草各二两，附子一枚，但在具体使用时但据病情而增减。本案水肿病叙证过简，其肿必起于少阴阳虚外感，有明显的发热恶寒、无汗、脉沉等太阳表证和少阴里证，且肿势较重。此时使用该方当重用麻黄、附子以解表温里，太少两顾，轻用甘草稍监麻附温燥之弊性，使水气得从汗及小便而去，又不至于伤正。若甘草量大于麻附者，则必掣麻附辛散温化之肘，令水气既不得散，亦不得化，而肿终难消。

🌿【启示】

药量配伍比例，是中医辨治技巧的重要一环，也是最不易掌握之处，临证必须细细研磨之，方能有所领悟。

十四、药物炮制不当、缺药或替代致误案

案1　乌梅丸药物炮制不当致误

韩某，女，10岁，学生。1992年10月2日因持续性上腹钻痛，曾有吐蛔虫现象发生，每次发作数小时后即缓解，此次发作持续一天不解，伴有呕吐清水，烦躁不安，舌淡苔白，脉弦。诊为"蛔厥"，投乌梅丸方：乌梅、当归、川椒各6g，干姜4g，制附子、黄连、黄柏、桂枝、党参各3g。2剂，水煎服。服后疼痛反甚，烦躁加剧，嘱服米醋30ml，服后10分钟痛止。后用上方加米醋30ml同煎，连服3剂，病愈。至今未复发。［袁晋河. 误治病例4则分析. 江西中医药，1996，（3）：38］

🌿【分析】

本案所现为"蛔厥"证无疑，用乌梅丸治疗亦属正治，然服后痛反剧、烦反增，究其因乌梅未用醋渍，《伤寒论》要求"以苦酒渍乌梅一宿"，医者不遵，故于病不应。后将方与米醋同煎，其效大捷。于此可见，经方药物之炮制亦不可不讲求也。

🌿【启示】

《伤寒论》中大到理法方药，小到药物炮制煎服，都要仔细学习研究，不可轻易擅自取舍。

案2　格阳证用通脉四逆汤无葱功溃

李某，女，60岁，农民。1990年1月3日初诊，患者素患水肿，屡进温阳利水之剂，病情稳定。近1周咳嗽，气喘，用西药抗生素治疗病亦减轻。1月3日午后，忽然气喘加剧，急诊之，见其端坐喘息，语言难续，面红唇紫，额上汗出，四肢不温，脉微欲绝。急疏参附汤合通脉四逆汤化裁：制附子10g，红参

10g，干姜10g，山萸肉9g，生龙骨9g，炙甘草6g。1剂，急煎服。药后喘息缓解，至子夜喘息又作，且见神思恍惚，面赤如妆，额上汗出如油，有阴阳离决之势。急将原药二煎加葱白大者4茎，水煎约300ml，频频饮之。服药后病人吐出白色稀痰数口，喘定安睡，至次日9时方醒，精神好转，遂守方加减调治旬余，病人喘止肿消，转危为安。[袁晋河．误治病例4则分析．江西中医药，1996，(3)：38]

【分析】

此病人素患阳虚水肿，阴寒内盛，复因天寒，两阴相逼，水气上凌，虚阳浮越，以致出现面红唇紫，额上汗出，四肢不温，脉微欲绝，乃阴阳格拒之象，按格阳证用通脉四逆汤加味初治见效，但忽视了仲景"面色赤者，加葱九茎"之训，故病虽小瘥，但不能持久。葱白辛散走窜，能宣通上下，善于解除阴阳格拒之势，加用后，果奏奇效。

【启示】

仲景之方，精当灵验，每味所用，皆有深意，尤其危急重证，不可擅裁。

案3　吴茱萸汤治胃寒呕吐药物替代不妥致误

杨某，男，42岁。偶尔食不适即呕吐，吐出未经消化之食物及夹杂不少黏沫，吐出量并不多，为此未引起足够的重视，如此延续了将近10年。近一年多来病情加重，发展为每日饭后隔一至二小时，即频频呕吐不休，天气寒冷时尤其严重。曾用过不少止呕和胃健胃等药品，未曾获效。现手足厥逆，消化迟滞，脉沉而迟。治以吴茱萸汤：吴茱萸12g，人参6g，生姜30g，大枣5枚。服3剂后呕吐减十分之五六，继服7剂呕吐又复发到原来的程度，经询问情况才知道因当时未能找到生姜而以腌姜代替，不仅无效反而又使病情反复。后配以生姜再进4剂，呕吐减十分之七八，饮食增加，手足厥逆好转。宗此方化裁，共服20余剂，呕吐停止。观察一年来，未见复发。（赵明锐．经方发挥．太原：山西人民出版社，1982）

【分析】

本案呕吐达10年之久，渐至频繁呕吐，经止呕和胃健胃等治而终不效，此非药不对证，便为病重药轻。后来医者抓住呕吐遇寒加重，吐物夹有黏沫，手足逆冷，消化迟滞，脉沉而迟，辨为胃阳不足，中焦虚寒，而用大剂吴茱萸汤治之获效。方中尤其是重用生姜30g以温胃散寒止呕，是其用药关键，后来用腌姜代之，造成病情反复，待改用生姜后疗效方又至，说明生姜在吴茱萸汤中的重要性，不可随意更替，且用量宜足。

【启示】

生姜有温胃散寒止呕、调理脾胃及解表散寒的作用，《伤寒论》中不少方剂中都使用生姜，其量的使用根据病情也多少不一，吴茱萸汤中使用生姜六两，是使用生姜量较大的方剂之一，其目的在于迅速遏止胃寒之呕吐，用于胃寒气逆较重诸证，临床使用时不可随意替代或更减其量。

温病误治医案析

一、风温误案析

（一）邪袭肺卫误案析

案1

孙某，男，19岁，某医科大学学生。发热、咳嗽3天，于2004年3月12日初诊。

患者3天前外出郊游，因汗出当风，调摄不当致发热，测体温38℃，并有轻微怕冷，头身不适，咳嗽，痰少，伴有口干，咽痛，无汗，舌边尖红，苔薄白。遂往某医院诊治，胸部X光透视：两肺正常。血、尿常规检查正常。咽部稍红，扁桃体无肿大。某医谓其"感冒"，按"外有风寒，寒郁化热证"，处以荆防败毒散加减治疗：荆芥6g，防风6g，川芎10g，柴胡12g，羌活10g，黄芩10g，黄连10g，大青叶15g，桔梗10g，芦根10g，杏仁10g，前胡12g，甘草5g，患者服用2剂后，病证未见好转，发热加剧，体温39℃，轻微恶寒，咽痛明显，鼻塞，流浊涕，口渴，咽干，少汗，头痛，咳嗽，少痰，二便正常。我诊时舌边尖红，苔薄白，脉浮数，右寸明显，纳可，精神可。按风温邪袭肺卫证，处以银翘散加减：金银花20g，连翘10g，竹叶10g，桔梗10g，牛蒡子10g，薄荷（后入）10g，荆芥6g，芦根15g，玄参10g，僵蚕10g，蝉蜕15g，柴胡15g，葛根15g，生甘草5g。2剂，水煎服。头煎10分钟，每剂分3~4次服。患者服用第1剂后，体温降到38℃，诸症均有好转，再服1剂，体温降至正常，咳嗽、咽痛等症消失。（教学医案）

【分析】

病起春天三月，初起发热，恶风寒，头身不适，无汗，咳嗽，此为风热之邪郁遏卫阳，卫气功能失常所致，应诊为风温病。虽汗出当风，又在春三月天气乍寒乍暖时发病，但并非为外有风寒，入里化热证。口干，咽痛，舌边尖红为风热之邪犯于肺卫，阴伤有热之象，并非里热。荆防败毒散为治风寒感冒之方，该方辛温之品如川芎、羌活、荆芥、防风等药较多，风热之邪过用辛温发汗，则可助热伤阴，为以热治热。正如吴鞠通所言："温病忌汗，汗之不唯不解，反生他患。"(《温病条辨·卷一》)病变初期宜用辛凉宣解，过用黄芩、黄连等苦寒之品清热解毒，易冰遏人体气机，致邪无出路，病程延长。误治后，仍有发热微恶风寒，口渴，咳嗽等，符合风热之邪初起犯肺卫，病理上反映了风热之邪两阳相劫伤津液的致病特点。病虽已三日，但风热之邪尚在肺卫，故正确治以疏散风热，宣肺止咳之法。银翘散方中金银花、连翘、牛蒡子、薄荷、柴胡、葛根为辛凉之品，辛能透达，凉可清热，且金银花为甘寒之药，量大无弊，再加甘、辛、淡、寒的竹叶使热邪从小便而出。诸药同用，体现了邪热从内、外、上、下而解的配伍思路。荆芥透邪，与凉药寒温并用，一可开腠理使邪气外出，二可调畅气机。初始治疗过用辛温，出现咽干而痛，口渴等明显阴伤病理，故用玄参、芦根甘寒清养。桔梗、杏仁开肺利咽止咳。僵蚕、蝉蜕疏散风热，为温病初期常用药对，用治咽痛、咽痒、发热等症，效果肯定。表证用药，煎煮宜短，以沸腾后10分钟为宜，不可过煎，"香气大出，即取服，勿过煎。肺药取轻清，过煎则味厚而入中焦矣。"(《温病条辨·卷一》)多次服用，以便药力发挥持续作用。

【启示】

本病起于春天，诊断风温最为恰当。按中医内科"感冒"治疗，不能体现风温病的整个发病过程和传变规律，反映了医生对温病的病名欠熟悉，不了解外感热病的发生发展规律，只拘泥于中医内科感冒之病不免有失偏颇。临床应重视温病病名的认识，本病从中医内科学角度讲，既可诊断为"感冒"，也可诊断为"外感发热"、"外感咳嗽"等几种疾病，但都不如诊断为"风温"更确切。

温病病因为温邪，通过辨证审因而确定，不可一见外感发病都谓之风寒，而采取辛温发汗。治疗上，根据"在表初用辛凉轻剂"(《温热论》)，"治上焦如羽，非轻不举"(《温病条辨·治病法论》)的观点，当用轻清宣散之品，如薄荷、牛蒡子之属，切忌黄芩、黄连等苦寒之药，否则寒凉冰遏，气机不畅，病程延长。

温邪伤阴，温热性温病更为明显，甘寒养阴药的使用应贯穿在疾病始终，对于辛温发汗误治者，更应重视养阴药物。另外，表证方药的煎服法也应符合"治上焦如羽"观点，以短煎、频服为宜。

案 2

李某，男，21 岁，1962 年 4 月 10 日初诊。

身热不甚，但咳微渴，体温 37.8℃，舌苔薄白，咽红微痛，脉象浮数。本是风温之邪，侵于肺卫，肺失宣降，应予桑菊饮加减为法。今误用辛温发汗之药治之（麻黄、杏仁、炙草），药后发热剧增，体温 39℃，脉象浮数，咽红肿痛，舌红苔黄燥。本是风热，过用辛温，既发汗以伤阴，又助热以化燥。故高烧咽红且肿，势将发热增重，姑以清润宣肺，肃化清解。防其咳嗽暴作，饮食宜慎。

沙参 12g，浙川贝母各 6g，杏仁 9g，炒栀皮 6g，淡竹叶 3g，连翘 9g，黄芩 9g，鲜芦根 24g，鲜梨（连皮去核切片）1 个，2 付。

二诊：1962 年 4 月 13 日。

前服甘寒清润之后，身热大减，体温 37.5℃，咽红肿略退，脉象从浮数已转为滑数，舌红苔黄，大便略干，小便短赤。昨服甘寒清润，阴复而热减，再以甘寒养阴折热。辛辣油腻皆忌。

浙川贝母各 9g，沙参 15g，杏仁 9g，麦冬 9g，炙杷叶 15g，黛蛤散（布包）15g，瓜蒌仁 24g，鲜梨皮 2 枚，洗净切片，3 付。

三诊：1962 年 4 月 17 日。

身热退净，体温 36.7℃，饮食二便正常。原方续服 3 付而康复。（赵绍琴.温病纵横. 北京：人民卫生出版社，1982）

【分析】

病起于春四月，初起有身热不甚，但咳微渴，舌苔薄白，咽红微痛，脉象浮数等症，此为风温病，风热之邪侵袭肺卫证。当用辛凉宣解，透邪外出之法，选桑菊饮方治疗。医者不识，误将风温病诊为伤寒，采取辛温发汗之法，反用热药，是抱薪投火。过用辛温，既发汗以伤阴，又助热以化燥。故服后高烧咽红且肿，发热增重。纠治之法，当用清润宣肺，肃化清解。药选沙参、芦根、梨皮甘寒养阴清热；连翘、黄芩、栀子、竹叶清解热邪；浙川贝母、杏仁化痰止咳。2 剂之后，身热大减，继用甘寒养阴之法，并注意饮食调理，患者很快痊愈。

【启示】

温病初起的治疗，在辛凉解表药中每可配合辛温之品以增加疏散之力，这与单纯性的辛温发汗之剂并不相同。清热为主，少佐温药可起到调和阴阳，通畅气机的作用。不可纯投大剂辛温，否则易生他变。津液受伤，后改用清润之法，而诸症豁然，说明温病应处处顾及津液的重要性。

（二）邪热壅肺误案析

王某，男，6岁，1990年5月19日初诊。

患儿5月17日全身不适，轻咳，服麦迪霉素、蛇胆川贝液。18日咳嗽渐重，又增咽痛，发热（T：37.6℃），加服六神丸，19日诸症不减，急赴某儿童医院诊治，诊为"上感"，予清降丸（具有解毒泻下作用）、青霉素、病毒唑、安痛定，午后更增恶心、呕吐。延余诊治。刻诊：咳嗽频作，声重痰少，咳甚则呕，发热不甚，汗出不显，便干溲黄，舌尖红，苔薄黄，脉弦数。辨为肺热咳嗽，胃失和降。拟清肺化痰，止嗽和胃法。药用：百部12g，半夏、陈皮、前胡、杏仁、黄芩、浙贝母各8g，云苓、枇杷叶各10g，紫菀、瓜蒌各15g，甘草4g。3剂。

5月20日，患儿喘促哮鸣，坐卧难宁，面色晦暗，唇甲发绀，频咳不止，痰少不爽，呼吸浅频，每分钟46次，身热（T：38.5℃）无汗，口不渴，大便5次，溲黄量少，脉浮滑而数，每分钟120次。证属表邪被遏，郁闭肺卫。急予辛凉宣泄，清肺平喘之剂。药用：麻黄6g，生石膏（先煎）30g，杏仁、前胡各9g，桑白皮、金银花各10g，板蓝根、芦根各20g，紫菀15g，桔梗6g，黄芩、甘草各5g。1剂分3次服。药后30分钟，遍身微汗出，咳喘大减。尽剂，喘平痰止，面色转润，精神渐复，热退（T：36.5℃）身凉，脉象和缓，再进1剂而愈。［乔连厚. 外感误治变喘. 江西中医药，1995，（3）：45］

【分析】

本案初则咳嗽，全身不适，系风温病，风热之邪束表，肺失宣肃之证，当以疏解表邪、宣肺止咳之法治疗，使邪气尽早尽快地外透而解。若不分表里寒热，一见咳嗽、咽痛就用蛇胆川贝液、六神丸等苦寒清里的中成药，不但表邪不解，咳嗽不愈，而且寒凉药物易冰遏人体气机，使邪气内伏而不得出。后又求诊于西医，按"上感"予以青霉素、病毒唑等西药，虽应用及时，但使邪气更加郁闭不宣，肺热加重，且外邪迫胃，胃气不降而致午后更增恶心、呕吐。易诊中医，只重视痰热、咳嗽，忽视发热、少汗等表现，只予以清肺化痰，止嗽和胃之剂，致使肺卫更郁，邪热入里。辗转三误，变生咳逆喘急之证。二诊时身热，无汗，脉浮滑而数，咳嗽，喘促，考虑肺有郁热，邪不外达，遂选用麻杏甘石汤加味，麻黄、杏仁、桔梗、石膏宣散被伏之邪气，桑白皮、黄芩、前胡、芦根等清降壅逆之肺气，药后表邪散，郁热清，胃气和，肺气宣，药证合拍，2 剂愈疾。

【启示】

目前临床止咳及利咽止痛中成药较多，但应辨证运用，不可见咳即用川贝母，咽痛就用六神丸、喉症丸等解毒之品。

幼科外感，寒热难辨。恶寒轻重，孩童不懂，汗出有无，讲话不清。辨证之时，应重视望舌、诊脉，治疗上忌纯投苦寒清热。"世人以小儿为纯阳也，故重用苦寒，夫苦寒药儿科之大禁也……不知儿科用苦寒，最伐生生之气也。"（《温病条辨·儿科用药论》），宣散清透之法，应贯穿外感病始终。

麻杏甘石汤为治疗热邪壅肺的代表方剂，药物配伍寒温并用，不仅用于单纯肺热证，对于外邪束表，里有郁热的表里同病证用之也可，有宣降肺气，清泄肺热，透邪外出之功。

（三）肺热腑实误案析

案1

赵某，男，20 岁，发热、咳嗽 3 天。2001 年 3 月 13 日初诊。

患者 3 天前因参加篮球比赛，汗出受风，晚上精神较差，纳食不香，于下半夜发热不恶寒，口渴、口干，有汗，小便黄，咳嗽，痰色黄量多，平时便干不爽，得病 3 日大便未行，舌苔黄腻，脉滑数。次日到某中医院诊治，医生用白虎汤合止嗽散加减：石膏 30g，知母 10g，白前 10g，紫菀 10g，百部 10g，桔梗 10g，杏仁 10g，金银花 15g，连翘 12g，浙贝母 10g，生甘草 6g。2 剂，水煎服。服药后热势稍减，但午后复热，咳嗽加重，痰多色黄，腹胀便秘，舌红苔黄滑，脉滑数，右寸数大。辨证为热邪壅肺，腑有热结。处以宣白承气汤加减：石膏 30g，杏仁 10g，大黄 10g，瓜蒌 10g，浙贝母 10g，生甘草 6g。2 剂，水煎服。1 剂后腑气通畅，热势下降，咳嗽也减，继服 1 剂，诸症消失，疾病痊愈。（教学医案）

【分析】

病起春三月，因调摄不当，感受风热而患风温病的可能性较大。适值青年，内热素盛，疾病发展由表入里传变较快，或感受风寒之邪迅速入里化热，当晚即有发热不恶寒，口渴，有汗，小便色黄，咳嗽等，显然为气分肺胃有热证。平时便干不爽，得病 3 日大便未行，说明又有大肠腑气不畅的病理，此为痰热壅肺，腑有热结，为肺肠同病之证，正确选方为吴鞠通的宣白承气汤，"喘促不宁，痰涎壅滞，右寸实大，肺气不降者，宣白承气汤主之。"（《温病条辨·卷一》）初诊治疗只考虑胃热炽盛的发热，口渴，有汗及肺中有热的咳嗽等，用白虎汤清胃热，止嗽散止咳化痰，金银花、连翘清解肺热，但未予通腑，致热邪无以出路，故服用 2 剂后，热势稍减，但痰热未除，便秘更重。结合当前临床表现及舌脉，仍为肺肠同病，用宣白承气汤加减以宣肺通腑，石膏、杏仁清宣肺气；大黄一味既可治疗便秘，又能使热邪自阳明之道而出；瓜蒌、浙贝母清化热痰。味少力宏，脏腑合治，起效迅速。

【启示】

临证见有热邪壅肺时，即使未出现肠燥便秘之症，根据肺与大肠相表里的理论，在清泄肺热的同时当考虑施以通腑之法，可使肺热之邪自大肠腑移出。青壮年、儿童患此证时，由于其素体阳盛，更宜考虑使用本法。宣白承气汤为脏腑合治方，原方所治发热为潮热，但临床运用时不必拘泥于潮热之有无，在病机的认识上未必局限于肺热与腑实并存，临证时也不应以便干为依据。

案2

邢某，男，7 岁，1963 年 4 月 28 日初诊。

发烧咳嗽，面目俱赤，舌苔黄厚，口干渴饮，大便两日未行，夜间咳嗽甚重，小便黄少，两脉弦数有力。前天曾服某医开中药方：麻黄6g，桂枝10g，杏仁10g，炙甘草10g，茯苓10g，生姜3g，大枣2枚。1 剂。药后身热加重，体温40℃，咳嗽喘逆，痰中带血，神志有时不清，咽痛且肿，扁桃腺白腐肿大，今查白细胞12×10^9/L，尿无异常发现，X 线透视：两肺纹理粗糙，符合支气管肺炎表现。此风温蕴热在肺，胃肠食滞蕴蓄，本当清肃化痰兼以导滞，误用辛温发汗方法，以热治热，诸症蜂起，有逆传心包之势，姑以凉膈泄热，兼以通腑，仿凉膈散之义。

薄荷(后下)2g，前胡6g，黄芩10g，生石膏20g，钩藤6g，莱菔子6g，紫雪丹(分冲)1.5g，羚羊角粉(分冲)0.6g。1付。

二诊：1963年4月30日。

药后身热渐退，咳喘大减，痰血未吐，神志已清，昨夜安寐一宵，今晨大便一次，色深且黏，恶臭难闻，病势已衰。但舌根苔黄略厚，咽微作痛，温邪滞热减而未净，再以肃降化痰，清解化滞之法，忌食油腻荤腥，甜黏糖果也慎。

前胡3g，杏仁10g，川贝母3g，钩藤10g，黄芩6g，瓜蒌仁15g，莱菔子6g，鲜梨(连皮去核切片)1枚。2付。

三诊：1963年5月2日。

身热已退净，体温36.7℃，咳嗽喘逆未作，痰血未吐，今日透视正常，查白细胞6.7×10^9/L，尿正常。两脉细小且滑，舌苔已化净，大小便正常，嘱慎食一周，可上学。（赵绍琴. 温病纵横. 第1版. 北京：人民卫生出版社，1982）

【分析】

本案属风温误治后形成肺热腑实证而用凉膈散取效的案例。小儿肺炎，有寒有热，初起若风寒犯肺，当以辛温发汗；若是风热犯肺，绝对禁用辛温解表，否则就会形成"桂枝下咽，阳盛则毙"的严重证候。本例就是立春以后，出现发热、咳嗽，此为风热犯肺。舌苔黄厚，大便不畅为肠道滞热。肺肠同病，当用清肺通腑之法以上下同治。误诊为伤寒，反用麻黄汤辛温峻汗，不但邪不得解，反而助长热势，服后发热加重；热邪迫肺，肺气上逆，故咳嗽喘憋；气分热炽，窜及血络，故痰中带血；里热扰及心神，故神志时有不清。急用表里双解的凉膈散，薄荷疏散风热，使热邪自外透出；前胡疏散风热，化痰止咳；黄芩、石膏清肺肠之热；莱菔子一味起到消积导滞之用，恢复肠道传导，保持腑气通畅。并加紫雪丹清泄里热，开窍醒神；羚羊角粉以清肝凉血，二诊时重用化痰导滞之药，3剂而热退血止，疾病痊愈。

【启示】

伤寒初起风寒表实证，当用麻黄汤发汗解表而愈。风温初起风热表证断不可发汗，"汗为心液，心阳受伤，必有神明内乱，谵语癫狂，内闭外脱之变。再，误汗虽曰伤阳，汗乃五液之一，未始不伤阴也……温病最善伤阴，用药又复伤阴，岂非为贼立帜乎？此古来用伤寒法治温病之大错也。"（《温病条辨·卷一》）

痰热郁肺，阳明腑实证宜用宣白承气汤治疗，若大肠未成阳明腑实之状，有伤食积滞阻于肠道，可不用大黄、芒硝等峻下之药，宜选用槟榔、莱菔子等消积导滞之品。

小儿多由饮食不节，患病易夹伤食病理，在治疗时应注意饮食调摄，宜食清淡、易消化食品，忌食油腻、甜黏肥甘之物。正如吴鞠通所说："阳明温病，下后热退，不可即食，食者必复，周十二时后，缓缓与食，先取清者，勿令饱，饱则必复，复必重也。"（《温病条辨·卷二》）

（四）肺热移肠误案析

李某，女，51 岁，2003 年 2 月 16 日初诊。

5 天前因调摄不慎致咳嗽，咽干，头身不适，乏力，纳呆。患者自认为脾胃虚弱，3 天前自用人参健脾丸，出现身热，测体温：37.8℃，咳嗽，痰少，头昏如蒙，脘腹胀闷，腹痛，肛门灼热，大便黏滞不爽，日达 5～6 次，色黄而臭，口渴，小便黄少，舌质红，苔黄腻，脉滑数。证属肺热移肠，肠道湿热阻滞。治宜清肺热，苦寒清热止利。方选葛根芩连汤加减。处方：葛根 15g，黄芩 10g，黄连 10g，桑白皮 12g，炒杏仁 10g，木香 10g，甘草 3g。3 剂，水煎服。服 1 剂，热退，余症大减。3 剂服完，泄止神安，疾病痊愈。（教学医案）

【分析】

病起二月，调摄不慎，感受风热之邪，初则有咳嗽、咽干等症，当诊断为风温之病，用银翘散类中成药疏散风热可使病愈。但患者自感乏力，纳呆，头身不适，此为外邪束表，卫气郁遏不通所致。误认为内伤杂病，按脾胃虚弱服用人参健脾丸治疗，症因壅补而加重。人参温燥，益气健中，加之其他甘温补益脾胃之药，使外邪不得及时宣散，致肺热加重，咳嗽不减，肺与大肠相表里，肺热移肠致肠中亦热，滋补之药，酿生湿热，湿热阻滞大肠，腑气不畅而泄泻，故泄下物呈现色黄而臭，并有肛门灼热，腹痛等湿热之象。上有咳嗽，下有泄泻，此为肺肠同病，用葛根芩连汤清泄肺肠之热。方中葛根辛凉宣肺，升清止泻；黄连苦寒清热燥湿，为治利要药，与木香合用为香连丸，为治泄泻及痢疾的最基本的有效方剂；黄芩、桑白皮清肺热；炒杏仁宣肺而止咳，起到气化则湿化，气化则热散的目的。

【启示】

本案为表证误补案。病人因素体较弱，患外感之病初期往往热势不重，自感乏力、纳呆明显，此时治疗不宜盲目使用健脾养胃之剂的中成药，否则易致邪热壅滞，不得宣散而内逼下迫大肠。

本案为肺肠同病，用葛根芩连汤获效，但该方用于单纯大肠湿热者临床也有较好效果，以身热下利，苔黄脉数为使用要点。

肺热下移大肠既可出现肺热兼有腑实便秘的肺肠同病，也可表现肺热兼有泄泻的肺肠同病，临证当详辨。前者用宣白承气汤，后者用葛根芩连汤治疗。

（五）肺热发疹误案析

王某，男，15岁，发热，咳嗽6天，2004年4月6日初诊。

患者4天前出现发热，头身痛，咽痛，咳嗽，自服犀羚解毒片、大青叶片治疗。2天后出现发热，咳嗽加重，胸闷，肌肤红疹，舌红，苔黄。某医生辨证为肺热，予麻杏甘石汤方治疗：炙麻黄6g，杏仁9g，石膏20g，前胡10g，桔梗10g，瓜蒌10g，桑白皮9g，炙甘草5g。2剂，水煎服。2剂服完，发热、咳嗽稍减，但肌肤发疹增多，粒小而稀疏，疹点红润，以胸部明显，按之红色暂退，舌红，苔薄黄，脉数。辨证为肺热波及营分，窜入血络。遂用《温病条辨》银翘散去豆豉，加细生地、丹皮、大青叶，倍玄参方：金银花12g，连翘10g，桔梗10g，薄荷6g，竹叶6g，牛蒡子10g，细生地10g，大青叶10g，丹皮10g，玄参10g，生甘草5g。服用2剂，热退疹消。（教学医案）

【分析】

发热，咳嗽发于春季，风温诊断成立。初起发热，头身痛，咽痛而咳嗽为风热犯于肺卫，治宜疏散风热，透邪外出。"犀羚解毒片"、"大青叶片"为苦寒清热之品，早期用之，不但不能使热邪外出，反而致邪气郁结，内迫入肺，致肺热更甚，故2天后咳嗽加重，胸闷不适。且又出现肌肤红疹，说明本案非单纯肺热，而由肺热波及营络所致。某医望诊不细，未见到肌肤红疹体征，只考虑肺热而用麻杏甘石汤加止咳化痰之品治疗，虽肺热稍清，但营分之热更甚，窜及血络，肌肤红疹增多。正确治疗宜宣肺泄热，凉营透疹，佐以养阴。用吴鞠通银翘散加减方。宣肺泄热选银翘散去豆豉方，可使热邪透达外出。营分病机为营热阴伤，当用清热、滋阴、活血之法治疗。故方中细生地、玄参养阴；大青叶清热凉血；丹皮清热活血。三组药物同用，符合营分证需要清热、滋阴、活血的治疗三法。

🍃【启示】

目前临床苦寒清热解毒类中成药品种较多，一见感冒之病就盲目服之，甚至有些医生也不加辨证，妄用于病人，致使苦寒伤阴，邪热不解。

斑疹为临床常见体征。出现斑疹较少者，若不细察，再加之寒冬棉衣裹身，易将斑疹体征疏漏。查体时应充分暴露肌肤，在自然光线下，用手指腹侧轻轻按压，观察其色泽、疏密、形态等改变。

斑疹，为热入营血分的标志。气分有热波及营络而出现斑疹者，不能只单纯清气分之热，当佐以清营泄热养阴之法，使热邪由营分透出气分而解。

(六) 热炽阳明误案析

田某，男，73 岁，社员。

初诊：1974 年 4 月 7 日去往医院接受会诊。病史：10 天来发烧，头痛，咳嗽，喉痛，经本大队卫生所医生治疗，服清热解表剂加大黄等，大便一天泻数次，两天后病情严重，转某医院治疗无效，应邀会诊。发热、头痛，但热而不恶寒，头上出汗，下身无汗，口干发渴，咽喉干痛，食欲大减，烦躁失眠，全身困重，大便头干，小便黄热，精神不振，咽喉中觉有痰扰，咽物不利，时而微咳，鼻孔干燥等。检查：脉数有力，舌质红，舌苔薄白缺津，体温 38℃～39℃。验血：白细胞计数 18×10^9/L，营养欠佳，卧床不起已 7 天。

辨证：风温居表，误用清泻之剂，耗伤气阴，使外邪不解，留恋难愈，气阴两伤之证。

处方：白虎汤合银翘散加减。

太子参 15g，知母 10g，生石膏 30g，金银花 15g，连翘 15g，麦门冬 15g，苇根 30g，甘蒿 15g，板蓝根 30g，甘草 5g。

二诊(4月11日会诊)：热轻、病情好转，脉沉而数，舌质红赤，苔转黄腻，大便转秘，体温37.5℃。改服大柴胡汤加减，表里两解。

柴胡10g，黄芩10g，太子参15g，枳实10g，赤芍10g，大黄10g，知母10g，白茅根30g。

三诊(4月13日)：服药两剂，大便每天解两次，小便仍黄，发热大减，喉痛亦轻，饮食增加，体温37℃，脉象虚数无力，舌质红，舌苔薄而微黄，口干发渴亦轻，但头晕、咽干、乏力。证属邪热去而气阴未复之象。

生地15g，玄参10g，麦冬15g，桔梗12g，竹叶10g，板蓝根20g，甘草5g。

四诊(4月16日)：服药3剂，诸证全消，次日出院。（王寿亭. 临证实效录. 郑州：河南科学技术出版社，1982）

【分析】

患者初起发热，头痛，咳嗽，喉痛，显系风温为病。病程虽已10天，某医生予以清热解表剂治疗尚合证情，但绝无大黄通下之理，妄用攻下，日泄数次。发热，全身困重，头痛，下半身无汗，示表邪犹在；口干而渴，烦躁失眠，大便头干，小便黄热，上半身出汗，说明阳明里热也盛。卫气同病，故用白虎汤合银翘散加减治疗。

肺与大肠相表里，外邪束肺，致大肠腑气不畅，也可出现不大便之症。而此时的大便不通，非大肠燥结成实，若系燥结，必有"痞满燥坚实"等表现。如能辛凉汗解，开通腠理，用桔梗、杏仁、牛蒡子宣降肺气，即可启大肠之气闭。误用大黄攻下之后，引邪入里，部分邪热陷于气分。里热迫津外泄则头汗出，里热阴伤则渴甚、舌面缺津、口干；舌红、脉数，说明热邪已深入气分。舌苔薄白，尚有由气透卫之机。治疗遵吴鞠通"辛凉平剂，焉能胜任？非虎啸风生，金飙退热，而又能保津液不可"(《温病条辨·卷一》)的治疗思想，选辛凉平剂银翘散、辛凉重剂白虎汤合用，一疏散表邪，二清泄阳明之热。误下伤阴，故佐以麦冬、芦根甘寒养阴。二诊时，热势已降。由于热势发展较速，脉转沉数，舌质红赤，苔转黄腻，大便转秘，已成必下定局，不改用大柴胡汤表里双解，则不能控制热势，此又为证变法变，不可拘泥于不下之理。服后，邪热去而气阴未复，终以增液汤甘寒养阴，板蓝根、桔梗、竹叶、甘草清解余邪兼利咽喉，不日获瘥。

🍂【启示】

风温初起邪在肺卫，肺为清虚之脏，用药取以轻清，药重则过病所，更不可妄用攻下。吴鞠通说："岂有上焦温病，首用中下焦苦温雄烈劫夺之品，先劫少阴津液之理！……加入大黄、芒硝，唯邪入阳明，气体稍壮者，幸得以下而解，或战汗而解，然往往成弱证，虚甚者则死矣。况邪有在卫者……妄用下法，其害可胜言耶？"（《温病条辨·卷一》）误下必致表邪内陷，且重伤阴津。误治之后，当辨邪在表在里，在里犹当明析在气、在营。在气者，又有在肺、在肝胆、在胃、在肠之别。辨证准确，遣方用药，才不致误。

温病下不嫌早，若及时通腑，热邪可借阳明而下出，是一种迅速有效祛除热邪的方法，但若有泄泻或平素里虚有寒者，则非所宜。

白虎汤为清阳明之热的著名方剂，吴鞠通称其为"辛凉重剂"，说明本方有辛凉透表，达热外出之功，肺热、胃热皆可用之。

（七）热结肠腑误案析

李某，女，8岁，1996年7月16日初诊。患儿10天前感冒未愈，5天前又因饮食所伤出现泄泻，并逐渐加重，伴腹痛、腹胀，服吡哌酸等未效。症见：痛苦面容，大便日数十次，为黄褐色稀水样便，味臭秽，腹痛，腹胀，伴发热，面部潮红，午后为甚，舌质红、苔黄厚，脉滑数有力。证属大肠湿热。治宜清热利湿，方选葛根芩连汤加味。处方：葛根10g，黄连6g，黄芩6g，木香5g，厚朴6g，炒白芍8g，延胡索6g，甘草6g。每日1剂，水煎早晚分服。2剂尽，病情加重。呈急性病容，发热，烦躁不安，时发谵语，腹部胀满硬痛，拒按，仍有黄褐色大便不时排出、奇臭，舌质深红，苔黄厚而燥，脉沉实有力。急以大承气汤泄热通结，药用：大黄16g，芒硝(冲)6g，厚朴20g，枳实20g。早6时1剂，水煎10分钟，过滤取液服下。下午2时许，继进1剂。晚8时，腹中肠鸣，遂泻下黄褐色稀水便，夹有黑色硬块约1500ml。泻后诸症渐减，后调理而愈。[张月成.热结旁流误治案. 山西中医，1998，(4)：50]

🪣【分析】

小儿为稚阴稚阳之体，病变过程易致阳盛阴衰。感冒10余天，虽曾用药也未彻底治愈，余热尚存，津液受损。热病后期及恢复期应慎食以防"食复"，故吴鞠通说："无形质之邪，每借有形质者以为依附，必须坚壁清野，勿令即食。"
（《温病条辨·卷一》）患儿饮食失宜，导致宿食积滞与肠内热邪互结，腑气不畅
而形成津伤、热盛、肠内燥结，继则出现黄色稀水样便，味臭秽，并有腹痛、腹
胀，发热，午后为甚，舌质红，苔黄厚，脉滑数有力，证为热结肠腑，腑气不
畅。其泄下物为黄色稀水样便，非湿热之邪阻滞大肠，而是阳明腑实证所出现的
热结旁流。误为湿热泄泻而用葛根芩连汤清利湿热，白芍、延胡索止痛，木香、
厚朴消胀，但燥结难去，因而导致病情进展，延误了治疗时机。急用大承气汤苦
寒攻下实热，峻下热结，通因通用，腑气得通，病证自愈。

🍃【启示】

小儿外感，饮食尤当注意，勿食辛辣、肥甘、甜食之品，以免戕伤胃气而致
酿生痰浊、阻滞气机等病理。

腑实证的热结旁流与湿热阻滞肠道的泄泻颇为相似。其区别在于湿热证下利
多为黄色稀便而不是稀水，虽可出现腹痛，但按其腹部并无硬满感觉，舌苔黄
腻，脉濡数。而热结旁流的腑实证则为燥屎内结，粪水从旁而流下，所以下利多
恶臭稀水，腹部必硬满，按之作痛，舌苔黄厚干燥，脉沉实有力或滑数。

对于泄泻病，应详析病因，不可见泄止泄，也不必拘泥于"无湿不成泄"之
说，亦有需要采取反治法中的"通因通用"疗法而获效者。

（八）胃热阴伤误案析

刘姓妇，40岁，蒲老的同乡人。初夏患温热，战汗后，脉静身凉，状如尸
厥，其夫问："是脱阳吗？"蒲老说："不，这是大热退后，身冷脉静，如天时酷
热，骤然大雨，炎热顿息，风凉气爽。今脉息皆平静，颇能安睡，黏汗不息，余
热续出之象，非脱勿惧；若汗后身冷脉躁，呼吸气促，烦躁不宁，珠汗发润，鼻
煽膈动，即是脱证。任其熟睡，慎勿呼之，待睡醒后，只以西洋参三钱，大麦冬
六钱煎水频频与之，兼徐徐进清米汤，不可与食。"蒲老因远出巡诊，傍晚始归，
而家人告之："刘姓已来四次，病有变。"急往视之，患者果然高热气促，烦躁不
安，口渴无汗，脉象洪数。问其原因，其夫欲言不言，再追问之，乃说：中午亲
戚宋某过访，说："汗出身冷，脉微欲绝，乃脱阳之征。"处以附子三钱，西洋参
三钱，浓煎服之，服后一小时，而烦躁高热顿起，以致气促。蒲老再以竹叶石膏

汤重用西洋参，佐以苇根、玄参[西洋参五钱，大寸冬五钱，茯神三钱，法半夏三钱，生石膏一两(先煎)，粳米五钱，鲜苇根五钱，竹叶三钱，玄参四钱]，煎成频频与之，以代茶饮，而汗再出，热退气平，仍须进清米汤复其胃气，再以和胃养阴法而愈。蒲老曰："上述所见病汗，与脱汗迥然不同，常须识此，勿致误也。"(高辉远. 中医研究院主编. 蒲辅周医案. 北京：人民卫生出版社，1972)

【分析】

温病过程中发生战汗往往是疾病发展的转折点。若战汗后，热退身凉，脉象平和，神清气爽，为正能胜邪，病情向愈之佳象。如战汗后，身热骤退，但冷汗淋漓不止，肢体厥冷，躁扰不卧或神情委顿，脉急疾而微弱，此为正不胜邪，病邪内陷而阳气外脱之象。若战而汗出，卫阳外泄，肌肤一时失去温养，为暂时性的阳虚现象，待阳气回还，肌肤即能恢复常温。还有全身虽然发生战栗而无汗出者，多因中气亏虚，不能升发托邪所致。本案出现战汗后，"状如尸厥"，家人以为阳气外脱之象，但蒲老诊之，观其舌脉、呼吸，断为阳气暂虚。待阳气来复，温暖如常，可不必治疗，若阳气外泄较重，可予益气养阴清热法，用西洋参、大麦冬煎水频频与之，并兼徐徐进清米汤。阳气暂虚，虽有肢冷神倦之象，类似阳脱，故不可盲目采取回阳固脱之法。本案某医不知，投以回阳固涩，致使抱薪救火，变证丛生，出现高热气促，烦躁不安，口渴无汗，脉象洪数。蒲老二诊，按胃热阴伤治疗，以竹叶石膏汤加减。西洋参易人参，起到既清热又养阴，竹叶、石膏以清热邪，苇根、玄参、大寸冬补汗出之津液。煎汤代茶频饮，并调理脾胃之气，不日而愈。

【启示】

战汗而解与脱证均可出现汗大出、肤清冷、身蜷卧等见症，加之在战汗之后也有可能发生脱证，所以准确地鉴别战汗而解与脱证非常重要。按叶氏《温热论》中讲，战汗与脱证的鉴别关键在于脉象与神志，其表现脉静、神清安卧者是邪退气虚的必然现象；而脉急疾，甚或沉伏，或散大，或虚而结代，且神志不清，躁扰不安，则为正气外脱的脱证，预后不良。

战汗的原因是温病邪气久在气分，既不外解，又不深入营血，正气奋起抗邪的结果，有些疾病会自然发生，或服用药物后发生。真正的战汗当与输液、输血反应及某些疾病状态下如急性肾盂肾炎、急性胆囊炎等所表现出的高热、寒战相区别，不可等同战汗处理。

竹叶石膏汤为张仲景治疗伤寒解后，虚羸少气，气逆欲吐症，该方具有清虚热，益气津之功。其用于温病阳明胃热且有阴伤者，临床退热效果明显。

（九）热陷心包误案析

案1

余某，男，成人。原患风温病，因误服辛温药物，以致病情恶化，高热神迷，鼾睡，谵语，不饮不食，小便涩赤，大便3日未解，脉洪而数，舌尖红绛，苔黄厚腻而干。此系风温失于清透，误用辛温，以致邪热内陷心包，夹痰蒙蔽清窍。法宜清热解毒，豁痰开窍，以救垂危。方用：天竺黄6g，炙远志3g，石菖蒲3g，烧牙皂6g，川贝母9g，竹沥每服20滴，郁金9g，炒黄芩6g，黄连3g，炒山栀4.5g，配服安宫牛黄丸，早晚各服1丸。

二诊：高热递减，神识稍醒，能少饮流质，脉数。舌红苔薄黄腻。方用安宫牛黄丸，日服3次，早、午、晚各服1粒，连服2天。

三诊：神识已清，脉细数，舌红苔薄黄少津，能进薄粥，大便艰难，此为高热灼津，营阴未复，法当生津养液。方用：生地15g，玄参12g，麦冬15g，粉丹皮9g，炒黄芩6g，白芍9g，川贝母6g，生甘草6g，火麻仁30g。

四诊：上方服两剂后，各症悉平，嘱其每日早、午、晚各服六味地黄丸1丸，连服1周。（李继昌. 李继昌医案. 昆明：云南人民出版社，1978）

【分析】

风温病初起有发热恶寒，头身疼痛等症，误作风寒证治之，取以辛温药物则变证蜂起，"太阴温病不可发汗，发汗而汗不出者，必发斑疹，汗出过多者，必神昏谵语……神昏谵语者，清宫汤主之，牛黄丸、紫雪丹、局方至宝丹亦主之。"（《温病条辨·卷一》）风温为风热病邪所致，风善行而数变，往往具有发病急、传变速、每易传入心包的特点。风温邪入心包可以"顺传"而来，亦可逆传而至，本案未经气分阶段，直接出现营分证候，是属"逆传"范畴。逆传的条件可因病邪凶猛、素体正气不足所致，本案则系误治造成。

本案风温误用辛温治之，出现高热神迷、意识不清等症。温病邪热郁在气分、营分、血分、心包等证皆可出现神志异常，临证宜详辨。本案壮热、谵语的同时，也出现便秘、脉洪数、苔黄厚腻而干，颇似阳明腑实证候。然并无日晡潮热，又无痞满燥坚实等里实见症，诊为阳明腑实证欠妥。又热在气分，当"渴饮"，今反不饮不食，说明热在营分。正如叶天士说："太阴温病，寸脉大，舌绛而干，法当渴，今反不渴者，热在营中也。"（《温病条辨·卷一》）本证舌尖红绛，正说明心营有热，舌苔黄厚腻为夹有痰热之象。肌肤、诸窍未见出血，表明邪热未入血分。此系风温误服辛温药物，痰热郁闭心包所致。当以清热解毒，豁痰开窍为法，用芩、连、栀清热解毒；天竺黄、远志、石菖蒲、牙皂、川贝、竹沥、郁金清化热痰开心窍，配以安宫牛黄丸"凉开"，更增凉营开窍之功。投后，热退神醒。后见大便艰难，苔薄黄少津，脉细数，为热伤阴液，予增液行舟，滋养肝肾阴液之法而收全功。

【启示】

风温初起误用辛温，若复加心阴不足或邪热炽盛，则可变证百出，险证叠起，既可顺传至气分，亦可逆传入于心包，临证当细察其因，不可寒温错治。

神志异常见于温病急危重病人中，原因较多，宜详析证因，积极救治。

营分证与热入心包证同中有异。热入心包属营分证候范畴，但营分证为虚实夹杂证，阴伤明显。心包证痰热内陷，机窍阻闭，多为实证，阴伤不明显。营分证当清营泄热，养阴生津为治，而热入心包当清心开窍，佐以化痰为法。

热病急性期已过，神清热退后，当酌情予以养阴之法，根据阴伤不同部位及正邪状态分别施以甘寒、酸寒、咸寒药物以养阴。

案2

张某，男，30岁，1937年5月3日初诊。

据述两日前身热不甚，但咳，痰吐不多，口微渴而苔薄白，病已两天，本属风热侵犯于卫，肺失宣降，应服桑菊饮治之。但误服桂枝汤1剂，并饮红糖生姜水取汗。今晨身热颇壮，体温39.7℃，咽红肿痛，且有白腐，咳嗽痰中带血，胸部刺痛，头痛口干，渴饮思凉，两脉弦滑且数，舌绛干裂，心烦昨夜不能入睡，今晨神志不清，大有神昏谵语之势。本为风热犯卫，肺失清肃，前医错认为风寒犯表，以辛温之剂，发汗解表，殊不知汗为心液，误汗伤阴。况本为热邪而又用辛热之品，势必促其温热内陷，神昏谵语。急以宣气热兼以疏卫，凉营分以开神明之法。此风温化热，逆传心包，防其增重。

蝉蜕3g，僵蚕6g，连翘12g，金银花12g，杏仁9g，片姜黄6g，竹茹9g，菖蒲9g，鲜茅芦根30g，生石膏24g。1付。

二诊：1937年5月4日。

药后身热渐退，体温39.1℃。神志较清，咽红肿痛皆减，于咳痰中血渍未见，昨夜已得安睡。昨进疏卫凉营之剂，今日神苏热减，病势好转，再以前方加减为治。

前胡3g，僵蚕6g，蝉蜕3g，连翘9g，金银花12g，姜黄6g，知母6g，生石膏15g，焦三仙9g，鲜茅芦根各30g。2付。

三诊：1937年5月7日。

身热退净，体温37.2℃，咽红肿痛已止，咳嗽已微，夜寐较安，大便通而小便短少，舌白苔厚腻质略红，两脉弦滑皆细，数象已无。温邪误汗以后，阴分已伤，前服清热凉营之剂，病势大减。再以清气热，肃降化痰之法。

生紫菀3g，前胡3g，杏仁6g，川贝6g，黄芩6g，鲜茅芦根各30g，焦三仙各9g。3付。

四诊：1937年5月12日。

病已基本痊愈，仍有一二声咳嗽，再休息1周，忌荤腥甜黏之味即愈。（赵绍琴．温病纵横．北京：人民卫生出版社，1982）

🛁【分析】

风温病初起发热轻，咳嗽较重，口微渴，少痰，此为风热袭于肺卫，肺失宣降所致，当用辛凉轻剂桑菊饮疏散风热而止咳嗽。但医生根据患者病发春天，舌苔薄白误诊为太阳中风，遂服桂枝汤1剂，并饮红糖生姜水取汗。本为热邪而又用辛热之品，势必促其温热内陷。表热不除，里热炽盛，故身发壮热；肺胃热盛，咽喉为肺胃之门户，故咽红肿痛，且有白腐；肺气分热邪内迫血分，故咳嗽痰中带血，胸部刺痛；口干，渴饮思凉，舌绛干裂为汗后营阴损伤之象。里热扰神，心阴受损，故心烦而不能入睡，甚至神志不清，神昏谵语。此为风热在卫，发汗误治，卫气分之邪不解，且逆传心包之证。考虑安宫牛黄丸苦寒太过，寒凉冰遏，未取其清心开窍之用。改用升降散去大黄加味治之，方中僵蚕、蝉蜕升降气机，杏仁开宣肺气，达到气化则热散的目的，且有止咳之功；金银花、连翘透热转气；菖蒲、姜黄辛温之性，达到开窍行气活血之用，且防止石膏等清热之药冰遏。竹茹清化热痰；茅芦根清营凉血养阴。诸药合用，轻清灵动，达到宣窍启闭，热退阴复的目的，故一剂则神志得开，再剂则热退咳减而渐愈。

【启示】

本案发热神昏未用安宫牛黄丸而用升降散宣展气机，透气分之热，同样达到热退神安的治疗目的。说明了叶天士"入营犹可透热转气"的正确治疗思想，温邪由表内陷，治疗上达热出表，使心包之邪外透也为治疗神昏的重要方法。安宫牛黄丸为临床常用清心开窍之方，在"三宝"中药性最凉，长于清热兼能解毒，主要用于高热或高热伴有昏迷者。若见神昏，不辨热势程度，用之不当易冰遏气机。

（十）热入心包兼阳明腑实误案析

孙某，男，4岁，2004年3月26日，因高热1天，神志不清，持续抽搐30分钟入院。入院查：体温40℃，脉搏160次/分钟，呼吸56次/分钟，神志不清，频频抽搐，双眼凝视，口吐白沫，颜面苍灰，口唇发绀，双瞳孔等圆、对称，对光反射迟钝，颈软，气管居中，心率160次/分钟，律齐，无杂音，双肺有粗湿啰音，腹部胀气，左下腹部按之硬满，询其母，谓其三日已不大便。四肢冷，无病理性神经反射及脑膜刺激征，X光胸片示：双下肺炎症感染。入院西医诊断：支气管肺炎并发高热惊厥。中医诊断：风温病，热入心包证。入院后用安宫牛黄丸1/2丸凉开水50ml溶化后胃管注入，苯巴比妥50mg肌注，地塞米松3mg静注，安定3mg静注，复方氨基比林1/2支肌注，选用先锋必、病毒唑等抗感染治疗，3小时后热有稍退，抽搐不止，仍有神志不清。查：舌绛，苔黄燥，腹部按之硬满，考虑阳明腑实，加用大黄10g，水煎15分钟，取煎液40ml，再用安宫牛黄丸1/2丸凉开水20ml溶化后，一起由胃管注入。30分钟后，大便排出黑色粪块数枚，臭秽。15分钟后抽搐停止，1小时后体温降至39℃，3小时后体温降至38℃，神志转清，问答切题，精神转佳，第2天体温降至37℃，后调理而愈。（教学医案）

【分析】

患儿起病较急，传变甚快，来势凶险，病情较重。高热1天，即有危重现象发生。邪热内陷，阻闭包络，堵塞窍机，扰乱神明，则见神志不清。热邪燔灼人体肝经，筋脉拘急则抽搐。邪热内闭，阻滞气机，阳气不达于四肢，故见肢体厥冷。此为热陷心包，燔灼肝经，热深厥甚之候。按风温热入心包证予安宫牛黄丸清心开窍，配合西医抗生素、激素及抗痉厥治疗。经治疗后热势稍退，但抽搐不止，仍有神志不清，说明只单纯用清开之法热邪未得以消散。细察病情，尚有腹部胀气，左下腹部按之硬满，大便三日未行，苔黄燥之症，示阳明腑实，大肠腑气不畅已明显存在，此为热入心包兼阳明腑实之证。立即予以通腑、开窍同施，选吴鞠通《温病条辨》中的牛黄承气汤方。安宫牛黄丸1/2丸（1.5g）溶化、大黄10g水煎，以手厥阴心包与手阳明大肠同治为法，上下兼顾，使邪有出路，用之及时，很快神清、痉止、热退。

【启示】

身热，神昏，肢厥可见于热入心包，也可见于阳明腑实。本案则属于手厥阴心包与手阳明大肠俱病之候，临证详审，或施以开窍，或施于通腑，或开窍通腑同用。

温病神昏之时，心神支配大肠传导功能障碍，最易出现大肠腑气不畅而便秘，即使单纯热入心包未出现大便不通时，也应及时配以通腑之法，使热邪尽快由肠腑而出，否则肠道浊热上扰，更会加重心神障碍。

临床观察，通腑药物大黄对多种病证及急危重证的救治收效良好，其不仅是泻下药，也是一味良好的急救药。在颅脑损伤、温病高热、尿毒症、肝昏迷、脑血管疾病中，结合使用大黄，能减少颅脑继发性损害，减少并发症，从而提高脑病救治效果。

（十一）心阳虚衰误案析

王某，男，12岁，2003年4月10日就诊。其母代述：3日前无明显诱因突然寒颤、高热，体温 39℃，胸中灼热，胸背疼，咳吐铁锈色痰，小便黄少，大便秘结。胸片示：右中上肺片状密度增高影。实验室检查：白细胞：$20 \times 10^9/L$；嗜酸性粒细胞：0.85；二氧化碳结合力：50mmol/L；钠离子：123mmol/L；氯离子：91.8mmol/L。在某医院按大叶性肺炎，用青霉素、头孢唑林钠、地塞米松等，治疗 3 天，症状未见减轻，今晨症状加重，特邀中医诊治。症见咳嗽，吐铁锈色痰，胸中灼热，四肢厥冷，口唇紫绀，意识时有不清，小便赤，大便秘结，舌质红绛，苔黄燥，脉细数。中医辨证：热邪壅肺，腑有热结。治宜通腑泄热，宣肺止咳。方选大承气汤、麻杏甘石汤加味：大黄 10g，朴硝（冲化）10g，黄芩 6g，连翘 15g，枳实 10g，厚朴 10g，瓜蒌仁 10g，石膏 30g，炙麻黄 10g，杏仁 10g。每日 1 剂，水煎服。患者服用 1 剂后，大便日 3 次，全身汗出不止，体温：38.3℃。第 2 日精神极差，肢体发凉，面色苍白，遂往医院急诊。查体温：35.5℃，血压：10/7kPa。经静脉点滴多巴胺、阿拉明，血压回升至 11/8kPa，心率：120 次/分钟，呼吸：36 次/分钟。另配合输液、抗菌、扩容，改善微循环。但血压仍不稳定，气息短促，汗出不止，舌淡，脉微欲绝。辨证心阳虚衰，阳气外脱。立即回阳固脱，益气敛阴。参附汤加减：人参 20g，熟附子 10g，麦冬 15g，五味子 10g，龙骨、牡蛎各 20g。急煎取 300ml，分两次服用。第 1 次服用 30 分钟后，四肢稍温，神志清楚，呼吸平稳，体温：36.5℃，血压：13/10kPa，第 2 次服完，血压：15/11kPa，余症均有不同程度改善。第 2 日继用上法，后清余热、益气阴调理周余，痊愈出院。随访两个月，未复发。（教学医案）

🥄【分析】

风温病风热之邪入里犯肺，致使肺热壅盛出现寒颤、高热，咳嗽铁色痰。肺与大肠相表里，肺热而肠热，故有大便秘结。上源有热，则下源膀胱不利，故小便黄少。西医根据血象增高，胸片检查按肺炎予以抗生素、激素等治疗 3 天，不见好转。初邀中医诊治时，据舌质红绛，苔黄燥，脉细数，说明阴液已严重损伤。在清热的同时，应重视滋养阴液，液足则热退，"存阴退热，为第一妙法"。（《温病条辨·儿科用药论》）四肢厥冷，口唇紫绀提示为气机运行障碍；阴亏心神失养加之热扰神明则意识时有不清。因有大便秘结而选大承气汤、清宣肺热选麻杏甘石汤，未佐以甘寒养阴之药，结果服后大便次数增多。因麻黄的宣散而致汗出不止，体温虽有下降，但因过用苦寒伤阴耗气而出现肢体发凉，面色苍白，体温骤降，血压亦低。虽使用各种西医救治措施，但仍有汗出，血压极不稳定，气息短促，说明阳气外脱，气不敛阴。急用人参大补元气，附子温壮真阳，麦冬、五味子酸甘化阴，守阴留阳，气阴内守则汗不外泄、气不外脱。急煎频服，阳回汗止。如根据血象增高，再继续执意解毒，必至喘促亡阳虚脱更重，乃至不可挽治之地步，此虚虚者足戒矣。

🍃【启示】

热邪闭于内，不能及时清泄，易致热耗气阴而使正气外脱，儿童尤易如此。温病过程中先亡阴者多，温病因发汗太过或吐、下误治，伤阴耗液时常出现，进而阴损及阳，导致阳气外脱而危及生命。

临床上当正气外脱时及时运用回阳固脱、益气敛阴之法，如参附汤、生脉散等，与西医西药救治措施同用，可起到升压稳压作用，揭示了中医治本思想。

正气外脱为危急重险之证，用药要快速及时，应根据病情轻重而适当掌握给药次数、间隔时间、用药剂量，并随时根据病情变化作相应的调整。

（十二）余邪未净，肺胃阴伤误案析

谢某，女，48 岁，干部。2003 年 4 月 12 日就诊。患者 3 月初感冒，经用康泰克、感冒清热冲剂 3 天后，外感症状基本消失，但咳嗽迁延不愈，日夜均作，夜间更甚，影响睡眠休息。又服用头孢拉啶等抗生素 1 周，咳嗽未见好转。检查血常规、胸片均无异常，服用咳必清 1 周也未见好转，严重时自服可待因，无明显缓解。刻诊：呛咳无痰，咽痒口干，剧咳时痛引胸胁，面部潮红，纳呆，头昏，夜间难以入眠，舌红，苔薄黄，脉细数。辨为肝火犯肺证，予泻白散合黛蛤散加减：桑白皮 10g，地骨皮 10g，桑叶 15g，海蛤壳 15g，黄芩 10g，酸枣仁 20g，延胡索 10g，炙甘草 6g。3 剂服完，咳嗽不减，口渴，便干，舌红，苔少，脉细数。此肺胃阴伤，肺失清润之证。处方：沙参 10g，麦冬 10g，桑叶 10g，天花粉 15g，玉竹 10g，炙百部 10g，白芍 10g，桔梗 3g，生甘草 5g。服药 5 剂后即自觉痰容易咯出，咳嗽大减，夜寐尚安。又服 3 剂，咳嗽完全消失。（教学医案）

【分析】

风温之病，风热在表当用疏散风热之法，使邪透表而出。然患者迭进中、西成药，又加年近五旬，素体不足，虽外感症状消失，但咳嗽不减。后又服用抗生素、镇咳之品，症仍不减。诊时呛咳，口干，咳时引胸胁疼痛，面部潮红，结合舌脉，辨为内伤咳嗽肝火犯肺证。治以清肝泻火，肃肺止咳法。取泻白散中的桑白皮、地骨皮清泄肺热，肃降肺气；黄芩清泄肝火；延胡索理气止痛；桑叶、海蛤壳止咳化痰；酸枣仁安神。3 剂服后，咳嗽不减，示辨证有误。细察之，口渴，便干为胃阴不足；咳嗽，咽干，夜间加重为肺阴不足。胸胁疼痛为肺气不利，非肝经郁滞使然，面部潮红为阴虚阳浮于上，非肝火上炎。阵发性呛咳颇似肝火犯肺，实为肺阴不足，气不得续。结合舌脉，综合分析，辨证为风温后期，肺胃阴伤。患者一诊时，正确辨证应是肺胃阴伤。考虑病程月余，咳嗽特点，误作肝火犯肺而用苦寒清泄肝肺之火治之，更损津液，致阴伤更重。此时治疗宜选吴鞠通沙参麦冬汤甘寒方以滋养肺胃之阴，加白芍缓急以治呛咳，炙百部润肺止咳治顽嗽。8 剂服后，肺阴得补，胃阴恢复，心神得安则咳止、夜寐安。

【启示】

风温之病为风热病邪所致，风与热俱属阳邪，风热相搏，最易耗损阴津。初期即可见肺津受伤，而见鼻咽干燥等；若邪传入胃，则多见肺胃阴液受损，而见口渴，便秘等。后期以肺胃阴液损伤为主。因此甘寒养阴法宜贯穿在温热性疾病过程中，沙参麦冬汤、益胃汤为临床常用有效方剂。

风温后期肺胃阴伤证、秋燥病燥热犯于肺卫证、内伤肝火犯肺证均可表现为干咳少痰，口干，咳甚则胸胁疼痛等症，但前二者属外感温病范畴，病程相对较短，风温有明显的初期肺卫证、中期肺热证、后期阴伤证三期病理改变；秋燥病发于秋季，有明显的季节性，初起即呈现干燥症状；而肝火犯肺多有剧烈的情志刺激史，病理以火性炎上等实热证为主。

二、春温误案析

（一）热灼胸膈误案析

钱某，女，23 岁，2004 年 3 月 16 日初诊。因家事烦劳过度，突起身热，测

T：39℃，伴心烦不安，口渴欲饮。患者自认为"感冒"，服用"扑热息痛"，"大青叶片"等，热势不降或降而复升。后就诊于某中医诊所，按风温邪袭肺卫证，处以银翘散2剂，患者服后热势不减。检查：T：39.3℃，P：102次/分钟，舌红，苔薄黄，脉滑数。患者自述心胸灼热如焚，烦热不安，并有口渴欲饮，鼻、咽干燥，小便黄，大便干结。胸部X线摄片未发现异常。血常规检验白细胞正常。诊断为春温，证为邪热灼于胸膈。治以清泄胸膈热邪，方用凉膈散加减。处方：大黄10g，芒硝、栀子、黄芩、连翘、麦冬、生地各10g，甘草5g，薄荷(后下)、竹叶各9g。每天1剂，水煎温服。次日二诊：发热渐退，T：38.2℃，P：90次/分钟。守方再服1剂，体温正常，诸症悉除。(教学医案)

【分析】

起病突然高热，患家自认为感冒，服用西药退烧药只治其标不治其本，苦寒中成药大青叶片力单势薄，且初期服之苦燥伤阴。某诊所医生因其发病三月，初起只考虑发热较重，按风温病邪袭肺卫证予以银翘散辛凉宣散，服后热不退而症加重。其实春天发病，有新感风温、伏邪春温之分。本案初则发热较重，并无表证头身疼痛，无汗，咳嗽等肺卫见症，因而诊断为风温，显然有误。初起即热，并有口渴欲饮，咽、鼻干燥，舌红，苔薄黄，脉滑数，此为里热炽盛的伏气温病，结合春天发病，当诊断为春温。患者心胸灼热如焚，心烦不安，为热灼胸膈之证。正确治疗当用清泄膈热之法，方选凉膈散加减。而银翘散为风热邪袭肺卫方，有宣散风热，辛凉透表之功，胸膈有热，只用透达宣散治卫之法，故里热不减。采取宣、清、泄、下多法联用，使热邪从内、从下、从外而解，是治疗本病的原则。凉膈散方中连翘、薄荷辛散透邪，从外而解；竹叶、大黄、芒硝通利二便，使热邪从下而除；栀子清三焦之热、黄芩清泄胸膈热邪，使热邪自内而消。加麦冬、生地以养阴清热，以治伏气温病阴亏病理之本。诸药合用，共奏清泄膈热之效，使邪热祛除，病体康复。

【启示】

风温与春温均发生于春天，同属温热性质的温病，但二者证治不同。风温是新感风热病邪而致病，初起以邪在肺卫之表热证为主；春温是温热病邪伏里外发，初起以里热阴伤证为主。前者初期治以辛凉透表，后者初期则治以清泄里热，佐以养阴透邪。

热灼胸膈证为中医证候中较特殊证型。该证表现，上可热扰心神出现心中烦、不得卧、烦躁，下可热迫胃肠，呈现口渴、便秘等。治以清上泻下为基本大法，凉膈散配伍体现了上述治疗思想。

冬不藏精，春必病温。阴津亏损是伏气温病发生的基本内因，因而治疗上宜时时刻刻顾其津液，将养阴贯穿在本病始终。

（二）卫气同病误案析

李某，女，39 岁，于 1993 年 1 月 3 日就诊。该患者发热、恶风寒、肢节疼痛已 1 周。经发汗等治疗，各症可减，稍后复如病初。逐渐出现壮热不退，微恶风寒，头痛，目眩，咽喉疼痛，口渴，四肢腰脊疼痛，尿黄赤，便干，遂来就治。查面红目赤，舌红，苔薄黄，脉浮数有力。诊为本病（流感）。治以解表清里，方用增损双解散：白僵蚕（酒炒）10g，蝉蜕 10g，姜黄 5g，防风 15g，薄荷 5g，芥穗 5g，当归 5g，白芍 10g，黄连 5g，黄芩 10g，连翘 10g，栀子 5g，桔梗 7.5g，生石膏 30g，滑石 15g，甘草 5g，大黄（酒炒）5g，芒硝（冲）5g。水煎去渣冲入芒硝，兑入蜜 3 汤匙、黄酒半小杯，和匀冷服。日 2 剂，分 4 次服，4 剂尽后而愈。本例表阳被郁，邪热内炽，经气已虚，故汗出不解，取表里双解法。本方药力上行头面，下达足膝，外通五窍，内通脏腑、经络，祛除邪气而奏效。
［刘玉英. 单纯型流行性感冒的中医证治. 长春中医学院学报，1993，（3）：12］

🥄【分析】

患者初起有发热、恶风寒、肢节疼痛，颇似寒邪束表，障碍卫气功能，寒邪在表，发汗当愈，而本案误作伤寒初则发汗，虽各症可减，但稍后复如病初，说明并非单纯风寒袭于卫表，亦非伤寒之病。病程 1 周，仍有恶风寒，头痛，四肢腰脊疼痛，说明卫分证仍在。微恶风寒，脉浮数，示风热在于肺卫。壮热，口渴，尿黄赤，便干，面红目赤，舌红，苔薄黄，为气分郁热在里，胃肠有热之象。本案为邪郁于里，新感时令之邪引动内伏之郁热所致的春温病，证属卫气同病。单纯发汗或用解表之法治疗，里热未除，故以解表清里为大法。方选杨栗山《伤寒瘟疫条辨》中的增损双解散。方中白僵蚕、蝉蜕、姜黄、大黄为杨氏著名升降散方，有升清降浊，调畅气机之功，临床用于温病发热、咽痛等病，疗效卓著，备受温病学家赞赏。防风、芥穗、薄荷疏散风热；黄连、黄芩、栀子、石膏、连翘、滑石、芒硝清泄里热，使热邪自三焦、二便而解。伏气温病阴亏为本，故用当归、白芍滋养阴血。全方配伍，共奏疏表清里、调畅气机、标本兼顾之功。

🍃【启示】

本案卫表证为春天时令之邪风热引起，从而形成表里同病。根据元末医家王安道的观点，温病的有些表证，可由郁热自内达外，即使有表证也是因里热郁其腠理所致。所以在治疗上，温病初起应以清里热为主，稍兼解表，也有里热清而表证自然解除的，对于临床治疗温病有重要指导意义。

（三）卫营同病误案析

葛某，女，10 岁，小学生。2004 年 2 月 23 日初诊。患儿 1 天前发热恶寒，全身不适，头痛，流涕，咽痛，咳嗽，口干，心烦。某医谓其伤寒，予麻黄汤 1 剂。次日出现发热更重，且周身皮疹，瘙痒。伴微恶风寒，咽痛，口干，咳嗽，精神差，饮食不振。查体：神志清楚，心中烦乱不安，颜面、躯干散在红色斑丘疹，四肢少。耳后淋巴结肿大，眼结膜充血，咽充血，扁桃体 I 度肿大，心音（－），肺呼吸音粗，腹软。舌质红绛，苔薄黄白相兼，脉浮数。测体温：38.6℃。验血：白细胞：$3.6 \times 10^9/L$；中性粒细胞：0.5；淋巴细胞：0.5。西医诊断：风疹。中医诊断：春温，卫营同病证。予金银花9g，连翘9g，薄荷（后下）9g，牛蒡子6g，荆芥穗5g，桔梗10g，竹叶6g，丹皮10g，大青叶9g，生地9g，玄参10g，芦根10g，白茅根9g，浙贝母9g，生甘草3g。3剂，水煎服。

6 月 26 日复诊：患儿热退，疹消，其他症状也缓解。（教学医案）

🥄【分析】

发热恶寒，全身不适，头痛等症颇似伤寒表现，诊断伤寒表实证而用麻黄汤发汗治疗，用后不但不解，反而发热更重，且出现斑疹，说明病因不是风寒之邪。结合咽痛，咳嗽，口干，发于春季，此为风热之邪引动，故辛温发汗不得汗解。"太阴风温，不可发汗，发汗而汗不出者，必发斑疹，汗出过多者，必神昏谵语。"（《温病条辨·上焦篇》）患者初病就有心烦不安，口干等营阴不足之象。

虽有风热之邪在表，但不能只用辛凉宣解之法治疗，需表里兼顾。辛温发汗之后，仍有脉浮数，微恶寒，说明表邪不解，且致营热阴伤更重。营热窜及血络，故颜面、躯干散在红色斑疹；营热扰神，则心烦不安，但神志尚清。舌质绛为营热阴伤的典型特征。此为春温卫营同病证。予吴鞠通"银翘散去豆豉加细生地、丹皮、大青叶，倍元参方"治疗。方内金银花、连翘、荆芥穗、薄荷、牛蒡子、竹叶、芦根为泄卫透表而设；生地、玄参、丹皮、大青叶凉营泄热解毒。加浙贝母清热散结以治淋巴结肿大；白茅根清营养阴凉血。

🍃【启示】

春温发病有两种，一是初起即呈现里热炽盛之证的，称为"伏邪自发"；二是兼有恶寒，头痛等卫表证的，称为"新感引发"。本案为内有伏热，复感春令风热时邪，内外相引而发的春温病，治疗当清泄里热，佐以养阴透邪为法。不可只解表或清里，更不可不辨寒温，见有头痛恶寒则谓之伤寒而用辛温发汗以解表。否则变证百出，甚至病情恶化。

风寒之邪也可引动在内伏热，出现表里同病的寒热错杂之证。此时宜用少量辛温解表之药配合清泄里热之法，达到表里双解之效，不可见里热而纯用苦寒，更不可只见表寒而纯用辛温。

（四）热炽阳明误案析

王某，男，25岁，住四川省会理县北关，于1924年2月患温病已4日，前医以九味羌活汤加葛根、柴胡、紫苏等与服之，服后汗出未解，发热更甚。延余诊视，病者壮热，恶热而烦渴喜冷饮，头疼，但头汗出，面赤而垢，鼻干而喘，唇赤口燥，苔黄而无津，小便短赤，大便3日不解。此系春温病误用辛温发汗，耗伤阴液而成阳明经热之证，以人参白虎汤加寸冬治之。生石膏（碎，布包）30g，知母20g，沙参15g，寸冬12g，甘草6g，粳米10g。连服2盏，竟仰卧而寐，数刻则全身大汗淋漓，热势渐退。次日复诊烦渴已止，脉静身凉，继以生脉散加生地、杭芍，1剂霍然。沙参16g，寸冬13g，五味子6g，生地13g，杭芍13g，甘草6g。（吴生元．吴佩衡医案．昆明：云南人民出版社，1979）

✒【分析】

九味羌活汤是金代名医张元素方，主要适应于外感风寒湿邪，内有蕴热证。

见有恶寒发热，无汗，头痛项强，肢体酸楚疼痛，口苦微渴，舌苔白或微黄，脉浮等症时可用本方加减治疗。既患温病，发于二月，如若在表阶段可有风热之邪致病特点，如将发热重恶寒轻，头身不适，口渴，舌边尖红，脉浮数等风热的卫分证误认为外感风寒湿邪所致，予九味羌活汤加味治之显然有误。本方为辛温燥烈之剂，方中羌活、防风、细辛、白芷、苍术、川芎均是辛温疏散之药，极易耗散阴津，故风热表证及阴虚内热者不宜使用。九味羌味汤中虽有生地、黄芩清热凉血养阴之品，复加葛根、柴胡辛凉解表之药，但毕竟里热炽盛，又因大量辛温之药的鼓动，故服后热势更甚，呈现壮热，不恶寒反恶热的里热炽盛证；口渴、鼻干、唇赤口燥，苔黄无津，小便短赤，大便不解为里热阴伤；汗出为里热迫津外泄；喘为胃热迫肺，肺气不利使然。综合分析，当诊断为春温，阳明炽盛证。吴氏挽治时所见阳明经热"四大症"已初具规模，立处人参白虎汤加寸冬，两服，脉静身凉，继以生脉散加生地、杭芍益气养阴而愈。

🍃【启示】

阳明热炽证可见于新感风温，也可见于伏气春温病中，前者由卫而来，后者自里形成，虽来路不同，但表现、治法基本相似。只是春温病的阳明热炽证伤阴病理更突出，治疗时应重视甘寒养阴之法。本案则是在清泄阳明热的同时，加入了沙参、寸冬甘寒养阴之药，且后期以生脉散加养阴药调理，体现了治疗伏气温病重视养阴的思想。

九味羌活汤有"解表通剂"之谓，用以治四时温病，诚为稳当，但用于阴虚、气弱之人，有所禁忌。某医所犯误投辛温之由，一可能误将温病诊为伤寒，二被九味羌活汤"解表通剂"所惑，不辨寒温，凡"表"皆投，以致犯了以热治温的错误。

（五）热盛动风误案析

城东章某，得春温时病，前医不识，遂谓伤寒，辄用荆、防、羌、独等药，一剂得汗，身热退清，次剂周灵，复热如火，大渴饮冷，其势如狂。更医治之，谓为火证，竟以三黄解毒为君，不但热势不平，更变神昏瘈疭。急来商治于丰。诊其脉，弦滑有力，视其舌，黄燥无津。丰曰：此春温病也，初起本宜发汗，解其在表之寒，所以热从汗解。惜乎继服原方，过汗遂化为燥，又加苦寒遏其邪热，以致诸变丛生。当从邪入心包、肝风内动治之。急以祛热宣窍法加羚羊角、钩藤。服 1 剂，瘛疭稍定，神识亦清，唯津液未回，唇舌尚燥，守旧法，除去至宝、菖蒲，加入沙参、鲜地，连尝 3 剂，诸恙咸安。（雷丰. 时病论. 北京：人民卫生出版社，1964）

【分析】

春温时病，里热炽盛是其基本病理。至春之时，风寒之邪亦可引动在内伏热。医生不识，见发热恶寒，头身痛，无汗，就谓之伤寒而用荆芥、防风、羌活、独活等辛温药治之，服用 1 剂，因肌腠大开，在表之郁热得以疏散，故当时出现短暂的汗出热退现象，此非真正的热退身凉。医者又予同样之法第 2 剂服之，但因里热未清，复加两次辛温之药，过汗遂化为燥，故第 2 剂后，内热被激，出现身热如火之势，辛温劫阴，故有大渴饮冷。此为春温因辛温发汗误治而出现的阳明热炽证。阳明热炽本当辛寒清气，医反以三黄解毒清热燥湿，苦寒沉降，重伤阴液，营阴亏耗，导致热陷心包，肝风内动，不但热势不平，更添神昏瘛疭。本案连续经过两逆，但尚有救治之机。雷氏紧扣其舌、脉表现，诊断为"邪入心包，肝风内动"之证。热闭心包宜开，实风内动宜息。故急投以祛热宣窍合凉肝息风之法，药选连翘、犀角清心凉营；贝母清热化痰，以绝动风生痰之患；菖蒲、至宝丹芳香开窍，恢复心主神明之功；用羚角钩藤汤中的羚羊角、钩藤两味主药以清热凉肝息风。诸药合用，热清、窍开、风息则昏痉自解。后因津伤未复，除去易伤阴液的至宝丹、菖蒲，守旧法依然清心化痰息风，并加沙参、鲜地黄等以滋养阴液，终于 3 剂收功。

【启示】

风寒表证、风热表证、表寒里热证、表里俱热证，在临证时当从热势、口味、二便、舌脉等方面详细辨析。不可一见表证则妄用荆、防、羌、独等，否则发汗劫阴，内风窜动。上窜脑户则头摇晕厥，横窜筋脉则手足瘛疭。

温病有余于火，不足于水。举世皆以苦能降火，寒能泄热，坦然用之而无疑。不知苦先入心，其化以燥，服之不应，愈化愈燥。黄芩、黄连、黄柏等三黄苦寒之品，只宜用于实火内郁而阴津未伤之证。热炽津伤或燥热证候，不可轻投。正如吴氏所说："温病燥热，欲解燥者，先滋其干，不可纯用苦寒也，服之

反燥甚。"(《温病条辨·卷二》)

本案体现了中医治疗痉病的思路和方法：①诸风掉眩，皆属于肝。诸暴强直皆属于风，因此治痉要平息肝风。②痉为筋脉病，肝主筋，治痉需养阴，阴充筋自柔。③热极燔灼人体肝经，筋脉拘急，故温病中治痉需清热。④痉厥常并见，治痉需开窍醒神。⑤风动则痰生，治痉需化痰，以防所生之痰浊阻塞气道或阻闭经络，使痉病加重。

（六）热结肠腑兼阴液亏虚误案析

杨春芳，年48岁，南昌人，住广润门外。

房劳过度，时届春令，无以应生发之气，致发春温重证。误服辛温发表等剂，病日加重，延误旬日。

症见壮热不退，汗多口渴，大便旬余不通，舌苔黑生芒刺，病势危险已极。

其脉左右俱洪数鼓指，合参病势现象，察其前方，知系春温误药所致。症已至此，非大剂滋润兼涤肠，不及挽救。

议以增液承气法，重用玄参、生地、麦冬为君，以滋水养阴，合大承气汤，以急下存津，此亦破釜沉舟之意也。

润玄参六钱，鲜生地六钱，杭麦冬（去心）五钱，生川军三钱，川厚朴二钱，炒枳实二钱，玄明粉（冲）二钱。

二诊：1剂，大便即通，热渴俱减，险象已除，遂改以复脉汤去姜、桂续进。细生地六钱，杭麦冬五钱，杭白芍三钱，阿胶珠三钱，生甘草二钱，火麻仁（去壳、捣）三钱。

服2剂，热渴均愈，唯胃阴不足，正气尚亏。

三诊：又进益胃汤加减，以为善后调理。

北沙参四钱，润玉竹三钱，细生地四钱，杭麦冬三钱，抱木茯神三钱，粉甘草二钱，鲜青果（剖破，若无青果时不用亦可）4枚。

煎成后去渣，加上冰糖（烊化）五钱，频频服之，服4剂而痉愈。（何廉臣.重印全国名医验案类编. 上海：上海科学技术出版社，1959）

🪣【分析】

年过四旬，阴津不足，加之房劳过度，更损肾精。"夫精者，身之本也，故藏于精者，春不病温。"(《素问·金匮真言论》)既患春温，当应清泄里热，即使有表邪，也应表里同治，不可纯辛温发表。辛温峻汗，助长热势，更损阴津。壮热，口渴，汗多，脉洪数鼓指，为阳明热炽之证，应辛寒清气，急用白虎汤。但考虑大便旬余不通，舌苔黑生芒刺，又始于汗后阴伤，示胃肠津液损伤严重，大肠已成腑实之证，运用白虎治疗无形邪热，与其扬汤止沸，不如釜底抽薪。遂用增液承气汤法，以生地、麦冬、玄参组成的增液汤重用，辅以大承气汤急下腑实以荡涤邪热，保存阴津。1剂服后，大便得通，邪热外出有路，津液得以布散，故热、渴俱减，险象得除。二诊不得再用承气之法，遂改张仲景复脉汤加减。去参、桂、姜、枣、酒，畏其温燥也，从所用方药看，实为吴鞠通加减复脉汤之意。此时续进加减复脉汤，稍嫌太骤。当先进益胃汤为正治，俟胃阴复而胃气健，然后用复脉法滋填收功，较为合适。三诊之时，热、渴均愈，唯胃阴不足，正气尚亏，又进益胃汤调理而愈。

🍃【启示】

春温发病除了外界的致病因素外，还有其内在的发病基础，即阴精先亏，正气不足。凡摄生不慎，过度操劳，思虑多欲，房事不节，汗泻过度，大病之后，禀赋不足等，均可导致阴精亏损，失于封藏，形成阴精不足的体质。为减少春温病的发生，平时宜保养阴津。邪热燎原，最易灼伤阴液，阴液一伤，变证蜂起，故治伏气温病，当步步顾其阴液。

阳明肠腑有热，急投承气类方以治大肠腑实，使热邪自阳明大肠而出，可顿挫热势，减少邪热灼津，达到急下存阴的目的。

增液承气汤为攻补兼施之剂，适用于热结液亏证。方中增液汤有增水行舟之功，临床用于大便燥结，排出困难时，此方颇精当，但三味用量要大，非重用不为功，每味可用至15~30g。妙在寓泻于补，以补药之体，作泻药之用，与承气汤合用，既可攻实，又可防虚。完全符合吴鞠通所说的"温病之不大便，不出热结液干二者之外"(《温病条辨·卷二》)的病机。

春温本为伤阴之病，汗下之后，阴液更伤，故当以益胃汤复其阴。十二经皆禀气于胃，胃阴复而气降得食，则十二经之阴皆恢复。故用益胃汤甘凉濡润之品以滋润胃肠阴液，也是治疗伏气温病之本的法则。

（七）热结肠腑兼气液俱亏误案析

张某，女，50岁，医务人员。2003年8月15日初诊。大便干结，排出困难20余年。

患者始于产后调理不当，致大便干结，排出费力，质地并不太干，经常服用芦荟胶囊等泻下药，一般每7天一次大便。20年来，常如此反复，不得痊愈，甚为痛苦。2003年5月份，曾服用他人推荐"专治大便干药粉"3包，服后，大便泄泻不止，1日多则15次，连服3天，患者极度乏力，腹痛，未再使用。

1周后大便排出极为困难，一般7～10天一次，并伴有左下腹部阵发性"气聚感"。气聚时，甚为难受，时聚时散。曾服中药数剂，排便虽有好转，但服药时胃痛恶心，腹中气聚不消。诊时面色苍白，纳呆，乏力，口唇淡白，大便难解，干燥，腹中时有聚物，舌淡，苔薄白，脉沉细弱。本病虽属内伤杂病，但与春温病所讲的新加黄龙汤病机相似，故可按春温病诊治，辨证为津液不足，兼气血亏虚，腑气不畅证，仿新加黄龙汤加减：

生地12g，玄参15g，麦冬15g，当归10g，枳壳6g，木香6g，黄芪15g，白术12g，肉苁蓉12g，炙甘草6g。5剂，水煎服。

二诊：服用上药后，大便易解，2日一次，无胃脘不适等症，但气聚不减。上方加三棱10g，何首乌15g，莱菔子9g。5剂。

三诊：服用2剂后腹中气聚消失，甚为畅快，5剂后诸症消失，大便2日一次，并嘱其多食蔬菜瓜果之类，养成定时排便习惯，至今随访未复发。（教学医案）

【分析】

患者大便干始于产后，说明产时气血耗伤较甚，又未加调理，故致便秘难解。中药芦荟为攻下积滞之品，非实证不为用，此乃血亏津耗之故，复加气虚，芦荟用之只能暂缓一时，且有伤阴耗气之弊，故疾病时好时差，终不可愈。治便秘偏方，盲目服之，导致大便日泄无度，可见"偏方"药物为攻下猛剂，连续用之，大肠受损，功能失调，更损津血及气，故大便难解益甚。肠道气滞，腑气不畅，故有腹中气聚。此为虚实夹杂，正气严重不足之证。虽有便干难解，但不宜通腑治疗，更不能使用大黄、芒硝等泻下之品。待正气充足，大肠传导功能则可恢复。取新加黄龙汤组方之意，采取攻补兼施之法。方中增液汤滋液润肠，达到增水行舟之功；枳壳、木香调畅胃肠之气，取鼓风扬帆之旨；黄芪补气、白术健脾以增加大肠传导之力；当归养血且能润肠通便；苁蓉补肾兼能通便。二诊之时，重用行气之药，复加首乌补肾润肠，前后共服10剂，不用通腑泄下之品，针对病机选用益气生津之法也能达到通便效用。

【启示】

《灵枢·经脉》中说："大肠……是主津液所生病"。张景岳注说："凡大肠之泄或秘，皆津液所生之病。"说明大肠病即是津液病变，津液多则泄泻，津液少则便秘，因此增液润肠是治疗便秘的重要方法之一。润剂即能通便，此法最稳最妙，增液汤为基本方。此方通便生津，而不伤气。大肠者，传导之官，因此调理气机为治疗便秘另一法则，实者理气，虚者补气。增液、调气两法为大多治便秘者所遵循。硝黄等通下之品治疗便秘虽能暂缓一时，若无其正确适应证而盲目用之，不但耗气伤津，更易造成停药后出现依赖性便秘的现象。

（八）热灼营分误案析

赵某，女，16岁，2002年4月，因突发壮热，肝区疼痛，经某医院诊断为肝脓疡，治疗10余天，肝区疼痛消失，临床检验指标全部正常，唯持续高热（39℃~40℃）不退，经多方治疗无效，求诊于中医。患者发热，胸胁不适，口干口苦，小便色黄，大便稍干，舌红略绛，苔薄黄，边缘干燥，脉细数。按肝胆湿热证予以龙胆泻肝汤：龙胆草10g，黄芩10g，黄连10g，栀子12g，车前子15g，柴胡15g，生地10g，郁金10g，半夏9g，生甘草6g。3剂后发热不退，心中烦乱不安，口干明显，舌质红绛。按春温病邪热客留营血，耗伤营阴证治疗，处以清营汤方加减：水牛角（冲服）15g，黄连10g，连翘10g，生地黄15g，丹参15g，金银花15g，玄参20g，麦冬20g，竹叶6g，丹皮10g。2剂后热退身凉，后以一贯煎加减而痊愈。（教学医案）

【分析】

初起即见里热炽盛，呈现壮热，肝区疼痛等症，与伏气温病发病相似，又因病发于春天，可按春温病治疗。胸胁不适，口干口苦为热郁肝胆；小便色黄，大便稍干为里热炽盛；舌红略绛，苔薄黄，边缘干燥，脉细数示里热阴伤，有欲入营之意。可用黄芩汤或凉膈散合清营汤加减，以达到既清热又养阴的目的，不可纯用苦寒或利尿之剂，以防耗伤阴津，加重阴伤之势。医生不知，谓肝脓疡即予以苦寒清热解毒的龙胆泻肝汤方治疗，与上述病机不相吻合。因有小便黄赤予车前子利尿，半夏苦温燥湿，均促使营阴之液损伤更重。3剂热不得解，且损其阴液，口干明显，舌质由原来的略绛变为红绛，营气通于心，心阴不足，热扰心神更添心中烦乱不安之症。发热、心烦、舌质红绛，完全符合营分证的辨证要点。按热入营分证予以清营汤方加减，方中水牛角、黄连清心热；生地黄、玄参、麦冬增液汤滋养营阴；丹参、丹皮清热凉血散血；金银花、连翘、竹叶透热转气。诸药合用，共奏清营透热，清心宣窍之功，使邪热转从气分而解。热病伤阴，肝脓疡后期热退后易伤肝阴，再予柔肝的代表方一贯煎加减而愈。

【启示】

绛舌是营分证辨证要点中的要点，是最客观、最主要的体征。叶天士说："其热传营，舌色必绛，绛，深红色也。"（《温热论》）营气通于心，故神志症状在营分证中也较常见。本案并未出现营热窜络的斑疹现象，只要有发热、心烦、舌质绛即可诊断为营分证。

营分证以清营泄热为大法，清热药多选清心热者，如连翘、栀子、犀角、黄连等。营分证有阴伤病理，故养阴之法也在所必用，多用甘寒养阴药，如增液汤、沙参麦冬汤方等。为防止营热窜络，还须加入凉血散血之品。

热邪已入于营分时，切记不可单纯以清营凉血。叶香岩说："入营犹可透热转气"。（《温热论》）在清营凉血的同时，配入宣畅气机之品来"透热转气"，使营分热邪透出气分而解。服药欠当（过寒、过腻、误泄、误补、误消、误用辛温劫阴之品等）、湿浊中阻、痰热不清、饮食积滞不化、燥屎内结、瘀血内停、郁热久闭等，皆能阻遏气机，使营热无通达之路，治疗皆需"透热转气"。

（九）气营两燔误案析

张某，女，20岁。新嫁之女，年后省亲，归来即发高热，反复经中西医用青霉素、白虎汤等治疗6日，未见好转。正月初十日延予往诊，视其神昏谵妄，舌绛目赤，高热微汗，口干而渴，小便短赤，大便干燥，诊其脉沉数。此乃伏邪夹春感而发。气分热甚，则壮热而渴；火扰心营，则神昏谵妄。法当气营两清，而前医用药皆类似，胡反少效？筹思良久，始援笔书方：犀角(先煎)6g，生石膏(先煎)150g，生地、玄参各30g，金银花20g，知母、栀子、连翘、黄芩各12g，黄连、陈皮各10g。连服2剂，而热仍不减。二诊时，予对坐苦思，正无策间，忽闻病妇在谵妄中长叹一声，予猛然有悟。因问其父：该女病时曾生气否？其父即答：果然。小女往其外婆家拜年，被骂逐户外。女即哭涕，冒风雪而返，哭倒在榻，旋即发热云。予细问其故，原来该女幼失母亲，外婆常加抚育，成人后意欲嫁其族侄，因女不愿而另聘他村，于是外婆大怒。予笑曰：病机在此，何不早言。遂于前方内重加川贝母30g，郁金、菖蒲各15g。1剂热退大半，再剂热平神清。复于前方中减芩、连、犀角、石膏、栀子，加天花粉30g，麦冬、天冬、石斛各12g，2剂痊愈。[张红玉. 温病医案析读. 浙江中医杂志，2003，(10)：441]

🥣【分析】

本案突起高热，医用白虎汤治疗，可见当时有渴饮、汗出等症，但治疗6天不退，说明当时并非单纯阳明里热证。服后热不退，汗出，口干而渴，小便短赤，大便干燥，显然气分热盛未减，并且迅速出现谵妄、舌绛等热燔心营之症。按气营两燔证予以气营两清之法，选加减玉女煎方。取犀角、黄芩、黄连清心营而解热毒；生地、玄参凉血滋阴；石膏、知母泄热除烦；金银花、连翘、栀子性凉质轻，以清透热邪，由营转气；陈皮芳香理气，以斡旋中焦，防阴药之腻。全方气营两清，直捣病巢，乃对证之治。为何用之罔效？后通过细心察辨，由一声叹息，得见独处藏奸。进而追问，乃得气郁兼夹于中之故。热因郁锢，郁助热势。不开其郁，热难剔除。故再诊时，重加解郁开结之品，使热邪失去依附之屏障，不战而退。

🍃【启示】

治疗温病要谨防兼夹之邪。温病过程中，兼夹气郁是一种常见的病理变化，其原因除了因邪热壅滞、痰湿内停、瘀血阻滞等造成气机不畅外，还可因情志失调而引起气机郁结。夹有气郁时，常表现为胸胁满闷或胀痛，时时叹息或嗳气，泛恶，不思饮食，脉沉伏或细弦。治疗上可加入理气解郁之品，如邪热较甚则主以清解郁热，不可滥用辛香理气之品。

（十）气血两燔误案析

李某，女，33岁，2002年5月12日入住急诊科。病者有胆囊炎病史2年，3天前因淋雨致右上腹痛，壮热、寒战，在当地卫生院以胆囊炎给以予药对症及柴胡疏肝散治疗，未见好转而来诊。症见：发热（T：39.4℃），恶寒，右上腹痛，放射至背部，呕吐黄水，口苦口渴。查：巩膜皮肤无黄染，颈软，浅表淋巴结不大，心肺听诊无异常，腹软，肝于肋下约0.5cm，质软，脾肋下未触及。墨菲征阳性，肠鸣音存在，未引出病理神经反射。血白细胞15×10^9/L；中性粒细胞：0.82。B超提示为胆囊炎。用抗生素、激素、退热药、补液治疗，中药内服银翘散合龙胆泻肝汤加减：金银花20g，连翘15g，竹叶6g，桔梗10g，荆芥6g，薄荷10g，龙胆草10g，黄芩10g，栀子10g，柴胡12g。2剂后，体温仍反复不定。第4天，壮热（T：40.2℃），寒战，谵语，烦躁不安，胸闷，上腹痛，呕吐黄水，口干口苦，四肢及胸腹可见多处皮下出血点，舌红，苔黄燥，脉洪数。血白细胞：19×10^9/L；中性粒细胞：0.87；血红细胞：3.02×10^{12}/L。血培养发现有大肠埃希杆菌，对多种抗生素不敏感。西医诊断：胆囊炎并发败血症。中医诊断为春温，证属气血两燔。方用清瘟败毒饮加减。处方：石膏（先煎）50g，水牛角（先煎）20g，生地黄20g，知母、黄芩、连翘、玄参、牡丹皮、赤芍各15g，栀子、黄连、淡竹叶各10g，甘草6g。每日2剂，上下午各煎服1剂。加服安宫牛黄丸1丸。当晚汗出，热减，诸症好转。3天后体温降至38℃，腹痛明显减轻，呕吐止，上方石膏改为30g，去大黄、栀子，加芦根20g，天花粉15g。每日1剂，续服15剂，体温正常，诸症消失。血常规正常，血培养阴性，共治疗24天，痊愈出院。随访5个月无复发。（教学医案）

🍶【分析】

患者素有胆囊炎病史，初起即有壮热、寒战，起于淋雨之后，说明外邪引动在内伏热。但无明显表证，说明里热炽盛，符合伏气温病特点。应清泄肝胆之热，选黄芩汤方加减治疗，并佐以养阴透邪之法。但当地卫生院予以对症降温，并且按胆囊炎常规方剂予以柴胡疏肝散理气止痛，导致肝疏太过，内热更盛，故发热更甚，呕吐黄水，口苦口渴，选龙胆泻肝汤中的龙胆草、黄芩、栀子、柴胡以清泄肝胆之热，尚属对证。但认为发热恶寒一症，而谓之表邪，就妄用银翘散辛凉解表疏散，更伤人体阴液，致使热邪炽盛。从病程演变看，恶寒之象乃热郁于里，阳气不达于外所致，非为表证，更不能妄用荆芥等辛温散风之药。皮下有出血点说明邪已波及血分，气血分有热，扰及心神，导致病人烦躁不安，谵语。本案两次误治，致使气分里热炽盛，热邪迫及血分而妄行出血。急以清瘟败毒饮气血两清。方中白虎汤大清阳明气热，清热保津，重用石膏则甚者先平，阳明热清则诸经之火可清；犀角地黄汤清营凉血解毒；黄芩、黄连、栀子、连翘、竹叶清泄热毒。大剂运用，一日两剂，有顿挫热势之效。为增加清心开窍之功，同时服用安宫牛黄丸，药中病机，方证相符，当晚见效，三日后热退，后用清余热，甘寒养阴之法调理治之而愈。

🍃【启示】

胆囊炎急起壮热时，可按伏气温病论治，尤其是胆囊炎并发败血症时，属春温病气血两燔证。若按内伤之法予以柴胡疏肝散治疗，往往易致肝热阴伤。因此外感、内伤在发热中宜详加辨析，起病急，病程短，热势高可按外感病发热治疗；起病缓，病程长，热势低可按内伤病治疗。

发热伴有恶寒时，有表里证之分。有表证引起者，多为外邪侵袭，卫气功能障碍所致，多有鼻塞、流涕、头身疼痛等；有真热假寒者，多为里热郁滞，阳不外达引起，多伴有口渴、便秘、小便短赤等。

清瘟败毒饮为余师愚治疗疫疹之方，本案遵余氏之意，方中石膏、生地、水牛角剂量要大，不必拘泥于1日1剂，病重热势高者，可每日服2剂。

气血两燔之证，不可专治一边，而应两者兼治，其中要注重清气，气热得清，（营）血分之热可顺势外透而解。

根据热势及斑疹情况，本案治疗也可选用吴鞠通加减玉女煎、化斑汤等方。但加减玉女煎泻火解毒力较弱，主要用于气营两燔而热毒尚不过盛者；化斑汤用于热毒炽盛于气营血分而斑疹显露者。

（十一）热盛动血误案析

案1

柴某，女，46岁，2004年4月6日入院。3月26日突然发热，体温39.5℃。自认为感冒，服用解热止痛片、银翘解毒丸等药，热势退而复升，并有口渴，烦躁。28 日，便血色紫，每日 4~5 次。继则口腔黏膜、牙龈、鼻窍出血。经骨穿检查，确诊为急性早幼粒细胞性白血病。西医采取对症、止血等方法治疗，体温降到 37.8℃，但仍出血不止，邀中医治疗。病人发热，胸骨处略有压痛，上肢、少腹、臀部均见散在性出血及瘀斑，全身浅表淋巴结未触及、鼻窍、口腔黏膜、牙龈可见瘀点，咽部充血明显，扁桃体轻度肿大。不思饮食，腹部不适，大便色黑有光泽，舌尖红绛而干，苔薄黄灰黑。血检：血红蛋白：70g/L；白细胞：4.8×10⁹/L；凝血酶原时间等于正常人的 69%。诊断为春温病，证属邪热入于营血分，热盛动血，治以凉血散血，清热养阴。方用水牛角(先煎)20g，丹皮 10g，赤芍 10g，生地 20g，玄参 15g，茜草 15g，大青叶 20g，黄芩 10g。服 5 剂后发热退，鼻衄止，牙血仍见有血痂，能进少量半流质，大便干结，舌尖红，舌苔中间偏灰。前方加白茅根 15g，大黄 6g。服 5 剂后瘀斑逐渐好转，大便畅快。原方加减服至 30 剂后出血完全控制，食欲好转，开始进行化疗，配合补益气血、滋养肝肾、清热解毒、活血化瘀等中药治疗后，查血红蛋白：85g/L；白细胞：4.7×10⁹/L；中性粒细胞：0.83；幼稚型细胞及有核红细胞未见；血小板：126×10⁹/L。症状缓解而出院。(教学医案)

【分析】

初起即见壮热，口渴，烦躁，符合伏气温病春温病的特点，而西医中的急性早幼粒细胞性白血病往往具有春温病特征，因此本病初起则应采取清泄里热，凉血化瘀治法。可按热炽阳明证，予白虎汤加入凉血化瘀药物，可减少病势往里发展，深入营血。但患家不知，自认为感冒，服用退热药"解热止痛片"，治其标不治其本。银翘解毒丸为疏散风热之品，用于风温初起发热恶寒，咽痛不适等症较为合拍，但此时为里热炽盛，盲目疏散而解表，势必动血劫液。后又西医采取降温、止血等对症治疗，虽体温稍降，但出血不止。中医诊时，已出现肌衄、鼻衄、齿衄、便血等广泛出血现象。此为气分热盛，内迫血分而动血之故。舌尖红绛而干，苔薄黄灰黑说明营血分阴液损伤。急以凉血散血之法，予犀角地黄汤加减。水牛角代原方中犀角以清心凉血，解血分热毒；生地、玄参凉血养阴，与水牛角相配凉血止血，滋阴养血；黄芩、赤芍、丹皮、大青叶、茜草清热凉血，活血散瘀。诸药配合，共达清热解毒，凉血散血之功，药证合拍，5 剂出血减轻，热退纳可。二诊时便干，舌尖红，热邪仍盛，加用白茅根凉血止血，大黄通腑清热又止血。5剂之后，诸症明显好转。因伏热较重，仍用犀角地黄汤清热凉血加减治疗月余，出血得以控制。根据伏气温病伤阴耗液特点，后期易损肝肾之精，故采取调补气血，滋补肝肾，兼清余热之法治疗，结合西医化疗措施，症状缓解。

【启示】

伏气温病具有发病急，病情重，变化快的发病特点，极易出现斑疹吐衄，甚至痉厥神昏等，阴液损伤贯穿在整个病变过程中，后期导致肝肾阴伤。对于易出斑疹疾患，早期在气分阶段就应采取截断扭转疗法，及时加入清热凉血、滋养阴液之品，防止病邪进一步内陷进入营血。

对于出血性疾病要寻找出血原因，明确西医病名诊断，有些出血性疾病相对治疗容易些，而有些如血液病等则相对较难，知病情轻重，才能正确判断预后。

叶天士说："入血就恐耗血动血，直须凉血散血"（《温热论》），耗血即耗伤营阴和血液；动血是血热逼血妄行产生出血、瘀血。故血分证当治以凉血散血，具体可用凉血养阴，活血散血之品。其中血热是血分证的病理中心环节，故清解血分热毒应贯穿在血分证始终。

案2

高某，男，50岁，1961年2月在门诊就诊。

几个月来，皮肤不断出现紫斑，手背四肢较多，西医诊断为血小板减少性紫癜，血小板仅 $30 \times 10^9/L$ 左右，曾服西药甚多，效果不好。又在某医院服中药，病势仍无转机，经介绍到我院治疗。查其病历，过去用的全是生地、阿胶、白芍、当归、旱莲草、仙鹤草、大小蓟、蒲黄炭、玄参、麦冬、犀角等凉血止血药。细观病人，面色萎黄，疲乏无力，心烦夜寐不安，舌淡苔腻，胸闷不思食，每天只进食一二两左右，溲略黄，大便数日未行，两脉沉弱小数，按之不畅。证属中阳不足，脾胃运化无权，血虚气弱，发为阴斑。益其气以扶脾阳，摄其血从本治疗，宗归脾汤法。

干姜一钱，党参二钱，肉桂七分，炙甘草二钱，黄芪三钱，白术三钱，当归三钱，五味子一钱。3 剂。

二诊：3 日后病人自述：药后已得安寐，饮食已增至早餐二两，中餐二两，晚餐二两，大小便已通畅。查其皮肤，阴斑基本未再出，前出者已大部消失，脉象已濡滑有神，舌苔白滑润泽，再以前法增损。

黄芪一两，党参五钱，肉桂二钱，炙草三钱，白术四钱，当归三钱，炒酸枣仁四钱，茯苓四钱，龙眼肉一两。10 剂。

经一月治疗，阴斑消失，从未再出新点，食纳、睡眠、二便皆正常，血小板增至 $100 \times 10^9/L$ 左右。经观察十余年未发，至今健康，未再出血。（赵绍琴. 温病纵横. 北京：人民卫生出版社，1982）

【分析】

病发二月，初起皮肤不断出现紫斑，察看当时所用之药为凉血止血之品，显然诸医辨为邪气入于血分而动血之故，按春温病热入血分治疗，凉血散血之法，选犀角地黄汤基本方。但由于中西医辗转治疗，再加年龄较大，过用生地、旱莲草、仙鹤草、大小蓟、蒲黄炭、玄参、麦冬、犀角等凉血止血药，致使寒凉伤阳，出血仍不止。面色萎黄，疲乏无力，胸闷不思食，每天只进食一二两左右，为寒凉之药伤及脾胃之气，影响脾胃运化之功。血虚则阳浮，火不归原，心神失养则心烦夜寐不安。证属中阳不足，脾胃运化无权，血虚气弱。前车之鉴，不可再用凉血止血，改用益其气以扶脾阳，摄其血从本治疗，宗归脾汤法，以党参、黄芪甘温益气，取气能摄血、生血之意；白术健脾，干姜温脾，扶健中焦，气血生化之力旺盛。当归补血，五味收敛，肉桂引火归原。从本治疗，虽未用止血之药，但也能达到止血目的。后遵此法，调理月余，脾胃功能强健，出血消失。

【启示】

出血有两种原因：一是火热熏灼，迫血妄行；二是气虚不摄，血溢脉外。若是青少年或病人首次出血，其血热动血的可能性较大。若是病久出血，时间较长或年老体弱出血，则多为气虚不摄。前者皮肤出现斑疹，称为阳斑，后者称为阴斑。前医误辨为春温热盛动血，而治以凉血止血，显属误辨误治。阳斑、阴斑治法迥异，临床可从舌脉、兼症等方面详加辨析。

（十二）热与血结误案析

赵某，男，16 岁。2002 年 3 月 20 日初诊。5 天前突然出现恶寒发热，体温达 40℃，近 2 天面部及全身浮肿，24 小时尿量 200~400ml。经西药抗炎、利尿、对症治疗，病情无明显好转，邀中医会诊。症见发热，身肿，少腹硬满，疼痛拒按，少尿，口干喜热饮，大便 2 日未解，面部潮红，白睛红赤，胸部可见散在出血点，舌质红，苔黄，舌边有瘀斑，脉沉实。体温：38.7℃；血压：12/7kPa；血白细胞：$16.2 \times 10^9/L$；中性粒细胞 0.82；淋巴细胞：0.18；尿蛋白（＋＋＋）；尿素氮 19.3mmol/L；肌酐 254μmol/L。西医诊断为流行性出血热（少尿期）。中医诊断为水肿，辨证为湿热壅滞，三焦不通。治宜清热利湿，活血化瘀。方用五苓散合疏凿饮子加减：茯苓 20g，猪苓 15g，泽泻 10g，赤小豆 15g，槟榔 10g，丹参 20g，白术 12g，枳实 10g，防风 10g，炙甘草 6g。服用 2 剂，肿势未消，仍然少尿，发热，少腹硬满，苔黄而燥，舌质红绛。中医二诊，辨为邪入血分，热与血结，水道不通。治宜泄热通结，活血逐瘀。拟桃仁承气汤加减：桃仁、丹皮、赤芍、当归各 10g，大黄 15g，芒硝（冲）6g，金银花 15g，黄芩 10g，生地 10g，麦冬 10g。水煎服。服 1 剂后解黑大便 1 次，腹痛缓解，24 小时尿量 460ml，尿常规正常，大便潜血（＋＋＋）。继服 1 剂，24 小时尿量 800ml，体温降至 37℃，血压正常。再服用 1 剂，小便如常，浮肿消退，尿素氮：6.69mmol/L，肌酐：70.9μmol/L。病获痊愈。（教学医案）

【分析】

流行性出血热根据发病季节及特点，属于春温病范畴。突发高热，显然内热极盛，为伏气温病特征。患者少年，稚阴稚阳之体，病发 2 天即出现少尿、浮肿之势，显然有水液生成、输布、代谢障碍。西医见有少尿，采取利尿治疗，及采取其他对症措施，病情未减。中医一诊时，见有发热，浮肿，少尿，少腹硬满，谓之湿热壅滞，三焦不通，水邪外溢。按中医内科病"水肿"治疗，采取清热利湿，活血化瘀之法，处以五苓散及疏凿饮子方，服用 3 剂无效，且出现舌质绛，苔黄燥等阴伤之象，浮肿，发热未减。综合分析，患者初得病时的少尿，少腹硬满，非为水湿停留，而是热毒壅滞，瘀热互结之故。白睛红赤，前胸部可见散在出血点，舌边有瘀斑，说明热入血分，血热动血。妄用五苓散中的茯苓、猪苓、泽泻利水消肿，疏凿饮子通利二便，防风开通腠理，不但不能消肿利尿，反而促使阴伤血滞，病情加重。此为春温病热与血互结下焦之证。热瘀相结，若独清热则瘀不去，独祛瘀则热不解，故当清热祛瘀并用。用吴鞠通桃仁承气汤方加减治疗。方中大黄、芒硝泄热软坚，攻逐瘀结，使下焦瘀血从大肠而出，亦寓通大便而利小便之意；丹皮、赤芍、桃仁清热凉血消瘀；当归和血养血，并行血中之气；加金银花、黄芩增加清热之力。生地、麦冬以补误治所伤阴津。1剂服后，大便通畅，瘀热从后阴而下，小便增多。续用，热退肿消，小便恢复正常。

【启示】

温热性疾病出现小便不利，应以养阴清热为大法，不可见小便不利而滥用淡渗利尿之剂。如误用淡渗，会进一步耗伤阴液。正如吴鞠通所说："温病小便不利者，淡渗不可与也，忌五苓、八正辈。"（《温病条辨·卷二》）因此临床不可见少尿、无尿患者，盲目运用利水之剂，轻则伤阴，重则耗气。

若在湿热性疾病中出现小便不利，如湿邪阻于下焦，三焦功能失常所致者，此时淡渗就是当用之法。或者佐以开鬼门，宣畅肺气也可使水湿通过汗出而解，达到提壶揭盖之目的。

前后二阴有着整体相关性。尿少，大便不通说明腑气不畅，通过通大便，使邪气从大肠而出，大肠得通，肺气得降，膀胱气化功能改善，则又可以通利小便。此在疾病危重时，如肾衰、尿毒证治疗过程中有特别重要的意义。反之，大便泄泻呈稀水样，属水湿浸渍者，也可用利小便以实大便之法来治疗泄泻。

（十三）真阴亏损误案析

案1

蒲老回忆30年前，有同道苟君年35岁，其人清瘦，素有咳嗽带血。仲春受风，自觉精神疲乏，食欲不振，头晕微恶寒，午后微热，面潮红，咳嗽。众皆以本体阴虚，月临建卯(农历二月)，木火乘金为殃，以清燥救肺为治，重用阿胶、二冬、二地、百合、沙参、二母、地骨皮、丹皮之类，出入互进。至四月初，病势转增，卧床不起，渐渐神识不清，不能言语，每午必排出青黑水1次，量不多，与以清稀粥能吞咽。适蒲老于四月中旬返里，其妻延诊，观其色苍不泽，目睛能转动，齿枯，口不喋，舌苔薄黑无津，呼吸不便，胸腹不满硬，少尿，大便每日中午仍泻青黑水一次，肌肤甲错，不厥不痉，腹额热，四肢微清，脉象六部皆沉伏而数。蒲老断为阴虚伏热之象，处以复脉去麻仁加生牡蛎、西洋参，1日1剂[炙甘草六钱，白芍四钱，干地黄六钱，麦冬(连心)六钱，阿胶(烊化)五钱，生牡蛎一两，西洋参三钱。流水煎，温服，日两次、夜1次]。服至10剂后，病势无甚变化。诸同道有问蒲老"只此一法"者？蒲老答："津枯液竭，热邪深入，除益气生津，扶阴救液，别无良图。"蒲老坚持让患者服至15剂而下利止，原方去牡蛎续服至20剂，齿舌渐润，六脉渐达中候，服至23剂，脉达浮候，其人微烦。是夜之半，其妻请蒲老出诊，说病有变，往视，四肢厥冷，战抖如疟状，脉闭，乃欲作战汗之象，嘱仍以原方热饮之，外以热敷小腹、中脘、两足，以助阳升，冀其速通。此时正胜邪却，得汗则生；邪胜正却，不汗则危。须臾汗出，烦渐息。次日往视，汗出如洗，神息气宁，脉象缓和，仍与复脉加参，大汗三昼夜，第四日开始能言，又微黏汗三旦夕，自述已闻饭香而口知味。继以复脉全方加龟板、枸杞、西洋参，服10余剂，遂下床行走，食欲增强，终以饮食休息之而渐次恢复。蒲老曰："掌握初诊，是临床的重点，凡初诊必须详审有无新感，若有新感，无论阳虚阴虚之体，必先解表，庶免遗患，今既因误补，邪陷正却而气液两伤。非持续性养阴生津之剂，使正气有可能与病邪一战而复，不能奏功。"(高辉远. 中医研究院主编. 蒲辅周医案. 北京：人民卫生出版社，1972)

🪣【分析】

仲春冒受风邪，恶寒发热，咳嗽，显系新感表证，其人素体消瘦，并有咳嗽带血之症，且发病之时存在午后热甚，面色潮红等阴虚之象。此为阴虚外感，表里同病之证。当先解表或表里同治为大法。然众医忽视新感表证，仅据午后微热、面潮红、咳嗽，断为肺痨肝火犯肺证，径投清燥救肺汤，尤重阿胶、二冬、二地、二母、地骨皮、丹皮养阴清热之类。然清燥救肺汤为救治燥邪伤肺，气阴不足之方，方中无疏解外邪之药，妄用大量益气补阴之品，不知温邪得补，邪热愈炽。表邪不得宣解而内陷于里，病已两月，病势转剧，已卧床不起。正如吴又可云："有邪不除，淹缠日久……今投补剂，邪气益固，正气日郁，转郁转热。"(《温疫论·妄投补剂论》)神识不清、不能语言为邪热扰神、清窍失养所致。火盛伤阴，全身失养则见齿枯、舌苔独黑无津、肌肤甲错、腹额热、脉六部沉伏而热等危象。此原系阴虚火盛之体，新感温邪后，误投补阴，邪热内伏，致津伤枯竭；每日午后泻青黑水1次，少尿，证似热结旁流，但腹不满硬，知无里实内结，实为阴气下流，趋于大肠之故。其面色苍白、不语、四肢微清，显系正气不支，面色肢体失去濡养而致。幸不语但目睛能转动，面色苍白但无喘促、口不噤、不厥不痉，与以清稀粥尚能吞咽，或有挽回之机。救治之法除益气生津、扶阴救液，别无良图。虽为复脉汤，实为吴鞠通加减复脉汤方，取其滋补肝肾，润养阴液之功，阴复则阳留，庶可不至于死也。因有泄泻清水，故去麻仁之润，加牡蛎"既能存阴，又涩大便，且清在里之余热，一物三用之。"(《温病条辨·下焦篇》)又加西洋参益气生津。初服10剂，病情未有变化，并非药不对证，而是人体阴液难复。果然服至15剂利止，至20剂齿舌转润，六脉皆由沉转中取能得，此正气渐复之征。但服至23剂，出现脉浮、微烦、夜半四肢厥冷、寒战如疟状，此为正气渐长，有与邪气相争之能，为欲作战汗之机，祛邪外出之佳兆。蒲氏胸有灵犀，嘱原方热饮，全身热覆，以助阳升，冀其流通气机。服后，汗出、脉和、烦息，说明正胜邪却，得汗始生。由于汗出如洗，仍与复脉汤加参，气阴双补调之。仅四日能言，又微汗三旦夕，思饮食而知味，里气和也。继以原方加龟板、枸杞收功。

🍃【启示】

复脉汤又名炙甘草汤，为治气阴不足之心动悸，脉结代的有效方剂。清代吴鞠通《温病条辨》中减去参桂姜枣之补阳，加白芍收三阴之阴，名加减复脉汤。主治下焦温病，热邪久羁，耗损肝肾阴精之证。该方为热邪劫阴之总司，多由甘寒、酸寒、甘平类药物组成。当津液严重不足时，滋阴生津之法尤其是填补肝肾之精时往往不能速效，需长服久服才能有一定效果。王道无近功，久服必有益，因此，使用本法，不可半途而废，朝三暮四。阴液难复，阳气易回，不可不知。本案正气已陷不支之境地，若取速效，纯属戏言。必保养正气，坚持持续养阴生津，气津双补，使正气渐长，终能与病邪一战而解，达到疾病康复目的。

温病养阴有甘寒、酸寒(平)、咸寒类药物之分。甘寒类药物较多，如沙参、麦冬、天花粉、生地等，三焦阴液损伤皆可配伍用之，但主要用于上、中焦肺胃阴津损伤者。酸寒(平)如白芍、五味子、乌梅等，用于邪气不重且有阴津不足证，既可与甘寒类养阴药合用，治疗上、中焦证，也可与咸寒类养阴药配伍用于下焦肝肾阴伤证。咸寒如玄参、龟板、鳖甲等，由于偏于滋腻填补，故下焦肝肾阴亏时用之，但需久服，并注意调理胃气，以防浓浊腥腻，碍胃滞气。

八纲辨证中的表里两纲在外感热病中尤当细辨，若新感温病中存有表证，必当先疏表。伏气温病中若有表证，多为外邪引动在内伏热，此时不可单纯解表，需表里兼顾。标本不审，表证未除，妄用补剂，误补生变，险至丧生。

温病表邪尚在，地骨皮之药不可妄用，吴鞠通早有明训，他说："若兼一毫外感，即不可用。如风寒、风温正盛之时而用桑皮、地骨，或于别方中加桑皮，或加地骨，如油入面，锢结而不可解矣。"（《温病条辨·泻白散不可妄用论》）伏陷之邪，无法使之上出也。以地骨入下最深，禀少阴水阴之气，加之二冬、二地、二母阴凝滋腻，邪陷热伏愈深，致酿成如此险证。闻者足戒！

案2

闫某，男，12 岁。患温热病，日久失治，温热之邪下伤肝肾之阴。症见：午后潮热如焚，睡则呓语呢喃，面色枯白，身体羸瘦，饮食不进，哭而无泪。病已至此，其父母认为无望，束手待毙。其亲戚有周君者，与先生为友，力请诊治。切其脉来细数而任按，舌红形如石榴花。视其两目之神不败，口虽干而齿不枯。童子元阴未离，病虽危而犹可活。为疏：生地 30g，玄参 18g，麦冬 18g，生甘草 6g，丹皮 6g，广犀角 6g，竹叶 6g。嘱药煎两次，分 4 次服之，每 4 小时服 1 次。服 1 剂后，竟酣然熟睡而呓语停止，午后潮热有所减轻。又服 2 剂，则鼻有涕，眼有泪，此乃津液复生，阳热之邪渐退之兆。于上方中再加玉竹 14g，龟板 24g，阿胶（烊化）10g。又服 3 剂，大见好转，身热已退，欲食米粥，大便由秘变易。治疗仍主甘寒滋阴增液之法，而坚持不懈，计用生地至六斤，玄参、麦冬至四斤以上，治疗约有 1 月，其病方愈。温病伤阴之证，临床虽不鲜见，如此例之重者，则确属罕见。（陈明. 刘渡舟临证验案精选. 北京：学苑出版社，1996）

【分析】

温热邪气，本应以清热养阴为大法，若失于治疗或经发汗等误治，初则伤及上焦肺胃之阴，若素体阴液不足，每易传至下焦，劫伤肝肾之阴。本案误治后，患儿身体消瘦，面色枯白，哭而无泪，反映了伤阴耗液较重。正气虽伤，但余热也盛，故午后潮热如焚。热扰心神，则呓语。舌绛，脉数，为热伤营阴之征。所幸患儿目光尚有神气，齿干但不枯萎，阴伤但脉细数尚任按，说明患者虽病情危重，但阴气未致竭尽，尚有一线可生之机。审时度势，当务之急，必须以大剂甘寒咸润之品救其欲竭之元阴，佐以清营凉血之品，以制温热之肆虐。方用增液汤加减，重用为功，壮水增液。生地补而不腻，壮水制火；玄参甘苦咸微寒，补益肺胃之阴，且能启肾水上潮于天，达到水天一气，上下循环之作用；麦冬能补心阴，润肺胃，通脉络。三药合用，甘寒增液，咸寒滋阴，壮水之主以制阳光，另加竹叶、生甘草、丹皮、犀角清营凉血，败毒以解温热。取少量频服之法，以使药力相续，津液渐生。后加龟板、阿胶等血肉有情之品以填补下焦肝肾，调理月余而愈。

🍃【启示】

儿童素体稚阴稚阳，患春温之后，更易伤及阴津。治疗上应时时刻刻顾护阴津。存得一分津液，便有一分生机。对温病后期，邪已退而胃津受损，叶天士、吴鞠通均喜用甘寒濡润之品，如生地、麦冬、沙参、玉竹、石斛等，创益胃汤、五汁饮方。甘寒之品，不独能养胃，亦能润肺，滋而不腻，且性寒能清未尽之余热。病至后期，邪热已衰而真阴已亏，不但要注意祛邪，更要滋补真阴。滋肾填精之品，大多寒凉凝滞，用之不当，则易伤败中阳，凝滞难散，甚则存阴之品反为泻阴之用，常宜投健胃助运之品，如焦三仙、谷麦芽、砂仁等，以使滋而不腻，凉而不凝。

（十四）阴虚风动误案析

金禄卿室，沈裕昆之少女也。患温，顾听泉连进轻清凉解而病不减。气逆无寐，咳吐黏痰，舌绛咽干，耳聋谵语，旬日外，始延孟英诊焉。曰：体瘦脉细数，尺中更乱，竟是阴气先伤，阳气独发，所谓"伤寒偏死下虚人"，譬之火患将临，既无池井，缸贮又空，纵竭心力，曷能当济？再四研诘，乃知发病前一日，徒然带下如崩，是真液早经漏泄矣。否则药治未讹，胡忽燎原益炽？痉厥之变，不须旋踵。禄卿坚垦勉图。孟英以西洋参、生地、二冬、二至、玄参、犀角、黄连、鸡子黄、知母为方，另用石斛、龟板、鳖甲各四两，佐牡蛎一斤，煮汤代水煎药，顾听泉又加阿胶，且云：我侪用此育阴镇阳，充液息风大剂，焉能津枯风动，痉厥陡生乎？服2剂，果不能减。后惑旁言，而祷签药，附、桂、干姜，罔知顾忌，径至四肢拘挛而逝。是误药速增其毙而增其惨也。继而裕昆患湿温，亦犯重瞑而亡。（王孟英原著．周振鸿重按．回春录新诠．长沙：湖南科技出版社，1982）

🥣【分析】

素体阴亏，又经带下崩漏，阴分欲竭成为本案春温发病的内在病理基础，此时复感外邪，已成表里同病之证。当先解表清里并注意以养阴生津之法治之。医家单用清解疏散，虽表邪消除，但里热不减，因宣散解表之药耗散阴津，更导致人体阴液亏损。胃阴不足，胃失和降故气逆；心阴不足，心神失养则无寐、谵语；肺阴亏损，肺失宣降则咳吐黏痰、咽干；肝肾营阴不足，则舌绛；肾精耗损，耳窍失养则耳聋。但医生不明，屡屡不验，致温邪久羁，深入阴分，损伤肝肾之阴，并有动风痉厥之势。此时全身阴津极亏，精血源流告竭，阴液不足，虚风内动，很快会病发手足蠕动，或瘛疭之症。王孟英诊之，断为阴液极亏，欲成动风之态。遂施以三甲复脉汤加减以育阴潜阳息风，药属对证，如若多服，有益无损，必能力挽狂澜。无奈区区两剂，"杯水车薪"无济于事，加之病家惑于旁言，迭进附、桂、干姜等温燥之药，火上浇油，益助其热，重亡其阴，果然肝肾阴竭致筋脉失养，四肢拘挛，以致死亡。

🍃【启示】

痉是指肢体拘挛强直或手足抽搐，在温病中多为肝风内动所致，是一种病情危重的标志，有虚实之分。本案属于阴虚动风证，见于温病后期。动风为筋脉之病，阴液不足，筋脉失养易导致抽搐，故补充阴液，减少阴液的耗散是防治抽搐的重要方法。

（十五）阴虚火炽误案析

患者孙某，女，46岁，患流行性出血热，于1990年3月18日住院。经用平衡盐液、扩容等，顺利度过少尿期进入恢复期，而邀中医会诊。症状可见：身热，心烦失眠，彻夜不寐，腰酸作痛，疲乏，口苦而干，脉象细数，舌质红，苔薄黄。按心火亢盛证予以朱砂安神丸加减：朱砂0.1g，黄连10g，栀子10g，连翘10g，地黄10g，杜仲10g，桑寄生12g，酸枣仁30g，夜交藤20g，甘草6g。服用1剂后，身热，失眠症稍减，但服用第2、3剂后，身热，心烦失眠同前，口干口苦愈重。二诊按春温病后期，阴虚火炽证治疗，予滋阴清火，交通心肾法。处方黄连阿胶汤加减：黄连6g，阿胶(另炖)12g，白芍9g，生地15g，黄芩9g，鸡子黄(冲)2枚。试投1剂，水煎服。次日家人再来取药告知，药后当晚能寐3小时，服药5剂后，诉已能入睡，心烦腰痛也减，给予清余热、益气阴善后，后调理10余天痊愈出院。(教学医案)

🪣【分析】

流行性出血热发病特点与温病中的春温病类似，发于冬春季节，起病即见高热，口渴等，西医有发热期、低血压休克期、少尿期、多尿期、恢复期之分。患者经过西医救治措施后，顺利度过少尿期进入恢复期，说明热势已退，进入后期，可按春温病后期的发生发展过程调治。中医一诊时，有身热，心烦失眠，彻夜不寐，口苦而干，舌红苔黄，为心火炽盛。腰酸作痛，疲乏，脉细数为肾阴不足。综合分析，本证为春温后期，邪热久羁而灼伤肾阴，心火亢盛之候。水亏火旺，水火不能相济，火愈亢而阴愈伤，阴愈亏而火愈炽。若只注意病人身热，心烦失眠，而失眠程度达到通宵达旦不能入睡的状态，并根据舌红，苔黄，口苦口干，于是辨证为心火亢盛证，处以朱砂安神丸治疗，而忽略了肾阴不足的表现，因而服用朱砂安神丸1剂后，因黄芩、黄连、连翘、栀子、朱砂的清心泄热作用，当时发热、失眠稍减。由于方中加减所用之药苦寒太过，加之补肾药杜仲、寄生的温补，使阴伤更重，出现明显的口干口苦。二诊时重视滋补阴液，清心之药少用，采取交通心肾之法，予黄连阿胶汤，1剂见效，5剂已能入睡，腰痛也减。后根据热性病后期易伤气阴特点，采取清余热，益气阴之法调理出院。

🍃【启示】

春温后期既可见到虚证，也可出现虚实夹杂证，黄连阿胶汤证属于后者。其所治病机为阴虚火炽，即肾阴虚于下，心火亢于上，属心肾不交，水火失济证。不同于一般的阴虚火旺或阴虚阳亢的虚证。故黄连阿胶汤用黄连、黄芩苦寒泻心火；阿胶、白芍、鸡子黄，一是起到填补肾阴之效，二是有壮水之主，以制阳光之用。

失眠病因繁多，心肾不交失眠多见于热病后期，或见于内伤疾病中。此类失眠运用金石类中药镇惊安神、植物类中药养心安神往往不能奏效，必须针对病机而用药。由于心火亢盛的表现一般医者易察，据此采用苦寒降火之法，往往会导致下焦肾阴更亏，故选用甘寒、酸寒、咸寒等养阴之法治疗失眠，作用可倍于安神之药。

鸡子黄一药对于心肾失交证的失眠颇有效验，吴鞠通谓其能"上通心气，下达肾气"。属食疗之品，民间治疗失眠多用之。服用时取蛋黄，或药后单独冲服，或放入煎好的温凉适中的汤液中搅匀后服用。

（十六）邪留阴分误案析

吴某，男，22 岁，某医科大学学生，2001 年 4 月 27 日初诊。低热 20 余天。

患者无明显诱因地出现低热，体温 37.3℃ ~ 37.5℃，伴有手足心热，经给予西药抗生素、能量合剂、抗病毒及非甾体类药物，效不显。往某中医院求治，查血白细胞：$5 \times 10^9/L$；中性粒细胞：0.66；淋巴细胞：0.23；红细胞：$4.5 \times 10^{12}/L$；血红蛋白：100g/L；血小板：$280 \times 10^9/L$。按发热原因待查（FOU）收入内科某病房治疗。住院医师根据患者低热，手足心热，午后热甚，辨证属阴虚发热。遂给以中药青蒿鳖甲汤加减：青蒿 20g，鳖甲 15g，生地 15g，知母 10g，丹皮 10g，玄参 10g，炙甘草 6g。住院 11 天，上方出入加减治疗，仍热势不退，体温波动在上述范围，遂出院。

我诊治时，体温 37.5℃，其发热一般多为上午 9 点开始到下午 3 点止，手足心热，面色不赤，形体较胖，肌肤初扪不热，呼吸均匀，纳少，乏力，小便无明显黄赤，大便正常，口黏不甚干，舌苔薄黄腻，脉濡数。按湿温病湿热并重证治疗。选用蒿芩清胆汤加减内服。处方如下：青蒿 12g，黄芩 6g，竹叶 3g，黄连 6g，苍术 9g，杏仁 9g，藿香 9g，陈皮 6g，半夏 6g，云苓 9g，栀子 6g，甘草 5g。3 剂，水煎服。并嘱患者近期卧床休息，饮热水，少食辛辣肥腻之物，忌寒凉。

4 月 30 日第二诊：服至第 3 剂后，体温降至正常，腻苔稍退，再用 5 剂。

5 月 10 日第三诊：自第 3 剂后，体温未再升高，舌脉正常。前后共服药 8 剂痊愈。后随访，未复发。（教学医案）

【分析】

本病属于湿温病案而按春温邪留阴分证误治的案例。本属湿热性疾病而按阴虚误治，我于临床遇之较多，故列于此讨论。

青蒿鳖甲汤为临床所治阴虚发热的常用有效方剂，医生往往见有低热不退，午后或夜间加重，伴有手足心热，而不辨舌脉就谓之阴虚，草率用之者不乏其人。若遇湿热性疾病发热，盲目滋阴则会导致"润之则病深不解"。湿热交结，如油入面，致病程延长。果然患者住院 10 余天，毫无效果。根据主、客观资料，病人自觉发热，测体温稍高，虽起病缓慢，起病原因不明确，病程 20 余天，但仍属温病范畴。据口黏、苔腻、脉濡，本病诊断应属"湿温"病，即湿热性疾病。由于湿邪阻遏，热不达外，故面色不赤，且肌肤初扪不热。纳呆，乏力为湿热之邪困阻中焦脾胃所致，手足心热也为湿热郁蒸之象。结合苔黄，口稍干，脉数，可辨证为湿热俱盛之候，用清热祛湿之法而奏效。

【启示】

邪留阴分与湿温病均可出现低热，午后身热较甚，缠绵难解的状态，故湿温之病有"状若阴虚"之说，二者需详辨。阴虚发热初扪体表觉热，但扪之较久则不觉灼手；湿温发热初扪体表不觉很热，但扪之较久则觉灼手。阴虚发热少苔或无苔，而湿温发热多兼腻苔。阴虚发热治疗重在滋阴，壮水之主以制阳光；湿温发热治疗重在祛湿，采取宣湿、化湿、燥湿、利湿之法，湿去则热自孤。

三、暑温误案析

(一) 暑入阳明误案析

案1

一赵姓妇，年二十余，产后八九日，忽得温病，因误用热药发汗，致热渴喘促，舌苔干黑，循衣摸床，呼索冰水，病家不敢予。脉弦数有力，一息七至。急投以白虎加人参以山药代粳米汤，为系产后，更以玄参代知母。方中生石膏，重用至四两。又加生地、白芍各数钱。煎汤一大碗，分四次温饮下，尽剂而愈。当时有知医者在座，疑而问曰："产后忌用寒凉，何以如此放胆，重用生石膏？且知母、玄参皆系寒凉之品，何以必用玄参易知母？"答曰："此理俱在《衷中参西录》中"，遂于行箧中出书示知，医者细观移时，始喟然叹服。［张锡纯．医学衷中参西录（上、下册）．石家庄：河北人民出版社，1957］

🥄【分析】

产后受宜温宜暖思想的影响，民间往往将产妇之房门窗紧闭，怕受风寒之邪侵袭。若是夏天，内外皆热，通风不良，产妇极易中暑。产后八九日，忽得温病，可能为感受暑热之邪而患暑温之病。暑温之病本宜清泄暑热，医者可能因其发热，头痛等症而用热药发汗。温热之药以助暑热之邪，致内热更盛。邪热炽盛，阳明里热蒸腾于外则壮热；热邪迫肺，肺气不利则喘促；暑热扰心，心神不安则循衣摸床；里热阴伤，故口渴引饮，呼索冰水；热盛津伤故见舌苔干黑。此为暑温误汗，而致暑热之邪侵入阳明气分，邪正交争，热炽津伤之证。治宜清泄暑热兼益气生津，方选白虎加人参汤。石膏辛、甘、寒，寒能清泄阳明之热，辛可透邪外出，甘寒养阴生津。因知母苦寒，故用玄参代之以清热养阴。始于产后，阴血不足，且为汗后引起，故加生地、白芍之甘寒以养阴津之不足。淮山药具有轻补肺脾肾之气阴之功，代粳米以恢复脏腑损伤之气阴，且易于煎服。阳明热盛，耗伤津气较重，故加人参以益气生津。白虎之方，既清里热，又无伤阴之弊，有生津保津之功，用于产后之阳明热证，亦属对证。

🍃【启示】

辨证施治为中医治病的重要原则，绝不可以拘泥于产后宜温，胎前宜凉之说，有是证则用是方。产后伤及阴血，患温病后，阴血更伤，故治疗产后温病在清热的同时当佐以养阴生津之法以虚实兼顾。叶天士说："至于产后之法，按方书谓慎用苦寒，恐伤其已亡之阴也。然亦要辨其邪能从上中解者，稍从证用之，亦无妨也。"

产后宜温，固执旧议，见有表证，不分表里寒热，一概辛温误汗，不但阴伤，更易热入气营，或逆传心包，则变证险生。

案2

向某内室，女，28岁，已婚。夏月产后，适逢盛暑，十月后恶露刚尽，感暑而病。阅数医，均以产后发热，头痛汗出，用生化汤与补血汤加丹地之类为治。病不解，反而增剧，壮热大渴，汗大出，午后尤甚，头痛面赤，心烦舌红，渴思凉饮，小便短赤，大便干燥，脉洪而滑。延师往诊，师曰：此白虎汤证也，但产后气血新伤，宜于白虎汤中加人参主之，扶正祛邪并行。病家粗知医，曰：白虎辛凉重剂，为产后所当禁。师曰：白虎诚宜慎用，今病暑热极，热灼阳明，肺津被劫，若不急清阳明以救化源，恐津液枯竭，变证蜂起，产后难任，有病则病受之，沃燋救焚，何惧之有，可小制其方，病家然之。乃用西洋参9g、生石膏18g，知母6g，甘草3g，粳米15g。每日2服。是夜诸症渐减，能安睡。次日，再诊，见其热减渴止，汗息烦平，思粥食，病家甚为感谢。师候其脉，仍洪而滑，曰：证虽减退，脉尚未平，热犹未尽彻也，宜原方再进，否则热将复炽。病家见患者已不壮热烦渴，坚请去石膏，师曰不可，只宜再小其制，而病家仍惧石膏大寒，议用他药代之，师见坚决惧药，未便强怫其意，遂勉为用鲜苇根、石斛、荷叶、竹叶等，并告之曰：午后恐诸症再起。果于日晡壮热头痛，大烦大渴，汗出心烦，前证复作，一如师言。病家急延师至，乃再疏白虎加人参汤1剂。药用西洋参6g，生石膏12g，知母4.5g，粳米12g。一服知，二服已。再次日诊之，脉平热退，师曰：至此内热已解，只复胃津可也，用益胃汤加味，并继以养荣善其后而愈。（王发渭. 高辉远临证验案精选. 北京：学苑出版社，1995）

【分析】

此系产后恶露刚尽，感受暑热病邪之案。夏月产后，适逢盛暑，病有发热，头痛，汗出，此为暑温病。初医不明病因，进产后常法生化汤与补血汤加丹皮、生地之类为治。盖方中川芎、当归、黄芪乃性温上升之药，丹皮、生地、桃仁乃柔腻下降之品，均不宜于暑温病，故而屡治困效，证势反增。今乃感暑而病，证为暑入阳明，当用白虎汤辛凉重剂。倘若常人，用白虎汤则无所顾忌，唯产后气血新伤，用此辛凉重剂，固宜慎重。然而暑热方炽，犹如大敌当前，若不迎头痛击，壮热难除，故白虎虽剽悍，实为救焚之良将，邪去则正安是也。考虑病发产后，有伤阴血之势，故急以白虎汤加人参主之，以白虎汤清泄阳明暑热，人参益气生津。服用后热退但脉象仍示热象存在，宜继续服用。病家虑疑不从，致使热邪复炽，再投始安。

🍃【启示】

暑温之病当用清法治之，不必为"产后宜温"的禁例所束缚。因此，此案示人，医之临证，贵在辨证，证无定型，医无定法，法随证变，有是证则用是药，万勿迟疑，以免贻误病机，证变难挽。

由于暑邪易耗气伤津，故在清热的同时，往往佐以益气养阴法。因西洋参寒凉，既能清热，又能益气生津，故比人参更宜。儿童可用太子参，也可用沙参30g～60g代，但补气力量较弱。

（二）暑伤津气误案析

王某，男，3岁。2004年7月20日初诊。发热10天不退，下午热甚，测体温最低时38℃，近两晚体温均达39℃以上，不出汗，喜凉饮，食欲不振，大便正常，尿频而量多。实验室血、尿、大便三大常规及胸片等检查，均未发现异常，诊断为夏季热。经西医治疗病情反复，时轻时重。中医会诊：按暑温病，暑入阳明证，处以白虎汤方加减：生石膏30g，知母6g，薄荷6g，连翘10g，竹叶6g，山药10g，甘草3g。服用3剂，热势不减，体温：39.3℃，烦躁不安，食欲稍减，唇红，口渴引饮，肌肤灼热无汗，小便清长，舌质红，苔薄黄而糙，脉细数。证属暑伤津气。治以清暑益气，养阴生津。方用清暑益气汤加减。处方：西洋参（另炖）3g，石斛6g，黄连3g，竹叶6g，荷梗10g，知母5g，鲜西瓜翠衣15g，芦根10g，甘草2g。每日1剂。4天后，诸症明显好转，发热已逐渐下降至38℃以下，精神、食欲可。续服6剂后，诸症痊愈，仅感口微渴，嘱用西瓜翠衣、鲜竹叶、鲜荷叶适量，用开水泡后当茶饮用，月余康复，次年无复发。（教学医案）

🫙【分析】

夏季热多发生于夏至到处暑之间，气候特别炎热之时。常见于先天不足，后天失养，或病后体虚未恢复的婴幼儿。因其体质娇嫩，脾胃虚弱，阴气未充，阳气未盛，不能耐受炎热之熏蒸，以致暑热内侵而发病。小儿夏季热临床症状与中医学记载的小儿"疰夏"病相似，可按暑温病辨证论治。总属暑热之气，外灼肌肤，内袭肺胃，耗伤气阴引起。暑热郁于里，不得宣泄，致津气两亏。津亏则口渴多饮，不能达于外，则无汗；气伤则不化津而下趋膀胱，故多尿。本应清暑益气，却用白虎汤直清里热，加用薄荷、连翘辛散，致使阴液更伤。二诊时辨为暑伤津气，予以清暑益气汤益气养阴清热。方中用西瓜翠衣清暑热，西瓜有天生白虎之名，今用其翠衣，既有清热解暑之功，更可生津液；配竹叶、知母、荷梗，以助清暑泄热；西洋参、石斛、麦冬、甘草、粳米，益气生津。诸药合用，共奏清暑益气，养阴生津之功。

🍃【启示】

夏季热是小儿特有的疾病，由于小儿脏腑娇嫩，阴气未充，阳气未盛，感受暑热之邪，易耗伤肺气，消灼津液。因此，治疗上不仅要清其暑热，还需益气生津，邪正兼顾。

本案初起无汗，温病无汗原因常见外邪束表和阴津亏乏，两种情况下均不宜使用白虎汤治疗，无汗是白虎汤四大禁忌证之一。正如吴鞠通所说："白虎本为达热出表……汗不出者，不可与也。常须识此，勿令误也。"(《温病条辨·卷一》)

(三) 津气欲脱误案析

钱某，男，51岁，1960年8月29日就诊。

两天来身热头晕，阵阵恶寒，右脉洪大而数，左手略小，面赤口渴，头面汗出较多，昨服藿香正气散加减方：藿香10g，苏叶6g，佩兰叶10g，半夏10g，白术6g，厚朴6g，白芷6g，生姜3片，大枣5枚。1付。

服药后汗出更多，夜间四肢发冷，今晨面色苍白，两脉虚大而芤，通体汗出。口渴欲饮，心慌气短，神志欠清，喘息气急，舌苔白腻。此暑温热蕴，津液大伤，本当益气兼以折热，误服辛散伤津之品，急予益气生津，达热出表，防其神昏致厥。

生石膏(先煎)30g，知母15g，生甘草10g，粳米30g，生黄芪30g，五味子10g，西洋参粉6g。即刻煎服，1付。

二诊：1960年8月30日。

药后汗出已止，身热渐退，口渴喘息皆止，已能安眠，小溲甚少，两脉已由虚大而芤转为细弱小滑，头面汗出甚少，面仍略红，口干渴亦行缓解。暑温误汗之后，正气大伤，津液过耗，昨服益气生津之品，虽见小效，尚不足恃，再以甘温益气，甘寒生津，兼以祛暑，以观其后。原方减石膏为 15g，加党参 12g。
2 付。

三诊：1960 年 9 月 2 日。

前药连投两剂之后，身热已退净而汗出亦止，喘息已平，口仍干渴，面色正常，精神好，两脉细弱且滑，大便通而小溲渐利。暑温误汗之后，气津皆伤，今观舌质偏红，苔白略干，虽汗止气复，然阴津尚未全复，改用甘寒益气，兼祛虚热。饮食当慎，生冷黏甜皆忌。

北沙参 25g，太子参 10g，生黄芪 18g，五味子 10g，麦门冬 12g，生白芍25g，鲜荷叶(撕碎入煎)半张。2 付。

药又服两剂，诸症皆安，饮食睡眠皆如常，经休息一周后而上班工作。(赵绍琴. 温病纵横. 北京：人民卫生出版社，1982)

【分析】

"右脉洪大而数，左脉反小于右，口渴甚，面赤，汗大出者，名曰暑温。"(《温病条辨·卷一》)时值夏令，且有发热、口渴、汗出，显然本案初起为暑温病，暑入阳明证，当用白虎汤或白虎加人参汤清热保津。患者阵阵恶寒，形似伤寒，但非感受寒湿，而是汗泄过多，津气耗伤，腠理疏松所致。病为阳暑，误为阴暑而用藿香正气散辛温散寒祛湿之法，致肌腠开泄，汗出过多，正气随汗而泄，气主煦之，气虚肌体失养，故出现四肢发冷，面色苍白，两脉虚大而芤。肺气伤则喘息气急；心气伤则心慌气短；里热炽盛，上扰神明，故神志欠清；里热阴伤，则口渴欲引。虽为误治，但阳明热炽证仍在，且出现明显津气耗伤的病理。治宜清泄阳明之热，佐以益气养阴。方选白虎加人参汤。用白虎汤金飚退热，达热出表；西洋参、黄芪益气生津；五味子敛耗散之津气。药后出汗、口渴、喘息明显好转。由于暑温误汗之后，正气大伤，津液过耗，昨服益气生津之品，虽见小效，尚不足恃，津液未复，故小溲量少，面仍略红。再加甘温益气，甘寒生津的党参，兼以祛暑治疗。2 剂之后，身热已退，汗出亦止，喘息已平，面色正常，精神好，大便通而小溲渐利。由于津液仍未完全恢复，故口仍干渴，两脉细弱且滑。仿生脉散方加减。以太子参、生黄芪益气生津；鲜荷叶兼祛暑热；沙参、麦冬甘寒养阴，与五味子同用起到酸甘化阴之效。标本同治，药证合拍，身体很快康复。

🍃【启示】

暑为火热之邪，其性酷烈，传变迅速，故侵犯人体后大多直接入于气分，一般没有明显的卫分过程，即使出现恶寒现象，也多为里热耗伤人体津气，腠理疏松所致，此时不宜解表，更不可辛温发散。若暑夹湿邪或寒邪出现的恶寒，也不可单纯予以化湿解表的藿香正气散，应与清里之法同用。

暑性炎热，故致病极易耗伤人体正气，尤多耗伤津气，因而补益津气之法宜贯穿在暑温病的始终。而补津多用甘寒的沙参、麦冬，益气多用甘、微苦、寒的西洋参或甘平的太子参、党参。黄芪甘、微温，当津气耗伤较重，汗出不止时，也可用生黄芪益卫气以固表止汗。此案初诊用西洋参粉 6g 吞服，显示了危急之证须以抢时机最为紧要，若缓缓坐等汤药煎汤，恐已坐失良机。二诊加党参，三诊易为太子参，可见虽益气一法，亦须随证变药。

五味子在实邪较重时，用之易敛邪，但出现津气虚弱现象，尤其是肺气耗散，出现汗多，久咳不止时，即使有明显的实热表现，也可适当配伍，起到酸敛津气，与人参、麦冬等同用，有酸甘化阴之效。

（四）暑入心营误案析

郝某，男，36 岁，2002 年 8 月 17 日因发热头痛，恶心呕吐 3 小时，猝然昏仆 20 分钟急诊入院。西医诊断为中暑（高热昏迷型），经给氧，肌注柴胡注射液，静滴生理盐水等，病情如故。邀中医会诊，查视病人，体温 40.2℃，神昏，时有谵语，烦躁不安，肌肤灼热无汗，气粗似喘，舌红绛，脉数。诊为暑温病，证属暑热伤津，热结肠腑，浊热上扰神明。治宜清热解毒，通腑泄热。方选解毒承气汤加减。黄连 10g，黄芩 10g，黄柏 6g，栀子 10g，枳实 6g，厚朴 6g，大黄 10g，芒硝 10g，僵蚕 10g，蝉蜕 12g。水煎服，先服 1 剂。第 2 日再诊，仍发热，神昏，舌红绛而干，脉细数，不可再用上法，考虑用药过用苦寒伤阴所致，证非热结肠腑，辨为暑入心营证。遂用清营汤加减如下：知母 15g，石膏 60g，连翘 12g，竹叶 10g，菖蒲 6g，郁金 10g，黄连 10g，水牛角片 20g，玄参、麦冬各 15g。急煎饲服，并送服安宫牛黄丸 3g 捣糊灌服，药后周身汗出热减，神识由昏迷转为朦胧。

第 2 剂服后，体温已趋正常，神识清楚，肢体乏力，口干舌红。乃心营暑热已透出气分，汗出而解，津气未复。治以清解余热，益气生津。宗王孟英清暑益气汤。药用：西洋参 10g，黄连 5g，竹叶 6g，荷梗、麦冬、沙参、知母、石斛各 10g。2 剂后诸症悉除，痊愈出院。（教学医案）

【分析】

病发夏令，急起有壮热、头痛、呕吐、神昏表现，病为暑温暑厥证。暑为火热之气，传变急速，为暑温临床上的严重证候，暑热鸱张则高热烦躁；暑气通于心，中人最速，暑闭心包，则神昏谵语，或猝然昏仆，不知人事。心营热盛见舌质红绛。治当宣闭开窍，清心凉营为大法。然初诊之时，根据发热、谵语、气粗似喘，烦躁等症，误认为热结肠腑，遂用解毒承气汤治疗。妄用泻下，邪热内陷入里；用药过于寒凉，致邪热冰伏，不能外达，反致机窍更加蒙蔽。舌红绛而干，脉细数，为过用苦寒之药而有阴伤表现。二诊时，以辛味药为主，以清泄心胃之热为法，选清营汤加减，并送服安宫牛黄丸。使在里暑热通过肌表而透出，合乎透热转气之旨，并注意暑易伤阴特点，佐以甘寒养阴之法，少用芳香的菖蒲开窍，与郁金相配，同用安宫牛黄丸收到苏醒神志之功。诸药共用，使热者可透，闭者能开，气机调畅，很快热退神清。暑伤津气，后以王氏清暑益气汤清解余热，益气生津而愈。

【启示】

暑热内闭而神昏者，不可滥用寒凉之法，以免暑邪愈遏愈深难以外解。在治疗时应注意透热与芳化之法合用，使暑热有外泄之机。

暑温病治疗一般不必用下，本案即是误为热结肠腑而采用攻下之法，然暑温病确有阳明腑实之证，也不必拘泥于"不必用下"之说。除药物治疗外，可配合针刺人中、十宣、曲池、合谷等穴位以加强清泄邪热，苏醒神志的作用。

（五）暑热动风误案析

城西陈某，年近五旬，倏然昏倒，人事无知，手足抽掣。一医作中暑论治，虽不中亦不远矣。一医辄称中风，反驳前医有误，敢以小续命汤试之，更加搐搦，身热大汗，迳丰商治。诊其脉，洪大而数，牙关紧闭，舌不能出，但见唇焦齿燥。丰曰：此暑风证也。称中风之医，亦在座中，遂曰：子不观《指南医案》，常有暑风，何得有搐搦之证？曰：香岩之案，谓暑风系暑月所感之风，非热极生风之内风也。丰今所谓乃暑热内燃，金被火烁，木无所制，致发内风之证也。理当清其暑热，兼平风木。遂用清离定巽法加石膏、甘草、橘络、扁豆花治之。彼医似为不然，病家咸信于丰，即使人拣来煎服，幸喜法中病机，抽搐稍定，神识亦省，继服二贴，得痊愈矣。（雷丰. 时病论. 北京：人民卫生出版社，1964）

【分析】

年过五旬，气阴不足。暑为阳邪，火热鸱张，旋即直中心包，燔灼肝经，出现突然昏倒，不省人事，四肢抽搐之症。此为暑热亢盛，引动肝风之证，以痉厥为特征，称为暑风。因其病因也为暑热，故按中暑治疗未尝不可。年老之人，突然昏倒，四肢抽搐，与内伤杂病的中风起病类似，故某医将暑风误为内伤中风之病，遂给以小续命汤治疗。小续命汤出自《备急千金要方》，该方被称为治疗六经中风通剂，由麻黄、桂枝、防风、防己、杏仁、黄芩、人参、甘草、大枣、川芎、白芍、大附子、生姜等组成，主治中风不省人事，神气溃乱，半身不遂，筋急拘挛，口眼㖞斜，语言謇涩等。方中药物多为辛温之品，服后肌腠开泄而大汗出，辛温之性助其暑热之邪，致热邪炽盛，阴液损伤，故见唇焦齿燥，舌不能伸。肝经筋脉受其热邪燔灼或失养出现抽搐更甚。此为暑风之病，证属热极生风。治宜清泄暑热(清离)，凉肝息风法(定巽)，并酌加石膏辛寒清热，达邪外出；扁豆花清解暑热；橘络化痰行气。法中病机，药证合拍，服后抽搐稍定，神识亦清，继服二帖，疾病痊愈。

【启示】

暑风以痉为主，痉发之时往往有厥出现，故痉厥并称。若暑热之邪猝中心营而内闭心包，一病即发昏厥者，临床称之为"暑厥"。暑厥与中风都是骤然发病，猝然昏倒的症状相似，但中风多有口眼歪斜，半身不遂，且一年四季均可发生，而暑厥或暑风则无此表现，且发于夏暑之令。

暑风病机关键在于风、火、痰交结为患。热盛化火则动风，风动则痰生，痰随火升则上壅。既可见于暑温的病变过程中，也可因猝中暑热之邪而突然发生。本病尤多见于小儿患者。

（六）暑伤心肾误案析

周某，男，47 岁，2002 年 6 月 18 日初诊。2 周前曾因野外工作，突然中暑出现发热，口渴、汗出等症。自用解热止痛片后汗出不止，热退。近 1 周感胸闷，心悸，心前区隐痛来诊，查心电图 T 波低平，频发室早，西医诊断：病毒性心肌炎、室早。某中医以清热解毒佐以益气中药治之：连翘 10g，黄芩 10g，栀子 6g，太子参 15g，黄芪 15g，郁金 10g，薤白 10g，丹参 15g，炙甘草 6g。服用 6 剂，效果不显。仍心悸，胸闷隐痛，且口干口苦，欲饮，心烦多梦，手足心热，乏力腰酸，舌质红，少苔，脉细数，时有结代脉。按暑温病后期，辨为心火亢于上，肾水亏于下，心肾不交之候，治宜清心泻火，滋肾养阴法。予连梅汤加减：黄连 9g，生地 20g，麦冬 20g，乌梅 12g，阿胶（烊化冲服）15g，丹参 20g，莲子心 10g，炙甘草 6g。5 剂，水煎服。药后诸症悉减，舌红苔薄黄，脉细无结代，效不更方，原方 5 剂继服。诉无自觉不适，复查心电图正常，嘱服天王补心丹 2 周巩固之。（教学医案）

🥄【分析】

六月盛夏，暑气逼人，野外工作，暑热入于阳明而见发热，口渴，汗出。当用白虎汤清泄阳明之热，但病人自用解热止痛片发汗，致使大汗出而阴伤，虽当时发热已退，但在里余热不减。汗为心之液，汗多伤及心阴，心失所养故胸闷，心悸，心前区隐痛，经心电图检查为病毒性心肌炎、室早。本证应及时清泄余热兼益气养阴治疗，但医者见其"炎症"就用清热解毒之法，苦寒更伤气阴，且甘温补气之药更助热势。郁金、薤白盲目宽胸理气也易损耗心肾之阴。6 剂服完，心阴伤心火亢则心悸，胸闷隐痛，且口干口苦，欲饮，心烦多梦。肾阴不足则手足心热，乏力腰酸。舌质红，少苔，脉细数，时有结代脉为阴虚之象。按暑伤心肾证予以连梅汤。虽已至暑温后期，但仍表现为心火旺盛，故用苦寒的黄连清心火；阿胶、生地滋肾液；麦冬甘寒滋阴。方中乌梅与黄连相合，有酸苦泄热之效；乌梅与生地、麦冬相合，有酸甘化阴之功。充分体现了暑温后期"终用酸泄酸敛"的治疗原则。佐以丹参清热活血安神；莲子心清心安神。诸药合用，可使心火清而肾水复，结代脉很快消失。后用天王补心丹以滋补心肾之阴，兼清余热之法调理防其复发。

🍃【启示】

夏日感受暑热，病人汗出为里热炽盛的表现，不可再用发汗之法迫使津液外泄，汗为心之液，汗出过多易伤心阴，会导致心悸、胸闷等。另外，清热解毒适用于郁热化火或火热日久蕴毒的证候，不可见其"心肌炎"均用解毒之法，否则易导致苦寒败伤气阴。

连梅汤体现了酸味药与苦味药的配伍含义，即酸苦泄热之法，该法用于治疗疾病后期，实热不重且有阴伤的证候疗效明显；同时本方反映了酸味药与甘味药配伍，即酸甘化阴的思想。这种配伍思想不仅用于外感热病中，也可适用于某些内伤疾病的治疗。

四、暑湿误案析

（一）暑湿在卫误案析

古黔吴某，晚餐之后，贪凉而睡，醒来头痛畏寒，壮热无汗，气口脉紧，舌苔边白中黄。丰曰：此阴暑兼食之证也。即以藿香正气散去白术，加香薷治之，服一煎未有进退。又更一医，遂驳阴暑之谬，暑本属阳，何谓为阴？见病人身热如火，遂用白虎汤加芦根、连翘等药。初服一帖，似得小效，继服一帖，即谵语神昏，频欲作呕，舌苔灰黑。医谓邪入心包，照前方再加犀角、黄连、紫雪等品，服下全无应验，仍求丰诊。其脉右胜于左，形力并强，视其舌苔，灰黑而厚，依然身热昏谵呕逆等症。窃思其邪必被寒凉之药所阻，非温宣透法，不可望其转机。当用杏仁、薤白、豆卷、藿香、神曲、蔻仁、香薷、枳壳，加益元散合为一剂。服头煎热势益剧，次煎通身有汗，则壮热渐退尽矣。来邀复诊，神未清明，谵语仍有，舌苔未退，更觉焦干，右脉仍强，愈按愈实。丰曰：汗出热退，理当脉静津回，神气清爽，今不然者，定有燥结留于肠胃。思表邪退尽，攻下无妨，用黄龙汤以芒硝改元明粉，以人参换西洋参，服下半日许，遂得更衣，诸恙忽退。（雷丰. 时病论. 北京：人民卫生出版社，1964）

🥣【分析】

暑热病邪虽为阳邪，但其致病又常兼夹湿邪。这是因为在夏季炎热的气候条件下，地湿蒸腾，加之雨水较多，人们吹风纳凉，或饮冷无度，以致暑热亢盛而湿气亦重，所以暑、湿、寒常易相合为患。由于暑月受寒，静而得病，故名阴暑。常见发热、头痛、无汗、恶寒、肢体酸痛、脘闷心烦等卫气同病证。阳暑是盛夏季节在烈日下劳动或长途奔走，感受暑热所致。因暑月受热，动而得之，故名阳暑。阳暑初起以高热、汗多、心烦、口渴、苔黄、脉洪数等暑入气分的见症为典型表现。本案初病诱因明确，头痛恶寒，无汗，脉紧为寒湿阻滞卫气；壮热，苔中间黄为气分里热，此为阴暑无疑，卫气同病证，即外有寒湿，内有暑热。治应疏表散寒，涤暑化湿为主，方如新加香薷饮、益元散加减。（阴暑寒凉伤脏而见呕吐、泻利、腹痛者，治宜温中为主，用藿香正气散加减）若只用藿香正气散加香薷以化湿解表散寒，则里热未清，故服后效果不佳。无效更方，遂谓阳暑，治以白虎汤清泄里热，则在表寒湿不解，故病不愈。复用黄连、犀角、紫雪等大寒之品，使表寒不得外解，暑邪亦被寒凉药所郁遏，形成外寒里热，表里俱实之证。雷丰挽治此案，先解其表后攻其里。解表用宣化寒湿之法，药用杏仁开宣肺气，气化则湿化，气化则热散。香薷辛温香透，散寒祛暑。藿香、蔻仁芳香化湿。豆卷、益元散清热利湿。合而用之，开上、畅中、渗下，使在表之寒湿通过微汗而尽解，里热也得以消除。表证消失后，病人仍有神未清明，谵语等症，此为阳明腑实，浊气上扰之故，用攻下腑实之法，采用黄龙汤加减，兼顾正气，治得其法，故获速效。

🍃【启示】

张景岳以受寒受热分阴暑和阳暑。阴暑先受暑湿之邪蕴阻于内，复因起居不慎，贪凉过度，导致寒邪外束肌表，一般无汗或少汗，头痛而身形拘急。阳暑多为炎热环境下，暑邪直逼人体而得。以发热为主，恶寒症状在发热之前亦可出现，但为时短暂，出现发热重、口渴、汗出之时，一般不再恶寒，往往有汗。

本例系阴暑误作阳暑治疗案。暑温之病，当辨暑、湿、寒三者病因，发病之时，单纯暑热病因引起，往往起病就有壮热、烦渴、大汗、脉洪大等阳明气分热盛之证候。暑兼湿者，多表现为热重于湿的证候，往往有苔腻，脘痞，呕吐等特点。暑兼寒邪（或暑兼寒湿）则表现为暑湿内阻兼外寒束表的证候，当用内清暑湿，外散表寒之法治疗。三者致病特点有异，临证宜详辨。

（二）邪干胃肠误案析

李某，男，30岁。感受暑邪，突发呕吐、腹泻，前医误用大黄，连进数剂，以致吐泻不止，懊烦闷乱。一日夜吐泻达60余次，精力疲敝，两手发厥，水浆不能入口。脉沉细而迟，舌绛尖红，苔白腻如积粉。

辨证：暑湿腹泻，误服苦寒，暑湿内闭。治用清暑化湿。

处方：青蒿穗、京半夏、淡豆豉各9g，佩兰、茵陈、鲜生地各12g，陈皮、川连、蔻仁各3g，苍术、广木香、鲜藿香各6g，甘露消毒丹6g，鲜荷叶边1块。

疗效：服上方两剂后复诊，吐止，泻大减，两手不厥，舌转淡红，苔化。原方去陈皮、苍术、豆豉、川连、消毒丹、荷叶、藿香、生地，加山栀、石菖蒲、六一散各9g，厚朴3g，连服4剂痊愈。（卢祥之．中医误诊误治．重庆：文献出版社，1989）

【分析】

盖暑乃郁蒸之热，湿为濡滞之邪，湿热熏蒸，人在气交之中，最易感受之，本案乃暑伏湿遏，不能外达，侵及中道，以致脾胃失职，运化无权，故吐泻作矣。本应清暑化湿，即可因势利导，使暑湿之邪尽去。前医误为阳明腑证，反用大黄等苦寒之剂下之，不但不能祛邪，反而重伤中阳，使脾胃升降失调，吐泻不止；其舌绛尖红，苔白腻如积粉，显为暑湿内闭，治宜清暑热，化湿浊，重在燥利湿邪，使暑清湿化，自然吐泻并愈。

【启示】

暑湿之邪干于胃肠，暑为阳邪，故可见部分热象，同时有湿邪为患，下迫大肠，故可见腹泻，若单从部分症状表现来看，易与阳明腑证之热结旁流相混淆，但细察前者之舌脉，一般舌红，苔腻，脉濡数，而后者常见舌干苔燥，脉数大，又不难鉴别。

本案误治后出现两手发厥，水浆不能入口，此乃暑湿内闭所致，虽是危证，若不知误于何病，错于何药，又以回阳救逆治之，则无异于杀人矣。

（三）暑湿困阻中焦误案析

李某，男，39岁。每至下午，辄凛寒而热，自觉热势不扬于外，而甚于里，胸闷中脘痞阻，恶心呕吐，渴不多饮，以为乃夏月贪凉所致，自服藿香正气水3

日，诸症未见好转，急延医诊之，诊其脉，数而沉郁不扬，苔黄质腻。结合其症状表现，得知乃暑邪夹湿，郁阻中焦，病邪方盛，阻滞气机，故脉见沉郁不扬，治以清暑化湿，开泄气机，白蔻仁 15g，薏苡仁 20g，杏仁 12g，苍术 15g，菖蒲 12g，生石膏 20g，滑石 10g，竹茹 10g，半夏 12g，陈皮 10g，5 剂而诸症皆退。（教学医案）

【分析】

此案误治乃由病家所致，不明医理而乱投方药，轻则延误病情，重则不治。病人自觉发热恶寒，兼有恶心呕吐等脘腹不适，即以为阴暑，自服藿香正气水。藿香正气本为内化湿邪，外散表寒之剂，然本案乃暑湿困阻中焦。药不对证，湿邪可化，暑热不除，且患者兼有气机阻滞的表现，据患者资料来看，热势不扬，胸闷中脘痞阻，恶心呕吐，渴不多饮，明显湿邪偏重，暑热相对较轻，既使用藿香正气水来化此湿邪，也显得病重而药轻。终以清暑化湿，开泄气机之剂获愈。

【启示】

临床误治原因固然多由医者所致，或诊察不详，或辨证不清种种原因，然亦有病家自误所致者，多数不明医理，或一知半解，对病情不够重视，医疗观念淡薄。病人一有感冒发烧，就用银翘解毒或是阿司匹林之类，一见胃肠不适，就用香砂养胃或是吗丁啉之类，即使痊愈也多半是病家自愈。倘若自治不效，才去就医，往往延误治疗的最佳时机，甚者导致病情恶化。

（四）暑湿弥漫三焦误案析

赵羹和令堂汪氏暑证戊子六月，赵羹和令堂，因两孙布痘而夭其一，劳碌悲伤之后，骤发寒热，呕吐头痛，汗多腹中胀闷，二便不快。城中医者，先用小柴胡汤，后因其胸闷恶心，加入草豆蔻之辛温，遂困苦不堪，乃招予治。诊左脉不弦而小弱，右洪大，头偏右痛，抽掣入巅，目白赤，时泛恶心，交申酉时，则寒微热甚，口虽渴，脘痞不能饮汤，苔白，汗出淋漓，似有昏厥之象。余曰："此非少阳疟症，乃暑邪由肺入胃，暑必兼湿而作壅阻，弥漫三焦气分，若延入营中，须防变幻。"遵河间法，用宣明甘露饮，一剂，症减半；二剂，寒热止。改用人参、麦冬、甘草、竹叶、半夏、茯苓、五味、粳米，霍然。（鲁兆麟. 中国古今医案类编. 温病类. 北京：中国建材工业出版社，2001）

📌【分析】

本案初起，暑湿之邪即弥漫三焦，因暑热之邪在气分，故可见寒热，暑邪上犯，故见头痛，暑为阳邪，故汗多，湿邪阻于中焦，故见呕吐、腹中胀闷，暑湿蕴结下焦，小肠泌别失司，大肠传导失职，故二便不畅。治宜清暑化湿，则邪去诸症可除，而前医以此寒热、呕吐为伤寒少阳证，故以小柴胡汤治疗，而小柴胡汤本是治疗胆经郁热，故服后诸症未见减轻，反而有所加重，出现汗出淋漓，看似危象，实则前证未变，仍为暑湿弥漫三焦气分，故用宣明甘露饮清暑化湿，后以益气养阴之品调养而愈。

🍃【启示】

暑湿之邪弥漫三焦，出现寒热、呕吐的症状，此处须与少阳胆经郁热之寒热往来，喜呕相鉴别。前者寒热乃同时并见，与寒热往来之交替出现自是不同；前者呕吐乃暑湿之邪阻于中焦，气机升降失调所致，而后者乃胆热犯胃所致，同是呕吐，病因不同；前者舌多红而苔腻，脉滑数，而后者多见舌红苔白，脉弦。

（五）暑伤肺络误案析

吴有君，青浦人也，七月下旬就诊。脉象模糊，舌苔白腻，询其平素，不喜茶饮，口淡无味少纳，本太阴湿郁之体，客岁九秋，忽患衄血。此乃深秋燥气外侵，卫闭营郁，内有暑湿积中，暑湿化火，火克肺金则衄血。延医一派滋凉，衄血虽止，但其人续自出现腹中隐痛，口不渴，时有泄泻，遂与小建中汤加利湿之药，3剂而愈。（教学医案）

📌【分析】

患者本太阴湿郁之体，然深秋感受时令燥邪，燥邪又易伤津耗液，从而导致在内的暑湿之邪从燥化火，病邪性质发生改变，火灼肺络，则出现衄血，治宜凉血安络，但同时应考虑病人素体中焦虚寒，故寒凉之品用当有度，或方中同时配伍少量温中之品。而前医一派滋凉，药过病所，火热之邪虽去，然中阳被伤，又增新证，出现腹中隐痛，口不渴，时有泄泻之太阴病，遂与小建中汤加利湿之药，温中祛湿，终获愈。

🍂【启示】

临证时用药应考虑到病人素体情况，如本案患者乃中焦虚寒之体，医者过用寒凉，病邪虽去，但同时损伤中阳，又增新证。

病人的素体情况在某种程度上影响着病邪的转化，但有时病证的表现与素体却不甚相符，甚则性质相反。如本案中患者乃太阴湿郁之体，然感受燥邪之后，并未从寒湿而化，反而导致在内的暑湿之邪从燥化火。

（六）暑湿伤气误案析

族某。禀赋素弱，夏季暑湿伤气，神倦嗜卧，略感胸闷，食少肢麻，闻腥欲呕，脉右虚左促。按东垣论长夏湿热损伤元气，肢倦神少，足痿软，早晚发寒厥，日午热如火，乃阴阳气血俱不足也。此症虽未至甚，然热伤元气，久则水不胜火，发为骨痿。医遂与其八珍汤，以益气养血，2剂后诸症稍减，但续自出现身热，汗出，心烦，胸闷加重。延余诊之，此乃暑湿伤气，邪气不祛，徒补其虚，则舍本逐末，更助邪势，急以清暑益气汤加减，苍术改生白术，去泽泻、升麻、干葛，加归、芍、半夏、石斛、茯神。4剂后邪去正虚，后服生脉散，又服大补元煎，加橘络、桑枝膏，丸服而安。（教学医案）

🥄【分析】

患者感受暑湿之邪，暑为阳邪，易伤津耗气，又湿邪阻滞气机，伤及中气，故见食少肢麻，再加素体本弱，故受邪后出现神倦嗜卧、食少肢麻、脉虚弱，其虚象表现较重，从而导致前医只顾其虚，而未曾顾及祛除邪气。所用之药皆益气养血之品，更增暑热之势，因湿邪亦胶着难祛，故服药后又添新证，虚象虽暂得缓解，但邪气不去，津气的耗伤依然存在。后以清暑益气汤，清暑热，化湿浊，使邪气尽去，又以生脉散、大补元煎养阴益气，终获痊愈。

🍂【启示】

治病必求其本，见病必究其源。若只治其标，不顾其本，或是不知其本何在，则只能使症状暂得缓解，终不能治愈。如本案乃邪实正虚，暑湿之邪不去，正气安能恢复。

暑湿之邪伤人，若表现以正气虚损为主，除邪气本身耗损正气外，其素体禀赋是很重要的因素。倘素体气血旺盛，则感受暑湿后应表现为身热汗出等邪实正盛的反应，若如本案之素体本虚，则气虚的症状会表现得较为明显，故两者治疗的侧重点自是不同。

（七）暑湿余邪未净误案析

吕某，暑湿阻气，郁而为热，汗出不解，邪迫心包，目赤耳聋，神昏谵语。幸得咳嗽疹出，诸症渐退，迄今两月，稍得安寐，纳谷。但仍有不爽，医以为此疹出症减，乃邪热出于营血，故以白虎汤加减以清余热，服药后症状未见改善。延余视之，唯干咳未罢，目眦赤，脉象濡滞，是暑湿悉减而未尽退，宜甘平淡渗，以清气化湿，若小心调养，不致食复劳复，则愈期亦不至迁延也。方药：西洋参、川贝母、鲜石斛、飞滑石、杏仁、天竺黄、薏苡仁、竹叶、炒山栀、通草、芦根。3剂而诸症皆退。（教学医案）

【分析】

患者感受暑湿之邪，暑湿阻气，郁而为热，陷入营血，迫及心包，然病情自然好转，热邪由里达外，由咳嗽疹出而解。但病人还有部分暑湿之邪尚在，并未全部化热，故身体仍有不爽，前医未加详审，断定必是邪热虽得外达，但未尽退，故药后症状不减。细察病人，干咳、目眦赤、脉象濡滞，显为暑湿余邪未净，治以清气化湿之轻剂，3剂而愈。

【启示】

临证时必须有确切的证据来支持诊断，切不可凭个人经验，以常理推断，从而代替四诊。如本案邪热自营血出表，但疹出后病人仍有余症，以此即断为邪热未尽，显然过于草率。因邪热是由暑湿转化而来，是否留有部分暑湿之邪，尚未可知，此时应据症状表现及舌脉重新辨证，方不至于失误。

本案邪热波及营血，然未经治疗，病人出现咳嗽疹出，随之诸症渐退，实乃病邪自寻出路，临证若遇此类情况，应详细观察病势的发展，且不可妄投方药。

五、湿温误案析

（一）湿遏卫气误案析

案1

吴某，男，49岁，1949年8月27日初诊：发热16日。外热不扬而里热甚炽（体温39.6℃），有汗，颈项胸背遍现白痦，胸痞，口渴不喜凉饮，饮不多，脉濡数，舌红、边尖绛而干，苔黄腻。迭进藿香正气散、藿朴夏苓汤、栀豉汤等无效。脉证合参，病属湿温，其邪蕴伏脾胃。既然治脾不应，不妨转以治胃。于是"按图索骥"，询知下脘胀满，按之隐痛而不硬，近三日未曾更衣，暮夜神志欠清，有错语之象，转辗思维，认为湿已化热，误为热结胃腑，胃热上扰宫城。治予小承气汤釜底抽薪，药用：大黄（后下）、枳实、生山栀、豆卷、带心连翘各9g，厚朴4.5g，黄连3g，竹叶卷心30片。药后大便五行，质先溏而后濡泄，脘胀甚而且痛，并增泛哕、呃逆。身热虽大减（体温37.9℃），唯神志反更模糊，昏昏而睡。知此苦寒误下损伤脾阳以致洞泄。唯视其舌仍红绛，正在细品"再论其热传营，舌色必绛"之句而困惑不解，猛忆其叶氏尚有"至舌绛望之若干，手扪之原有津液，此津亏湿热熏蒸，将成浊痰蒙蔽心包也"之训，当即以手扪舌，指上果然有津。自思既然神糊由浊痰蒙蔽君主而起，唯有祛痰以温开心窍，苦辛通降以燥脾清胃。方取连理汤合菖蒲郁金汤出入，药用：黄连、菖蒲各4.5g，炮姜2.1g，煨葛根、郁金、制半夏、带心连翘各9g，炙甘草1.5g，赤白茯苓各12g，竹沥（冲）1调匙。1剂。翌日复诊，呕减呃定，下脘胀痛渐缓，大便二行，质尚溏。身热未复炽（体温38℃），已不昏睡。舌虽红绛而反有津，证情稳定。前方去甘草、茯苓，加草果3g，黄芩4.5g。服1剂后，即身热减，神志清，脘胀便溏诸证日有起色。续予诊治5日，身热悉退，诸恙消失。（贺学泽. 医林误案. 西安：陕西科学技术出版社，1986）

【分析】

病起八月，符合湿温病发病季节。颈项胸背出现白痦，即说明系湿热为病，"胸痞为湿热必有之症"、"湿热证……胸痞，舌白，口渴不引饮"（《湿热病篇》），根据上述表现，湿温病诊断明确。结合患者外热不扬而里热甚炽，舌红、边尖绛而干，苔黄腻，脉濡数等症，病属湿温湿热并重证。其治当用甘露消毒丹、王氏连朴饮等方予以化湿清热。但医者只察其苔腻、脉濡，身热不扬等症，即谓其湿重于热证，遂迭进藿香正气散、藿朴夏苓汤以芳香宣化卫表之湿。此两方药性温燥，治湿偏于表而不及其里，治热用药偏温，服后里热更甚，湿浊夹内热蒙蔽心包，则出现神志欠清之症。舌红，边尖绛而干，错语而神志欠清，本为湿热蒙蔽心包，但医者误为热结胃腑，以小承气汤戕伤脾阳，药后大便五行，质先溏而后濡泄，脘胀甚而且痛，并损伤胃气，致胃气上逆出现泛哕、呃逆等症。通下之后，热随便出，虽有减轻，但湿热蒙窍更重，导致神志反更模糊，昏昏而睡。患者三日未更衣，与湿热阻滞中焦，胃肠气机不畅有关，其下脘胀满而不硬，按之隐痛，不按则不痛，与燥屎内结的绕脐痛或腹满痛、按之硬有别，显然使用苦寒通下之法有误。叶天士虽有"其脐以上为大腹，或满或胀或痛，此必邪已入里矣"（《温热论》）之说，但他紧接此文即补充曰："亦要验之于舌，或黄甚，或如沉香色，或如灰黄色，或老黄色，或中有断纹，皆当下之，如小承气汤……若未见此等舌，不宜用此等法，恐其中有湿聚太阴为满，或寒湿错杂为痛，或气壅为胀，又当以别法治之。"一误再误，湿热未祛，蒙蔽心包，采取祛痰以温开心窍，苦辛通降以燥脾清胃之法，方取连理汤合菖蒲郁金汤加减。方中菖蒲、郁金、竹沥化湿豁痰；黄连、连翘、葛根清泄湿中之蕴热；茯苓健脾以利湿；半夏燥湿；炮姜温脾阳。诸药合用，气分湿热得解，心神蒙蔽得开，热退神清，疾病很快康复。

🍃【启示】

温病诊舌为要，舌苔的颜色改变对于诊断湿热病的湿、热轻重是较为客观的一个体征。舌苔白为湿重，舌苔黄为湿热并重或热重于湿，只有明确了湿热偏颇，才能有效运用祛湿及清热两大类药物。薛生白说："凭验舌以投剂，为临证时要诀。"（《湿热病篇》）

湿热酿痰，蒙蔽心包多表现为神志昏蒙，其特点是表情淡漠，神呆寡言，神志时清时昧，呼之能应，多伴身热有汗不解，苔黄腻等湿热痰浊症状。热结肠腑，热邪上扰心神多表现为神昏谵语，其特点是神志不清，语无伦次或胡言乱语。常伴有语声重浊，潮热，便秘，腹部硬痛，舌苔黄燥焦厚。临证当以区分，治疗一清热祛湿，一通腑泻下，不得相混。

湿温初起，湿重于热证，吴鞠通提出了禁苦寒攻下之法，他说："下之则洞泄。"（《温病条辨·卷一》）因苦寒之药损伤脾胃之阳而致脾气下陷，出现泄泻不止。其实，对于湿热并重之证，也不宜采取攻下之法，否则也易导致湿邪不祛、阳气已伤的变证。

案2

中山王知府次子薛里，年十三岁，六月十三日，暴雨方过，池水泛滥，因而成水，衣服尽湿，其母责之，至晚觉精神昏愦，怠惰嗜卧，次日，病痛身热，腿脚沉重，一女医用和解发之，闭户塞牖，覆以重衾，以致苦热不胜禁，遂发狂言，欲去其衾。明日，寻衣撮空，又以承气汤下之，下后，语言渐不出，四肢不能收持，有时项强，手足瘛疭，搐急而挛，目左视而白睛多，口唇肌肉蠕动，饮食减少，形体羸瘦。命予治之，具说前由，予详之，盖伤湿而失于过汗也……以人参益气汤治之。投之三日后，语声渐出，少能行步，四肢柔和，饮食渐进，至秋而愈。（罗谦甫. 卫生宝鉴. 北京：人民卫生出版社，1963）

【分析】

综观此案，六月盛暑之令，病因暴雨后戏水，衣服尽湿，显然感受湿热所致。精神昏愦、头痛为湿热蒙蔽清阳；怠惰嗜卧、腿脚沉重为湿热困阻卫阳。病为湿温、湿热阻遏卫气证，其治本应芳香化湿，藿朴夏苓汤、三仁汤加减是为对证之方。但医者既不辨其时令，又无视其湿邪见症，误为寒邪，遂用治伤寒法治之，和解发散，又紧闭门窗，加厚被取汗，湿不但不解，反徒伤津液正气，致使湿邪更加猖獗，发热更甚，本有精神昏愦，而此时湿热因发汗蒸腾而上蒙清窍，遂发狂言，循衣撮空。此时若及时予以清热化湿开窍之法治疗，可使湿祛热清，神明自复，但医者视其狂言，误为阳明腑实所致，遂用承气汤攻下，致使心气受损、肝肾之阴不足、胃气虚弱的严重病变发生。救治之法以补气为先，用人参益气汤加减出入，服后阳气充足，阴液得生，疾病逐渐至秋而愈。

【启示】

辛温发汗为湿温病初起三禁之一，由于湿热郁遏卫分可见发热恶寒，头身重疼，无汗等类似寒邪袭表之证，若强用发汗之法治疗，则致湿热蒸腾而上蒙清窍，出现神昏、耳聋等清窍被湿邪壅塞之见症，正如吴鞠通说："汗之则神昏耳聋，甚则目瞑不欲言。"（《温病条辨·卷一》）因此，正确辨别风寒与湿热在表，对于治疗尤为关键。湿温初起，见发热恶寒，头痛少汗，类似风寒表证，但脉不浮紧而濡缓，且胸闷不饥，苔白腻，湿郁见症明显，可资鉴别。

（二）邪阻膜原误案析

孙某，女，42岁。因低热10年，于1995年5月4日就诊。患者自述10年前夏天在农田劳动时，无明显诱因突觉周身发冷，全身酸痛，尤以下肢为甚。当时测体温38.5℃，本村医生诊为"上感"，给予扑热息痛，服后大汗出，自觉周身舒适。但自此后每日下午低热，体温波动在37.2℃~37.8℃，每日须服扑热息痛，否则上述症状发作。曾到多家医院诊治，病情仍无好转。近3年来靠服强的松、去痛片等维持。诊见体温37.5℃，周身发冷，面色无华，头晕头痛，纳差乏力，小腿痛而胀。舌质淡，苔白腻，脉弦细。认为此乃久病气虚，中气不足，卫外不固，治宜甘温除热。投补中益气汤加减：黄芪30g，党参、当归、白薇、白术各12g，升麻、青蒿各15g，柴胡、陈皮、地骨皮、炙甘草各10g。服上方15剂，低热不退。药而无效，必有所误。遂细询病证，知患者低热时多有寒热往来之象，纳差且伴口苦，胸闷且有呕恶。豁然省悟：此病在少阳，邪伏膜原也。治宜和解少阳，开达膜原。改用小柴胡汤合达原饮加减：柴胡20g，黄芩、半夏、党参、厚朴、白薇各15g，生甘草、草果、槟榔、知母各12g。服上方5剂，低热消失，续进5剂，诸恙悉除。随访1年，未见复发。[尚振铎. 小柴胡汤合达原饮加减治愈10年低热. 浙江中医杂志，1996，（7）：303]

🫖【分析】

低热10年，迁延不愈，病理因素可能为湿，也可能为正虚不能托邪外出所致。追溯病史，患者10年前起于夏天发病，暑易夹湿，致病因素当为暑湿。湿阻卫气，卫阳被困，故周身发冷，全身酸痛。湿性趋下，故以下肢酸痛为甚。当用藿香正气散或新加香薷饮方加减治疗以祛湿清热，医生诊为上感，只给以西药退热，服后虽汗出，周身舒适，说明卫气运行暂时通畅，但湿邪不解，复与热交结缠绵，低热持续。中医初诊之时，周身发冷，面色无华，头晕头痛，纳差乏力，小腿痛而胀，舌质淡，苔白腻，脉弦细。认为此乃久病气虚，中气不足，卫外不固，治宜甘温除热。大量黄芪，更加党参、白术益气健脾，当归活血养血共奏甘温除热之功；升麻、柴胡升举阳气；青蒿、地骨皮清泄余热。辨证气虚，但按气虚发热治疗无效。细询病证，知患者低热时多有寒热往来之象，说明邪在半表半里；纳差且伴口苦，胸闷且有呕恶为湿热阻于脾胃，气机不畅。综合分析为湿热阻于少阳，邪伏膜原。治宜和解少阳、开达膜原。改用小柴胡汤合达原饮加减：方中厚朴、草果、槟榔三味协力，直达膜原，使邪气溃败，速离膜原；知母滋阴清热；柴胡、黄芩清泄少阳之邪；半夏燥湿和胃；白薇清虚热。初诊时因泥于久病多虚，投药未中肯綮，后细加辨证，始知症结所在，药证合拍，10 年病疾，解于一旦。

🍃【启示】

外感疾病一般病程较短，本案 10 年，显然为内伤发热，仍按温病湿温之法治疗，获得显效，说明温病治法思想及方剂不仅适应于一般病程较短的外感疾病，而且也广泛用于内伤之病。

湿邪致病，由于湿阻气机，往往有纳呆、腹胀、乏力、肢重等，类似内伤疾病中的气虚，应详加辨析。有湿者，舌苔多腻，脉象濡；气虚者，舌淡苔薄白，脉细弱等。另外也揭示了久病未必都是正虚。临证之时，既要守常，更要达变。

（三）湿重于热困阻中焦误案析

马某，男，6 岁。2002 年 8 月 5 日初诊。发热 1 天。患儿昨日上午开始发热，体温38℃，经输液治疗后，体温未降，并于夜间上升至38.7℃，恶心并呕吐两次，大便稀溏，日 2 次，脘痞腹胀，小便混浊。刻诊：发热，体温38.4℃，口渴但不欲饮水，舌质稍红水滑，苔白微腻，脉濡缓。外周血象中白细胞总数 $4.7×10^9/L$；中性分叶核粒细胞0.47；中性杆状核粒细胞0.2；淋巴细胞0.51。近期本地持续高温，3 日前猝降大雨，故感受热蒸湿腾之气而发病。诊断为湿温病，证属湿热困阻中焦，湿重于热。治宜燥湿化浊，清热利湿。处方：藿香6g，佩兰6g，杏仁6g，白蔻仁6g，厚朴5g，半夏5g，滑石15g，竹叶6g，青蒿10g，黄芩6g，黄连5g，金银花10g。1 剂服后，发热不降，且脘腹胀满更甚，泄泻增加，日 3 次。详析病情，细察舌脉，此为湿邪较重之症，过用苦寒遏阳所致。祛除方中寒凉清热之药，以开泄其湿为法，方选雷氏芳香化浊法：藿香6g，佩兰6g，杏仁6g，厚朴5g，半夏5g，荷叶6g，竹叶3g，大腹皮5g。1剂服后，1小时后即开始退热，到傍晚时体温已降至正常，恶心泄泻症状也减。第2日再用1剂，诸症消失。（教学医案）

【分析】

病起八月大雨之后，符合湿温发病季节。根据起病时发热，大便泄泻，恶心呕吐，脘痞腹胀，小便混浊，口渴不欲饮，舌质水滑，苔白腻，脉濡缓等症，诊断湿温无疑。证属湿热困阻中焦，湿重于热之候。湿浊偏盛，困阻中焦，脾胃升降失司，故可出现上述症状。初诊之时，病、证诊断皆对，用燥湿化浊之法治疗也属得当。初诊之时，考虑体温38.4℃，口渴，泄泻，舌质微红，于是加入了青蒿、金银花、滑石清泄热邪；黄芩、黄连燥湿清热以治泄泻，但寒凉清热之药用之太多，导致阳气被遏，气机更加不通，遂出现服后发热不退，胀满益甚，泄泻加重的局面。二诊时，仍为湿邪较重，故减去大量寒凉之药，选雷氏芳香化浊法，用荷叶、竹叶两味清热；病在中焦气分，故多用开中焦气分之药。藿香、佩兰芳香化湿；半夏、厚朴、大腹皮燥湿；杏仁宣化湿邪。全方配伍，畅中为主，佐以开上、渗下之法，使郁闭之湿得以开泄，湿中蕴热得以渗下，故2剂服后疾病痊愈。

【启示】

湿浊偏盛，湿中蕴热，当以开泄其湿为大法。三焦升降之气，由脾鼓运。中焦和则上下气顺，脾气弱则湿自内生。湿盛而脾不健运，浊壅不行，自觉闷极。虽有热邪，其内湿盛，而舌苔不燥。当先开泄其湿，而后清热，不可早投寒凉而致闭郁湿浊，气机阻滞。

掌握湿重于热证发热的临床特点。由于湿性濡润，故患者虽然发热，腋下体温在37.5℃～40℃之间，但无口干口渴之感，即使热势较甚而微感口渴，亦因湿气浸润而不欲饮水。也无大便干燥之症，多有泄泻发生。湿随热升，上浸于舌，必然舌润或水滑，苔白或白腻，即或热势较甚而见覆黄之苔，亦必润而不燥。

（四）湿阻肠道，传导失司误案析

许某，男，30岁，干部。1997年6月23日就诊。患者2月前下乡时淋雨感湿。翌日觉全身困倦，发热在 38℃ 左右反复发作，不欲食，曾肌注青霉素钠，复方奎宁，中药服银翘散、藿朴夏苓汤等，未效。刻见：发热 38.2℃，微恶寒，四肢乏力，口涎黏胶，不欲食，面色萎黄，大便不畅，小便短涩，舌质淡红，舌苔满布白腻，脉弦滑。诊为湿温，证属湿浊内蕴胃肠，治宜清热化湿，升清降浊。方用宣清导浊汤加减：蚕沙、泽兰、青蒿各12g，茯苓20g，猪苓15g，皂荚子、佩兰各10g，薏苡仁(炒)、寒水石各30g。1 剂热退，二便通调。上方去泽兰，继服 2 剂，诸症消失。[李鳌才. 宣清导浊汤临证举隅. 陕西中医，1998，(11)：521]

🥣【分析】

脾胃同属中土，而湿为土之气，外湿与脾胃同气相求、同类相从，所以湿热病邪侵入人体后，易直趋中焦脾胃，使脾失健运，胃失和降，故出现不欲饮食等症。湿阻卫阳，气机不宣，故全身困倦。证为湿热阻于卫气，湿渐化热。银翘散为治风热侵袭肺卫之方，显然服之无效。而藿朴夏苓汤为治邪遏卫气，湿邪偏于表，未化热之方，祛湿有余，清热不足。而初起病人即有不欲食，发热较重，若选三仁汤，应较为合适。之后发热反复，病程 2 月，虽有微恶寒，实为湿邪较重，困阻阳气，气机不宣，不能达外而致。湿热浊邪郁结肠道，气机痹阻，传导失司，故见大便不畅，湿流膀胱，膀胱失于气化，则小便短涩。面色萎黄、四肢乏力、口涎黏胶、不欲食皆为湿邪阻滞中焦所致。采取宣通气机，清化湿浊之法治疗，予以宣清导浊汤。方中猪苓、茯苓甘淡渗湿利气；寒水石宣湿清热，蚕沙、皂荚子宣清化浊并使湿浊归清。加入青蒿芳香清透，泽兰利水祛瘀，佩兰芳香化浊。诸药合用，一化无形之气，一逐有形之湿，湿邪既解，则气机宣畅，大便可通，诸症可除。

🍃【启示】

湿阻肠道一般易导致泄泻，但若湿邪阻滞肠道，严重影响肠道气机，使大肠失于传导，也可出现大便不通，可数日不大便，但便质不一定干燥，多伴有少腹胀满。与阳明腑实或阴津亏损所致的大便不通有别，故不可用下法治疗。采取宣畅气机，大肠传导功能恢复则大便自通。

（五）湿热并重困阻中焦误案析

案1

李某，女20岁。

初诊：主诉：患者于8月5日自觉恶寒发热，体温在37℃～39℃之间。经某医院诊为病毒性感冒，曾服解表药，热势不退。因持续发烧19天收住院治疗。经西医系统检查，诊为发烧待查。历用液体支持疗法、复方新诺明、青霉素、卡那霉素及异烟肼等药治疗，中药曾服清营汤、调胃承气汤、白虎汤、紫雪、至宝丹以及秦艽鳖甲汤等方药，其效不佳。体温仍在38℃左右。9月30日请赵师会诊。

诊查：症见发热，午后热重，汗出热不解，头晕而沉，口渴不欲饮，胸闷纳呆，周身疲乏倦怠。

辨证：湿遏热伏，午后热甚汗出而热不解，湿热下注，小便色黄。病在中焦，弥漫上下。

治法：拟辛开苦降，佐以芳香淡渗之味。

处方：佩兰叶（后下）10g，藿香（后下）10g，杏仁10g，淡豆豉10g，半夏10g，黄芩10g，木香6g，马尾连10g，前胡6g，大腹皮10g，炒麦芽10g，栀子6g。3剂，水煎服。忌食荤腥、甜腻。

二诊：10月4日。服药后热势稍减。因湿热之邪难以速祛，故再守原方服药4剂，以冀全功。

三诊：10月7日。体温已退至37.1℃，唯觉颈部酸痛。继服原方药两剂，遂诸症若失，于10月12日痊愈出院。（彭建中．赵绍琴临证验案精选．北京：学苑出版社，1996）

【分析】

病发八月，为湿温病发病季节。初起发热恶寒，按解表法（辛凉解表或辛温解表）热不退，说明非单纯风热或风寒所致，而是湿热侵犯卫气，当用三仁汤或藿朴夏苓汤治疗。按温热病予以清营汤清营、白虎汤清气、调胃承气汤攻下、紫雪、至宝丹开窍、秦艽鳖甲汤滋阴等均为误治，导致寒凉滋腻，更助其湿，湿热壅塞，阻滞气机，湿不化而热不除。湿温病为湿与热合，胶固难解。湿若不去，热则难除。故治疗当以祛湿为先。宜用芳香宣化，辛开苦降，淡渗分消等法，当先调畅气机，宣通三焦。方选王氏连朴饮加减治疗。方中藿香、佩兰、前胡、杏仁芳香化湿，宣通肺气，以肺主气，气化则湿亦化，湿化则热易清；栀子、豆豉清宣郁热，湿热郁久则为陈腐之气，栀、豉合用，最善发越陈腐，故有宣阳解郁之功；半夏配黄芩、黄连辛开苦降，清热燥湿，开泄中焦之湿热积滞；木香、大腹皮、麦芽，理气滞，行水道，助消化，以利三焦。三焦者，水谷之道路，气之所终始，决渎之官，水道出焉。三焦畅则上下分消，邪气自去。药后二便通，说明三焦通畅，故周身汗出而热退。本案初诊予药3剂，服后热势略减，而脉症未变，故二诊继用原方4剂，则霍然而愈矣。若二诊时欲速其效而改弦更张，恐不免功亏一篑。要之，湿温病湿邪阻滞，不易速去，须得湿邪缓缓化去。只要认证准确，立法无误，即可依法用药。

🍃【启示】

湿热病邪半阴半阳，初起之时切不可误认为伤寒表证而妄予辛温发表，更不可见有湿热在里而妄投攻下。湿热胶结之证，治当湿热两清，既不可专事清热，亦不可纯予化湿。正如吴鞠通所说："发表攻里，两不可施，误认伤寒，必转坏证，徒清热则湿不退，徒祛湿则热愈炽。"(《温病条辨·卷二》)

案2

李某，男，22岁，学生。2003年7月25日初诊。患者口腔黏膜溃疡反复发作2年余，常服维生素B_2、外涂冰硼散等药，症状暂时缓解，但不久又出现新发之处。刻诊：舌及口腔黏膜可见数处大如黄豆，小如绿豆的溃疡面，或红或白，伴口渴，腹胀便干，小便黄，心中烦闷，舌苔黄腻，脉濡数。证属湿热困阻中焦。治宜辛开苦降，清化湿热。用王氏连朴饮加减：厚朴、芦根、半夏、菖蒲各10g，黄连6g，栀子12g，石膏15g，竹叶、牛膝、大黄各5g。药进3剂，口腔溃烂面明显缩小，余症也减轻。继用上方3剂。但三诊时口腔溃疡又恢复初诊之状，疼痛，二便不爽，舌苔黄腻较初诊时稍重，脉濡数。方证符合，为何无效且病情加重？细询其由，患者近几日饮用咖啡，嗜食蛋糕、肯德基等。证未变，上方继用3剂，并嘱禁食辛辣肥甘之品。四诊时，除口腔黏膜有2块绿豆大的溃疡面外，其他处溃疡皆愈，口渴心烦已无，大便已通畅，腹胀消失，苔略黄腻，脉滑略数。上方去石膏、牛膝、大黄，再进5剂后，口腔溃烂已无。次年5月因患感冒就诊，自述口腔溃疡再未出现。（教学医案）

【分析】

口腔溃疡，或红或白，并有口渴，腹胀便干，小便黄，心中烦闷，舌苔黄腻，脉濡数等症，显系湿热并重，互结中焦，脾胃升降失常所致，因此，可按湿温病湿热并重证治疗。湿热内盛，湿性黏滞，缠绵难愈，单纯清热，又碍湿祛，单纯祛湿，又助火邪，故用清热祛湿，辛开苦降之法。用王氏连朴饮加减，方中黄连、山栀苦寒清热兼以燥湿；厚朴、半夏苦温燥湿；菖蒲芳香化浊；芦根清热利湿兼能生津，加石膏、大黄、竹叶、牛膝增清热泻火之力。方药对证，3剂过后，口腔溃烂面明显缩小，余症也减轻。三诊之时，因患者嗜食辛辣肥甘之品，酿生湿热，使湿热之邪更重，故病情复发。仍用王氏连朴饮加减出入，并嘱其调理饮食，禁食辛辣肥甘之品，多食清淡蔬菜之物，病情得到控制，2年痼疾得以根治。

【启示】

本案为饮食失于调理案。湿热病邪虽然是湿温病发病的主要因素，但发病与否，尚与患者的脾胃功能密切相关。若脾胃功能较为呆滞时，内湿易于酿生。若素禀脾胃虚弱，或饮食失慎，恣食辛辣肥甘，或生冷油腻，则脾胃更易受损而运化失司，从而加重内湿停聚。因而对于湿热性疾病，在治疗过程中，一定要注意饮食调理。嘱其将息调养，远甘甜油腻，避生冷辛膻，尤其儿童患者更要引起足够重视。

（六）湿热蕴毒误案析

雷某，男，16岁，学生，2003年6月10日，因间断发热120天来门诊治疗。

患者于2月份无明显诱因出现发热，体温在37.5℃～38.9℃之间，发现双侧颈部肿大包块，无咽痛、咳嗽，无咳痰，无畏寒、寒战，无盗汗及全身酸痛，无胸痛、胸闷及盗汗，无头晕、头痛，无鼻塞、流涕，无腹痛、腹泻，无恶心、呕吐，无尿急、尿频、尿痛。自以为"感冒"，服用大青叶片、解热止痛片，效果欠佳。到当地卫生所给予先锋霉素、肿节风治疗6天，效果不理想，遂去当地县人民医院住院治疗，自述入院查体：颈部、腋窝、腹股沟淋巴结均肿大，给予阿奇霉素、清开灵注射液治疗5天，体温正常，好转出院，当时淋巴结仍肿大。出院次日，体温再度升高，遂就诊于当地市人民医院，住院期间先后给予先锋霉素、病毒唑、头孢曲松、甲硝唑、治菌必妥、左克、肿节风11天、泰托15天、万古霉素、美罗、丁氨卡那、利福平等。住院47天好转出院，出院时体温正常，肿大淋巴结多数已消退。

出院第二天，体温再次升高，最高时为38.1℃。遂往省某中医院寻求中医治疗，某医生给予银翘散加减中药4剂，服后第1剂，体温降到36.9℃，但自第2剂始体温上升到38.9℃，并持续不退。患者又到省级某医院就诊，行淋巴结活检示：坏死性淋巴结炎。给予头孢曲松钠、地塞米松治疗，效果差，体温降至38.5℃。专家推荐到省另一家医院血液科治疗，住院期间经给予斯皮仁诺、肿节风、英太青、阿昔洛韦、赛若金、头孢拉啶、地塞米松、庆大霉素等药治疗，体温降到38.1℃。之后，不管使用何种药物及方法，体温均保持38.1℃，并持续半月余。

曾查三大常规、肝功、肾功、葡萄糖测定、乙肝五项、自身抗体系列、心电图检查、胸片、肥达反应、抗核抗体、肝胆胰脾肾B超、钡餐、脑电图、PCR、心肌酶、T细胞亚群、超声心动图、鼻窦平片、针吸细胞学检查、颅脑核磁共振、口腔溃疡分泌物培养加药敏、骨髓细胞学检查。各项检查结果均正常。

刻诊：体温38.1℃，面色淡黄，形体较胖，初扪肌肤不热，肌肉酸痛，无力，饮食好，口干难忍，饮水不解，并有口臭，小便黄，大便1日1次，不干，舌苔黄厚腻，舌质红（舌尖部位红赤起刺），脉濡数。按湿温病，湿热郁蒸，湿热并重证。治以清热化湿之法，方选甘露消毒丹方：黄芩10g，茵陈12g，藿香10g，苍术10g，半夏9g，茯苓12g，滑石10g，白蔻仁6g，芦根10g，连翘10g，栀子12g，炒杏仁10g，生甘草6g。3剂，水煎服。

6月13日二诊：患者当晚服药，第二日上午9点汗出热减，热势由38.1℃降为37.1℃，第2剂后，体温波动在37.4℃~37.7℃之间，3剂后，体温波动在36.5℃~36.9℃之间。体温虽降，但仍有乏力，口干，苔腻不减。考虑湿邪较重，一般化湿之剂不能涤除湿浊，宜疏利透达膜原，选达原饮。

草果10g，槟榔6g，厚朴9g，青蒿9g，黄芩9g，知母9g，半夏10g，竹茹6g，连翘10g，芦根10g，滑石10g，炙甘草6g。6剂，水煎服。

三诊：舌苔基本已退，体温变动不大，基本恢复正常，后经调理脾胃而愈。1年后随访，未再反复。（教学医案）

🥣【分析】

间断发热120天，病程较长，应考虑是否夹湿。最初起病发热，并有双侧颈部肿大包块，用大青叶片苦寒清热解毒及降温，效果差，可能是湿热壅滞，颈部气血不畅。当地县、地、省三级人民医院曾用大量、多种、长期的抗生素治疗，体温反复。现代研究发现，长期使用抗生素者，也易产生湿邪，致使湿邪加重，病势缠绵。故用清热解毒的清开灵注射液，及辛凉疏散的银翘散治疗均不见效，由于其清热作用，使热邪暂去，但湿邪不减，故体温降而复升。病情反复，持续4月余。来诊时虽测体温38.1℃，但面色不红，初扣肌肤也不热，并有肌肉酸痛，乏力，纳可，小便黄，说明其发热之势被湿邪阻遏，结合舌苔黄厚腻，舌质红，舌尖部起刺，脉濡数，考虑病因为湿热，可辨证为湿热郁蒸，湿热并重之证。虽病程较长，但未入营血，仍在气分。湿热内停，阻遏津液正常输布，且有热盛伤阴之象，故患者口干明显，饮不解渴。病虽较长，但胃纳谷的功能尚可；肌肉酸痛，乏力并非气虚之象，而是湿邪阻滞气机，卫气循行功能障碍。小便黄为湿热下注。方选甘露消毒丹方加减。以宣湿、化湿、燥湿、利湿之药为主，加入栀子清泄热邪，加芦根清热生津。药中病机，1剂热减，3剂体温波动在正常范围。二诊时苔腻不减，考虑湿邪仍重，选吴又可达原饮疏利透达湿浊之邪，虽没有往来寒热之症，但气分湿浊较重，其祛湿效果明显，湿浊消退后，考虑湿之来源，予健脾和胃，兼祛湿热之法调理而愈。

🍃【启示】

湿属阴邪，弥漫于天地之间，流布于四时之内，故湿热病邪四时均有，春天由于体内素有湿热，复加饮食或起居不慎，也可形成湿温之病。湿邪黏腻淹滞，与阳热之邪相搏，则胶着难解。发病后，湿热病邪不似寒邪之一汗即解，热邪之一清而愈。临床上往往将湿热性疾病误作温热类疾病只予以单纯清热而发热不退者，我诊后采取祛湿之法，很快湿祛热孤病自解。因此，在非湿温病发生的长夏季节或湿邪并不明显的地区，一定要重视湿邪致病的特点。

抗生素的发展可以说是日新月异，为治疗多种感染性疾病提供了有效的武器，但对病毒性感染的治疗，尚无理想的药物，即使对细菌的治疗，也产生了耐药性、毒副作用等。抗生素的发明使人类平均寿命大大提高，但正像蒸汽机把人类带入大工业生产时代一样，滥用抗生素对人体内部环境的强度污染，正向全人类敲响警钟。

（七）湿热酿痰，蒙蔽心包误案析

患者男，14岁，汉族，学生，于1992年9月13日以"脑病待排"收住院。其母代述：患儿素健，1周前因汗出受凉致恶寒发热，口干苦，精神倦怠，食欲不振。曾在当地医院按感冒治疗，常规肌注复方氨基比林2ml，2次/日，庆大霉素4万U，2次/日，口服安乃近0.5g，3次/日，土霉素0.5g，3次/日，等药，治疗1周，发热不退。患儿渐见精神恍惚，终日嗜睡，呼之不应，或醒后移时复睡，胸闷纳呆，身困乏力，舌红，苔白厚腻，脉濡缓。体格检查：T：37.8℃，P：93次/分钟，R：21次/分钟，BP：14/10kPa，除精神欠佳外，余未见异常。四诊合参，证属湿浊内蕴，蒙蔽清阳。西医疑诊：病毒性脑炎。治以清热辟秽，芳香开窍之法，方用菖蒲郁金汤加减：金银花15g，连翘15g，桔梗12g，菖蒲15g，郁金15g，薄荷10g，滑石30g，黄芩10g，生栀子10g，菊花12g，藿香10g，鲜竹沥（冲服）10ml，丹皮10g，竹叶10g，甘草6g。上药加清水500ml，先浸泡30分钟，武火煎取300ml，二煎加清水300ml，武火煎取200ml，两汁兑匀，早晚分服，每天1剂。药进3剂，患儿神志清楚，精神大振，饮食大增，已到处玩耍，病祛十之八九。效不更方，拟守原方带药3剂出院调养，以巩固疗效。追访1年，病情无复发，学习成绩优良。[宋旭东. 清热辟秽、芳香开窍法治疗湿蒙清阳证. 河南医科大学学报，1996，（4）：126]

🍵【分析】

受凉后恶寒发热，精神倦怠，食欲不振，医生误认为感冒，遂给以抗生素、降温等对症治疗。若是感冒，一般1周左右病情即可明显好转或痊愈。但按感冒治疗后病情仍不解，发热不退，并渐见精神恍惚，终日嗜睡，显然为疾病误治。

虽然恍惚，呼之不应，但有时可自醒，移时复睡，为温病中神志昏蒙特征，此为气分湿热之邪不解，蒸酿痰浊而蒙蔽心包，扰及心神所致。湿热中阻，脾胃阳气受困，则胸闷纳呆；湿热困阻卫阳，卫气流通障碍，则身困乏力。苔白厚腻，脉濡缓为湿浊之象。病为湿温，治以清热辟秽，芳香开窍治疗，予以菖蒲郁金汤。方中菖蒲、郁金、藿香、竹沥化湿豁痰，开窍醒神；连翘、金银花、栀子、黄芩、竹叶、丹皮、薄荷、菊花清泄湿中之蕴热；滑石导湿热下行。药证合拍，3剂后湿祛热消，病祛八九，再进3剂而愈。

🍃【启示】

湿蒙心包证为湿郁上焦，清窍被蒙，常见神志昏蒙，静卧踡睡。与温热上受，逆传心包，热闭神昏，躁扰谵妄，舌绛无苔者不同，一静一动，阴阳有别。前者宜清热化湿，豁痰开窍；后者宜凉营泄热，清心开窍。

本案初起为湿温病，又因1周的抗生素治疗，致湿邪更重。临床发现，长期应用抗生素者，易导致湿邪停留。治疗时根据情况而建议停用抗生素，采取中医辨证施治，往往取得较好效果。

（八）热炽阳明，湿困太阴误案析

案1

高某，男，48岁，1956年3月28日初诊。

壮热（体温38.9℃～39.7℃）13日，多汗，其热不为汗衰，头晕疼，胸闷，烦渴，偶或谵语，肢困，腹部无所苦，按之濡。舌边尖红，苔黄白相兼，脉数。热、汗、渴已备，于是投以白虎汤去粳米，加连翘、金银花、山栀、桑叶、竹叶，1剂。翌日复诊，身热未退而反见憎寒，胸闷益甚。今晨大便一行，质溏薄。细察颈、胸、背部有白痦累累，晶莹饱满。询得口虽干而不引饮，头晕痛而如蒙如裹，观其面黄不泽，且肢体困重，此证颇有湿温之嫌。于是按湿温热在气分，热重于湿论治。药用：苍术6g，知母6g，生石膏15g，薏仁15g，连翘9g，生山栀9g，豆卷9g，粉甘草1.5g，淡竹叶30片。1剂。药后热虽未退而自觉舒适，胸胁痞塞渐开。药既应手，再重其制。前方苍术加至9g，石膏加至21g。连服2剂，体温降至37.8℃～37.6℃。越三日，热退而瘥。（贺学泽. 医林误案. 西安：陕西科学技术出版社，1986）

【分析】

夏秋季节暑热较盛，雨湿亦重，在天暑下逼，地湿上腾，湿热交蒸的气候环境下，易形成湿温病。湿温病虽好发于夏季，但一年四季皆可发生，冬春季节若遇"未至而至"之非时之暖或阴雨较多时也可发病。本病发于三月，与风温、春温发病季节相同，但风温为新感温病，初起有发热恶寒、头身痛、少汗、咳嗽、脉浮数等风热表证，而本案有汗多，胸闷，苔黄白相兼，排除风温病可能。春温病为伏气温病，初起即见里热炽盛，也可见于热炽阳明，与本案类似。但春温病为温热性疾病，以热盛阴伤为基本病理，而本案初起虽有里热较盛，不但没有阴伤，反而存在肢体困重，胸闷等夹湿现象，诊断春温亦非所宜。结合有湿有热，本病当诊断为湿温病。不得以病发于三月，即排除湿温的可能。由于识病察证不准，一诊时按春温病初起热炽阳明治疗，予白虎汤加清热解毒药，单纯清热而湿不去，故身热不退，胸闷益甚，又增便溏。其实本例初期虽壮热、汗多、口渴皆备，貌似白虎汤证，然而其壮热面不赤，口渴而饮水不多，头晕痛而首如裹，胸闷，肢困，湿象基本明朗。直到复诊时察到白痦，便溏，方得其要。按湿温热重于湿，予白虎加苍术汤论治，效果明显，很快康复。本例失误于白虎，而后成功于苍术白虎，从表面看两方药味悬殊不大，然而其差异显在。前方善清气热，用于阳明经热盛；后方寓燥于清，既清阳明胃热，又燥太阴脾湿，为治湿温病热重于湿的要方。药味虽差之不多，功效主治却悬殊不小。

【启示】

根据病证初起是否夹湿，将温病分为温热性疾病及湿热性疾病两大类。湿热性疾病又依据湿热程度分为湿重于热、湿热并重、热重于湿三种。对于热重于湿证者，若辨证不准，易与单纯的温热性疾病相混淆，尤其是发生在不是长夏季节的其他季节。夹湿病变部位多在脾胃，以肢体困重，胸脘痞闷，苔腻，或者皮肤出现典型的白痦现象为特征。正如薛生白所说："胸痞为湿热必有之证，四肢倦怠，肌肉烦疼，亦必并见。"（《湿热病篇》）

案2

周某，男，24岁。感受时令之邪，而发热头痛，胸中发满，饮食作呕。注射"安乃近"与"葡萄糖液"，汗出虽多而发热不退，反增谵语，身疼，呕吐等症。试其体温39.6℃，脉来濡，舌苔白腻。脉症合参，湿邪犹存，治当清利湿热，芳化湿浊，以行三焦之滞。方用：白蔻仁6g，杏仁6g，薏苡仁12g，藿香6g，厚朴6g，半夏10g，滑石12g，竹叶6g。

刘老疏方时，语其家人曰：服药则热退，可勿忧虑。然病人服药无效，反增口渴心烦，体温升至40℃，一身酸痛，两足反厥冷如冰。病家惶恐，急请刘老再诊。切其脉仍濡，而舌苔则黄白间杂。湿温为患，明白无误，然前方胡为不效？思之良久，则又疏一方：苍术10g，生石膏30g，知母10g，粳米15g，炙甘草6g。上方仅服1剂，高热即退，足温，诸症皆愈。（陈明. 刘渡舟临证验案精选. 北京：学苑出版社，1996）

【分析】

胸中发满，饮食作呕，为湿热阻于脾胃，升降失调所致。苔腻，脉濡更是湿邪所为，此证本属湿温为病，当时若利湿清热，自可奏效而愈。而病家用"安乃近"误发其汗，乃犯湿家之禁，亡失津液，致使汗出过多，里热较盛，热扰神明，则谵语。然既按湿温治疗，用方为何不效？此证胸满泛恶，固属湿候，而同时又有高热、烦渴、谵语，则属阳明之热显著。前方用三仁汤治湿之力大，但清热之力则小，而藿香、厚朴又有增燥助热之弊，故药后口渴心烦而病不得解。今既热盛于里，湿阻于外，则阳气不能下达，故两足冰凉而不温。治疗之法，非白虎不足以清其热，非苍术不足以胜其湿，故改投苍术白虎汤，1剂即愈。

【启示】

湿温初起不仅辛温之药发汗可致变证，而西药发汗之药使用不当，也可导致神志异常，证明了吴鞠通所说的"汗之则神昏耳聋"的理论。

湿温在卫、气分阶段有湿重于热、湿热并重、热重于湿三种病理类型，故辨湿与热的偏盛程度是湿温病的辨证关键。此三种类型临床表现均有胸痞、身重、苔腻等湿性黏腻重浊特征的主症，但湿重于热者，以身热不扬，不渴，苔白腻，脉濡缓为特点；湿热并重者，以发热较甚，渴而不欲饮，溲赤，苔微黄而腻，脉濡数为特点；热重于湿者，以壮热，烦渴，溲短赤，苔黄腻，脉滑数为特点。临证还应结合患者体质及病程阶段来分析：脾虚者多表现为湿重，胃热者多表现为热重；初起及前期阶段多表现为湿重于热，随着病情进展，湿渐化热，转化为湿热并重或热重于湿。

（九）湿从寒化误案析

周某，女，57岁。

初诊：平素脾胃虚弱，内停蕴郁之湿，复感暑热之邪，身热头晕，胸脘满闷，口渴。医不察内湿蕴郁而进白虎。服后即觉胸脘满闷异常，少腹因之不舒，舌苔白滑而腻，脉象濡软力弱。素体阳气不足，辛凉重剂戕伤中阳，中焦运化失灵，腹中隐隐作痛，辛微温以化湿邪，佐芳香兼以缓痛。生冷皆忌。

苏叶6g，藿香梗（后下）10g，大豆卷10g，半夏10g，厚朴6g，白蔻仁3g，煨姜2g，木香5g，茯苓皮10g。2付。

二诊：前进芳香疏解、辛微温以化湿之后，中脘满闷渐解，腹中隐痛未作，脉仍濡软，力量略增，再以芳香疏调，治在中焦。

苏藿梗各6g，半夏曲10g，陈皮6g，厚朴花6g，白蔻仁3g，鲜煨姜3g，焦麦芽10g。2付而愈。（彭建中．赵绍琴临证验案精选．北京：学苑出版社，1996）

【分析】

平素脾胃虚弱，易导致内湿停留，而初起即有胸脘满闷，虽感暑热，但仍表现为湿重于热证，可按湿温病论治。吴鞠通说："伏暑、暑温、湿温，证本一源，前后互参，不可偏执。"（《温病条辨·卷一》）当用三仁汤或藿朴夏苓汤以宣化湿邪兼以清热。但医者误用白虎寒凉重剂，致湿被凉遏，气机滞涩，胸闷异常，腹部隐痛，舌苔白滑而腻。治宜温运脾阳，燥湿理气法，赵绍琴谓辛苦微温法。先开湿郁以畅中阳，宣展气机以利三焦，解其凉遏，湿邪自化，气机宣畅，热与湿皆有出路。药用苏叶入肺而宣肺气，起气化则湿化之用；半夏、厚朴燥湿理气；藿香、白蔻仁芳香化湿；大豆卷、茯苓皮利湿；煨姜温运脾阳；木香、陈皮理气，达到气行则湿行的目的。方中无一味凉药，其取"温则消而去之"之意，故投之即效。

【启示】

湿从寒化为湿邪久羁从寒而化所致，多见于脾阳素虚或病中过用寒凉等损伤中气药物，导致病情转向寒化，出现寒湿在里之病变，赵绍琴谓本证为"凉遏"。若凉遏偏于上焦者，卫气失宣，阳气不布，周身酸楚，心胸憋闷，时欲叹息者，治宜辛以开郁，可用苏叶梗、藿香、白芷、防风等。必先开湿郁，解凉遏，再议清热，此为定法。开湿郁，可选吴鞠通五加减正气散方。

（十）湿盛阳微误案析

张某，女，40 岁。

初诊：近日患感，自觉头晕，身热，恶心，胸闷，全身酸软无力。昨日自服安宫牛黄丸二丸，次日即胸闷异常。呼吸气粗，下肢浮肿，全身无力，四肢逆冷，面色苍白且浮。顷诊两脉沉伏，按之涩而不畅，舌白质淡苔滑润液多，小便不爽，精神委靡。此暑湿蕴热，过服寒凉，邪被冰伏于中，急以辛温通阳，芳香祛湿，解冰伏散寒邪，开郁通闭。

桂枝 10g，干姜 6g，香薷 6g，半夏 10g，厚朴 6g，草豆蔻 3g，炒川椒 6g，生姜 6g。1 付，煎服。

二诊：药后遍体小汗，身热已退，胸闷大减，呼吸正常，面目四肢浮肿皆退，两脉渐起，脉象濡滑，四肢转温，舌润质略红。此寒去冰解，改用芳香宣化方法。

藿香 10g，半夏 10g，厚朴 6g，草豆蔻 3g，陈皮 10g，苍术 6g，生姜 6g，茯苓 10g，冬瓜皮 20g。又服 3 付而愈。（彭建中. 赵绍琴临证验案精选. 北京：学苑出版社，1996）

🪣**【分析】**

胸闷，恶心，全身酸软无力，符合湿邪致病特点，即使有热邪也应宣化湿邪为主，兼以清热。安宫牛黄丸为治热闭心包之方，方中药物以寒凉为主，服用之后，冰伏气机，使湿邪不得宣化，同时寒凉药物伤及阳气，胸阳不展，气机不畅，故胸闷不适，呼吸气粗。湿盛阳微，故下肢浮肿，全身无力，四肢逆冷，面色苍白且浮。阳气者，精则养神，阳气伤，精神失养则精神委靡。此为湿中蕴热，过服寒凉，湿邪被冰伏于中，急以辛温通阳，芳香祛湿，解冰伏散寒邪，开郁通闭。桂枝、干姜、川椒散寒开郁通阳；香薷、草蔻芳香化湿；半夏、厚朴燥湿化浊。服用 1 剂，得遍体小汗，诸症向安，即改用芳香宣化法，以清理湿邪而愈。

【启示】

赵绍琴将湿热证一般分为湿阻、凉遏、寒凝、冰伏四个阶段治疗。轻者为凉遏，重者成寒凝，最重者变冰伏。湿阻为初起阶段，湿邪偏盛，无论邪在中焦、上焦，其脉象多呈濡软缓滑之象，舌苔白腻润滑，是湿盛之征也。皆当治其湿，不可过用寒凉，待湿化再泄其热。

寒凝亦为湿热误治的一种，原因亦与凉遏同。为贪凉饮冷，或误服寒凉。唯寒凝在程度上较凉遏为重。多由素体中阳不足，湿热之邪多从阴化而归太阴，复加寒冷凝滞中阳，气机为之闭塞。症见胸脘痞满堵塞异常，喘憋，腹中隐痛，大便清稀，小便清白，舌质淡，苔白腻水滑，脉沉涩或沉软不起。治疗非辛温之剂不能祛寒开凝通闭，药宜桂枝、草豆蔻、苏叶梗、白蔻仁、生姜等，全在乎以辛温祛寒解凝，中病即止，不可久服。

冰伏亦因过用寒凉而致，却多发生于素体阳虚的病人，暴进冷饮，或过服寒凉重剂，致阳气重伤，寒湿大盛，阳气衰微，湿热之邪为寒凉所迫，深伏于内，渐成冰冻之势，气机为之闭塞，阴阳之气不相顺接，阳气不能达于四末。症见面色苍白晦暗，胸脘痞闷极重，憋气似喘，气难接续，四肢厥冷，少腹绞痛，颈面如肿，舌淡润水滑，多液欲滴，脉象沉迟伏或沉涩。此冰伏之势已成，邪气深伏难出，急用辛热燥烈之品以温散冰冻，开郁通闭，宜四逆理中方，药如桂枝、肉桂、干姜、川椒、草豆蔻、生姜、吴茱萸、淡附片等。药后若面色转为红润，四肢厥冷转温，舌苔水滑已化，脉象沉伏渐起，胸闷憋气减轻，周身微似汗出，即表明冰伏得解、阳气宣通。可及时停药，以免温燥过用而转增其热。

（十一）余邪未净误案析

韩某，男，37岁，1975年6月23日初诊。患者于端午节前患呕吐、泄泻后即头晕、头重如裹，心中难过，精神委靡，懒言少动，纳呆，便溏，午后身热，舌苔黄腻。从湿温治，用藿香正气散加减，一度获效。6月30日受气复发，且见上腹饱闷，改用逍遥散加渗利湿热药，服3剂未见改善。改服合霉素、胃舒平、酵母片等，也未见效。7月17日再服中药，仍从湿温论治，以藿朴夏苓汤加减，7月28日仅觉头晕，神疲，纳差，舌净脉缓，给予五味异功散加大枣调补。3剂后，头晕更甚，头重如箍，且又发热，纳呆，腹胀。乃"炉烟虽息，灰中有火"，参术补气，反促其余邪复燃之故，再行清化湿热，予甘露消毒丹，3剂热退，6剂痊愈。(贺学泽. 医林误案. 西安：陕西科学技术出版社，1986)

【分析】

本案初诊于六月，且病前有呕吐、泄泻病史，显然有湿热停滞于内。初诊时头晕、头重如裹，为湿邪困遏清阳所致；纳呆，便溏为湿邪阻滞于脾胃；肢体困重少动为湿邪困阻卫阳；午后身热是湿热郁蒸；舌苔腻为湿邪特点。综合分析，诊断湿温无误。按湿温治疗，先后给用藿香正气散，藿朴夏苓汤也是对证之方。后因情志不舒，生气后病又复发，且增上腹饱闷，改用逍遥散疏肝解郁，调畅气机，健脾和胃，并加渗利湿热药，未有见效。不效之因可能是湿邪较重，未注重祛湿之法，只考虑疏肝理气之法往往不能奏效。再用藿朴夏苓汤后有效，也即证明了湿邪为病的病理改变。病至7月28日，黄腻苔退净，大部分症状消失，仅觉头晕、神疲、纳差。此属湿温之恢复阶段，余邪蒙绕，气机不畅，胃气未舒所致。此时本应宣气醒胃，清涤余邪，方如《温热经纬》薛氏五叶芦根汤加减，以藿香叶、佩兰叶、鲜荷叶、枇杷叶、薄荷叶轻宣气机，芳香醒胃，佐以芦根、冬瓜仁之类清利湿热余邪。但医者却因头晕，神疲，纳差等症，谓之脾胃气虚，给予五味异功散加大枣调补，致使参术补气，余邪复燃，湿热又起，重现头重，发热，腹胀等症。壅补之后，湿热俱盛，再行清热化湿，予甘露消毒丹治疗，最后收功。

【启示】

湿热病后期，湿热渐退，热势已衰或已不发热，但余邪蒙绕三焦，气机不畅，胃气未醒，可见脘中微闷，知饥不食等表现，类似内伤杂病气虚的现象，当察舌脉及病程，详细辨之，此时不可谓之虚证而采取补益，湿得补而愈滞，热得补而愈甚。

湿热之邪俱减，余邪未净，病情较轻，故治疗当主以轻清，以轻清芳化之品宣泄湿热余邪，通畅气机，醒脾舒胃，不可再滥施攻伐。正如薛生白所云："此湿热已解，余邪蒙蔽清阳，胃气不舒，宜用极轻清之品，以宣上焦阳气，若投味重之剂，是与病情不相涉矣。"(《湿热病篇》)

湿性黏滞，胶结难解，病程较长，往往易受饮食及环境因素而诱发或加重，因此，祛湿要彻底，并且注意生活的调摄。

六、伏暑误案析

（一）卫气同病误案析

武林陈某，素信于丰，一日忽作寒热，来邀诊治，因被雨阻未往。伊有同事知医，遂用辛散风寒之药，得大汗而热退尽。讵知次日午刻，热势仍燃，汗多口渴，痰喘宿恙又萌，脉象举取滑而有力，沉取数甚，舌苔黄黑无津。丰曰：此伏暑病也。理当先用微辛，以透其表，荆、防、羌、芷，过于辛温，宜乎劫津夺液矣。今之见证，伏邪已化为火，金脏被其所刑。当用清凉涤暑法去扁豆、通草，加细地、洋参。服二剂，舌苔转润，渴饮亦减，唯午后尚有微烧，姑照旧方，更佐蝉蜕、荷叶。又服二剂，热从汗解，但痰喘依然，夜卧不能安枕，改用二陈加苏、葶、旋、杏，服之又中病机。后议补养常方，终获痊愈。（雷丰. 时病论. 太原：山西科学技术出版社，1992）

📖【分析】

夏感暑湿之邪，留伏体内，新感深秋大凉或冬寒之气而发者，称"伏暑"温病。伏暑起病急骤，发病之初即为表里同病。本案为暑邪内郁气分，时邪束表的卫气同病之证。本病在"卫分"阶段见恶寒发热、头痛身疼，加之病发秋冬，与外感风寒极其相似乃尔。但仔细查证，必有心烦口渴，小便短赤等里热证的存在。治疗上，以疏表发汗而解新寒兼透伏热为主。某医仅凭季节在深秋初冬感凉而发，加之表寒症状存在，忽视了内伏暑湿的临床表观，误为风寒外感，投以辛温之剂，故服药后表证暂解而误用辛温以致伏邪化火，劫灼津液，肺金被灼，故热盛口渴与旧恙痰喘并作，苔黄黑无津，当先治其热，继治其痰。雷氏洞悉病机，进清凉涤暑法去扁豆之滞补，通草之渗利，加细生地、洋参，生津气以润肺，二剂苔润渴减，唯午后微热，原方加蝉蜕、荷叶清透，又二剂而热从汗解，但旧疾痰喘依然，改用祛痰理肺，痰喘止。治温必分新感伏邪，标本缓急，不可混而不分。

【启示】

伏暑病发于冬季时，其初起在"卫"阶段当与冬温、感冒相鉴别。以热型言，冬温"发热重恶寒轻"；感冒风寒则"发热轻恶寒重"；伏暑为发热重，而恶寒之轻重则视新感之微甚有别。从舌质论，冬温舌边尖红赤；外感风寒舌质多无变化；伏暑多见舌赤或绛红。切其脉象，冬温多浮数；感冒多浮紧；而伏暑较少见浮脉，以弦数、沉数等里热表现为主。冬温病以咳嗽、鼻塞流涕等温邪上受首先犯肺证为主；感冒则以恶寒发热、项强、头身痛等太阳经气不舒症状为主；而伏暑初起虽外有寒束，但同时即见胸腹热如焚等暑热之象。冬温宜辛凉开肺，切忌辛温；风寒感冒则必投辛温发汗；伏暑当解表寒兼透伏热，表里同治。临证之时，当于各病之异同了然于胸，望闻问切方能有条不紊，有的放矢。不至于杂乱无章，亦不至漏诊。遇有外感表现之病人，不可急于处方，当细审里证有无及其程度如何，或重于解表，或重于治里。运用之妙，存乎一心。

（二）卫营同病误案析

张，病几一月，犹然耳聋，神识不慧，咳甚痰黏，呼吸喉间有音。此非伤寒暴感，皆夏秋间暑湿热气内郁，新凉引动内伏之邪，当以轻剂清解三焦，奈何医者不晓伏气为病，但以发散消食寒凉清火为事，致胃汁消亡，真阴尽烁。舌边赤，齿板裂血，邪留营中，有内闭瘈疭厥逆之变。况右脉小数，左脉涩弱，热固在里，当此阴伤日久，下之再犯亡阴之戒。从来头面皆是清窍，既为邪蒙，精华气血不肯流行，诸窍失司聪明矣。此轻清清解，断断然也。议清上焦气血之壅为先，不投重剂苦寒，正仿古人治肥人之病，虑虚其阳耳。

连翘心、玄参、犀角、郁金、橘红（蜜水炒）、黑栀皮、川贝、鲜菖蒲根、竹沥。（叶天士．临证指南医案．北京：华夏出版社，1995）

【分析】

肥人多痰，夏秋间暑湿郁伏，触新凉而外发。前医不明伏暑，徒以辛散寒凉清火为事，以致缠绵不愈，化燥入营，津液消亡，有内闭心包，神昏痉厥之变。病几一月，耳聋神呆，咳甚痰黏，呼吸有音，是燥热夹痰壅阻上焦，清窍被阻，气营俱病。叶氏用轻清清解，允推上策，若重投苦寒，药过病所，无济于事，肥人阳虚，苦寒伤阳，苦药多燥，津液更伤。方用连翘心、犀角清心营，玄参滋阴降火，郁金、栀皮清解气分郁热，橘红、川贝母、竹沥清化痰热，菖蒲芳开诸窍。用药轻清不滞，所以治上焦也。

🍃【启示】

《温病条辨》言：长夏盛暑，气壮者不受也；稍弱者，但头晕片刻，或半日而已。其不即病，而内舍于骨髓，外舍于分肉之间者，气虚者也。盖气虚不能传送暑邪外出，必待秋凉金气相搏而后出也。此案病人素体肥胖，是为气虚之人。秋患外感，不可忽视个人体质因素，当细查里证。叶氏结合病人体质与误诊误治情况，病程与现状，预测病者有内闭瘛疭厥逆之势；结合脉象得出"热固在里，阴伤日久"不可下之的判断；治疗上议清上焦气血之壅为先，不投重剂苦寒。叶氏诊察全面、论证精当、治疗得法，有理有据。我辈当潜心研学。

（三）郁阻少阳误案析

病者王某，年34岁，住潞家庄。症见身热，恶心胸闷，口干不喜饮，至晨得汗，身热始退，而胸腹之热不除。请医视之，此乃夏季感受暑气为湿所遏，至秋后新凉逗引而发。遂予：厚朴、草果、知母、黄芩、栀子等清暑化湿之品，及服药3剂，身热稍减，然他症未除，医以为药轻，又服3剂，仍不效。后细审其舌脉，右缓滞，左浮滞沉数，舌苔白腻而厚。兼见发热之后每有恶寒，午后夜间较重，状似疟疾而不分明，脉症合参，此膜原湿遏热伏，郁阻少阳枢机，仿达原饮加减，故用朴、果、槟榔，开湿郁以达原为君，栀、翘、蒿、薷，凉透伏暑为臣，然犹恐其遏而不宣，又以芦根、细辛为佐，助其清宣疏达，使以荷梗者，不过取其清芬消暑，通络利溺耳。迭进两剂，达膜原而解外邪，诸症皆减，再以甘露饮加减，3剂而愈。（教学医案）

🥣【分析】

病发于秋凉之时，症见身热，恶心胸闷，外无表证可察，自为单纯里热证可知。然口干不喜饮一症实属反常。若为气分热证，必口干喜饮，此口干不喜饮，当究其因。医者虽诊为暑气为湿所遏，至秋后新凉逗引而发，然于湿邪未与重视。一者未诊舌象；二者用药重清暑而轻渗湿；三者问诊不力，发热之后每有恶寒，午后夜间较重这一表现未能诊知。故服药6剂不效，非药轻，实为辨证不准。三诊审舌切脉，问诊详细，断为膜原湿遏热伏，郁阻少阳枢机，仿达原饮加减。与前不同者，加青蒿以透少阳，加香薷、荷梗、槟榔以化湿利尿，两剂而解。苦寒利尿多伤阴，后以甘露饮调理而愈。

🍃【启示】

医者审证当细心揣摩。若遇病者热证指征明显，却有一两症状并不支持此判断，当是之时，正是砺炼之机，不可妄言取舍。必先细寻病史，详查病况，反复思量。若要坚持热证之论断，须明确释疑惑之症；若要推翻热证之诊断，定为假热，又要有足够明证。还有另外一种情况，即兼夹证。虽有热证不假，但不单有热证，还有其他病证在其中。此时，又要找出支持的症状和体征。经过此番论证，自可成竹在胸。

（四）暑湿夹滞，阻结肠道误案析

季夏，邻乡陆君之友王姓病甚，遍邀群医诊治。身热汗多不解，便溏不畅，呕恶，溲赤妄言，苔黄厚腻，大渴，烦躁气逆，脉滑而洪。群医以为阳明腑实，投以承气类，诸症反加重，已令病家备后事。延余诊之，曰：此乃暑湿困于中焦，非肠中有燥屎也，宜缓下清化，而不宜峻下猛攻。予：黄连、黄芩、厚朴、连翘、木通、枳实、大黄等药，以缓下暑湿之邪，果数服而愈。（教学医案）

🥣【分析】

病发于季夏，见"身热汗多不解，呕恶，溲赤妄言，苔黄厚腻，大渴，烦躁气逆，脉滑而洪"，似为阳明热证。群医以"便溏不畅"断为阳明腑实。明明阳明热证明显，未见日晡潮热、腹痛、呕不能食等腑实表现，何以断为阳明腑实？细读《伤寒论》者，必明此理。此乃阳明腑实三急下之一。身热汗多不解，大便不畅，提示伤津迅速，邪热易于入肠而成阳明腑实。仲景以大承气汤急下存阴。或有叹群医之高明者，然服承气类，诸症反重，垂垂危矣，又是何道理？实乃群医不明《伤寒论》，不明温病也。其关键点在于"便溏"一症。阳明腑实证，所见大便必然燥结难下，或有色纯青之热结旁流，未有便溏者。便溏之因，湿邪所致。此为暑湿夹滞，阻结肠道。孟英治以缓下清化，果愈。

🍃【启示】

众人皆知大承气汤峻下燥结，其力非常。即便阳明腑实，用之尚有伤正之虑，中病即止。倘若因误辨而用，祸不旋踵。故当多方寻证，确保无误。诸如问平时及近来大小便情况，病前有无过饱史，腹部有无疼痛，发热情况，切腹与脉等。除此之外，亦当熟知三急下指征。本案"大便溏"为鉴别眼目。阳明腑实可有热结旁流，其为青黑粪水，非便溏之类。学者当留心明辨，切勿囫囵吞枣，草草了事。

（五）热结阴伤误案析

关颖庵，患寒热，医者泥于今岁之司天在泉，率投温燥，以致壮热不休，阮某用小柴胡汤和解治之，遂唇茧齿焦，苔黑舌强，无汗、溲赤不利。张某谓"斑疹不透"，拟进（皂）角刺、荆、蒡。越医指为"格阳假热"，欲以附子引火归原。许正卿诊为伏暑，而病家疑便溏不可服凉药，复延孟英诊之，曰：此妄投温燥以致阴液欲竭，而暑热尚炽，幸得溏泄，邪气尚有出路，此正宜乘此一线生机，迎而导之，存阴为要。遂与三黄加知（母）、麦（冬）、花粉、西洋参、元参、贝（母）、（石）斛之类，大剂服八九日，甫得转机。续予甘凉充液六七剂，忽大汗如雨者一夜，人皆疑其虚脱。孟英曰：此阴气复而邪气解也，切勿惊惶。嗣后果渐安谷，投以滋补而愈。（王士雄. 王孟英医案. 上海：上海科学技术出版社，1989）

【分析】

前医拘泥于司天在泉，先入为主，不辨实情而率投温燥，此一误也。阮医用小柴胡汤和解少阳以求稳妥，殊不知药不中病即是误治，此二误也。病者现症壮热、无汗、溲赤不利、唇茧齿焦，明明热结阴伤之证。温燥之药投于患伏暑之人，药助暑邪，病反剧。出现壮热不休，自当清暑为宜。仅用小柴胡汤，于清暑无益。暑邪继续深入发展，热结阴伤。张某谓"斑疹不透"，拟以发散；越医指为"格阳假热"，欲与附子，皆为割裂病程，不审病状。孟英以清暑解毒滋阴为治，终获效。

【启示】

医者诊病，当抛开定论或成见，断不可先入为主，固执僵化，又不可畏首畏尾，不求有功，但求稳妥。临床中，药不中病即是助病，于温病尤是如此。若病者已经诊治而来，必详审治疗用药及药后反馈情况，明析前因后果，借鉴前医经验教训，结合当前表现，以求精当之治。对"溏泄"一症，孟英远见，此为邪有出路；又热渐退后服用滋阴充液之药，后忽大汗如雨者，众人皆疑为虚脱，孟英坦然曰："此阴气复而邪气解也。"大医治病，明预后、断安危如此。

（六）热在心营，下移小肠误案析

朱氏妇患赤痢匝月，多医杂治，痢止3日矣。而起病至今，胸头痞胀，米饮不沾，口渴苔黄，溲热而痛，凛寒身热，夜不成眠，神愈形消，诸医技窘。乞余往视，脉数而弦，伏暑未清，营津已劫，气机窒塞。首议清泄，南沙参、石菖蒲、蒌、薤、栀、芩、茹、连、橘、半、白薇、紫菀。4剂，而痰活胸舒，寒热大减，且能啜粥。改用北沙参、生首乌、柏子仁、冬瓜子、玄参、蒌、薤、菖、栀。2剂，坚屎下，用清养法而痊。（王士雄. 王孟英医案. 北京：中国中医药出版社，1997）

【分析】

见痢止痢，非其治也。痢疾虽止而见现症。胸头痞胀，口渴苔黄等总为邪之未去，恐为止痢而留寇也。残留之邪气下移小肠而见"溲热而痛"。"口渴苔黄而米饮不沾"是邪在营分，故渴而不欲饮。"胸头痞胀"者，气机窒塞。孟英首以清泄为主，用栀、芩、茹、连、薇、蒌等，又以滋阴之沙参，行气化痰之菖蒲、橘皮、薤白。4剂热减胸舒，且能啜粥。继以清养为主，佐以润下，是给邪以出路。果然2剂坚屎下。后以清养法痊愈。观孟英之治，于"溲热而痛"一症，未视为主症，此案以热重湿郁而气机窒塞为主，热去湿化气机顺畅，则诸症缓解，继以清养滋阴而愈。

【启示】

下痢乃病理情况，但又为邪泻之机，不可见痢止痢，以关门留寇，邪去则痢可自止，当以祛邪为要。医者当胸怀全局，不可拘泥于局部。本病症见"溲热而痛"，考虑到暑热邪气下移小肠，而主用清泄小肠之法，则不妥。暑热邪气下移小肠只是波及而已，热重湿郁、气机窒塞为主要病机。孟英抓住重点，先清泄，继以滋阴清养而愈。其服药后坚屎下，可知止痢之留寇矣。

（七）热闭心包，血络瘀滞误案析

刘某，男，32岁。10日前忽然发热、头痛、无汗且伴有心烦症状，某医诊为风寒外感，2剂后症状不但未见减轻，反而热势更盛，甚而出现神昏谵语，家人见状大恐，急延医诊之，医以为此乃表邪入里，瘀热结于太阳之腑，故用桃核承气汤加减，药用桃仁、大黄、桂枝、芒硝、赤芍，服后症状不减，又下利不止。后来我处就诊，细问病人乃知发热夜间尤甚，口干而不欲饮，另见神昏谵语，舌绛少苔，脉沉紧。此乃夏月感邪郁而后发，屡经误治而成今之热闭心包，血络瘀滞一证。遂予水牛角、丹皮、生地、赤芍、茅根、石菖蒲汁等以奏凉血化瘀，开窍通络之功，7剂后诸症大减，后继原方加补气益阴之品，终获痊愈。（教学医案）

🥣【分析】

患者伏暑发病起初本在卫分，奈何屡经误治，邪热陷里，而致热闭心包，血络瘀滞证。前医见其有发热、头痛、无汗的症状，认为邪在表本无误，但邪气的性质属热而非寒，若细察其舌脉，必见舌红苔腻脉数。后出现热闭心包之神昏谵语，此乃热邪入里，内闭心包，并未成瘀。某医并未参考前医误治的原因，仍旧以为患者为风寒外感，经由误治邪陷入里，瘀热结于膀胱之腑，从而出现神昏谵语之神志异常表现。药用桃核承气汤加减，更加贻误病情，导致邪热炼血而为瘀，瘀血阻络，同时又热闭心包，治宜凉血化瘀，开窍通络。原方以犀地清络饮加减，而后加以调补获愈。

🍃【启示】

辨证时不仅要辨清病位，更要辨清病邪的寒热属性。如本病伏暑，初在卫在表，本以疏散表热兼以清暑之品则可祛邪，若医者明辨寒热，虽不知伏暑，亦可使邪去大半。

神昏谵语一般为邪热陷里，内闭心包或由邪热深重，扰及心神而导致，并非血络瘀滞的表现。另外瘀热结于膀胱的神志异常一般表现为记忆力下降，甚或狂乱，同时常伴有少腹硬痛的症状表现。临床应细加辨证。

（八）热瘀气脱误案析

李某，女，21岁，初冬病发伏暑，发热、心烦、小便短赤，经某医误治后病情恶化，仍旧身热，数日后另见面赤，心烦更甚，四肢厥冷，又请医诊之，见其身热且四肢厥冷，以为阳气内郁，处以四逆散加减，方药：柴胡、枳壳、芍药、郁金、甘草等，服用2剂后症状未见好转，反而汗出不止，及予视之，周身可见瘀斑，且舌绛苔黄，脉虚而数，此乃暑热伏邪内郁血分，又兼气阴两脱之证。急以犀角地黄汤合生脉散加附子、干姜、丹参、桃仁。7剂后体温下降至正常，未见汗出，诸症大减，后以益气养阴之法调补而愈。（教学医案）

🪣【分析】

患者伏暑初起，病证轻浅，但经某医误治后，导致暑热之邪内陷血分，煎熬血液为瘀，热瘀相搏，迫血妄行故见面赤，瘀热扰及心神故见心烦，瘀热内阻，脏腑失养而造成气脱，故出现四肢厥冷。前医未加详审，见身热同时伴有四肢厥冷，误以为阳气内郁，气机不畅，遂予四逆散加减治疗，更是耗气伤阴，致使气阴两脱，出现汗出不止。倘其细审舌脉，则可见舌绛苔黄，脉虚数且周身瘀斑等表现，显为因瘀致虚之象，必不致误。后急以犀角地黄汤合生脉散加附子、干姜、丹参、桃仁共奏凉血化瘀，回阳固脱之功，终力挽狂澜，始获转机。

🌿【启示】

身热肢冷，可由阳气内郁，气机不畅所致，但与本案中因热致瘀而造成气脱之四肢厥冷则截然不同。前者四肢厥冷必不甚冷，或微温，其脉必无虚象；后者因实致虚，其舌绛苔黄，脉数且虚，四肢厥冷程度较前者为重。临床应予鉴别。

虚实夹杂之证，或因实致虚，或因虚致实，故症状多繁杂，甚至出现看似病性相反的症状，但其舌脉往往能反映疾病的本质，故在此情况下详参舌脉，对把握疾病的本质起着至关重要的作用。

（九）肾气亏损，固摄失职误案析

王某，男，61岁，印刷厂退休工人，半月前忽然出现高热，心烦，皮肤、黏膜见出血性瘀斑，医诊为伏暑，给予中药治疗，症状逐渐缓解，服10余剂后，诸症消失，医嘱其回家调养。3日前患者出现头晕、耳鸣、腰膝酸软等症状，延医诊之，认为乃病邪已祛，暑热之邪伤及阴津，而致肾阴亏虚，予六味地黄丸加减治疗，诸症不但未见减轻，反而加重，继而出现遗尿，遂来我处就诊，察其舌脉，但见舌不红而淡，脉沉而弱，病人自述手脚冰凉，结合病史，按肾气不足施治，予右归丸加补骨脂、益智仁等固涩之品，7剂而愈。（教学医案）

🪣【分析】

患者病发伏暑，初起即发于营分，服药后暑热之邪尽去，但因患者年岁已高，加之邪气深重，导致正气大伤，出现头晕、耳鸣、腰膝酸软等肾虚表现，但据此即诊断为肾阴亏虚，则过于草率，肾气不足亦可导致。另暑热之邪为阳邪，不仅伤阴耗液，同时也损伤阳气。从而贻误病情，导致服药后诸症反而加重，甚至出现遗尿之肾气失于固摄的表现。后详参舌脉，见舌淡而不红，脉沉而弱，显为肾阳不足，肾气亏虚，失于固摄。以右归丸补肾阳、益肾气，并辅以固涩之品，终获痊愈。

🍃【启示】

肾阴虚与肾阳虚，虽然一为热，一为寒，但其临床表现有共同之处，皆可出现腰膝酸软无力、头晕、耳鸣的症状，但前者伴有五心烦热，盗汗，颧红，舌红少苔或无苔，脉细数等表现；后者伴有面色苍白，形寒肢冷，舌淡苔白，脉沉细无力等见症，临床应予以鉴别。

暑热之邪为阳邪，其伤阴的同时也大大耗伤阳气，临床常常一见温病就急于固护阴液，形成思维定势，殊不知热邪伤阳更甚。

七、秋燥误案析

（一）邪在肺卫误案析

案1

鄂渚阮某之妾，干咳喉痛，发热，微恶风寒。请医视之，以为风温。初用辛散之方，后用滋补之药，不但罔效，尤增咳血频频。姑延丰治。未诊即出前方阅之，又细诊其脉，左部缓小，右部搏指，舌尖绛色而根凝黄。此属燥邪化火刑金，虽干咳吐红，真阴未损。即用桑叶、杏仁、兜铃、浙贝、栀皮、杷叶、蒌壳、梨皮，再加橄榄为引。请服三煎，忌食煎炒之物，服下稍知中穴，继近3剂，遂获全可。（雷丰. 时病论. 太原：山西科学技术出版社，1992）

🥣【分析】

燥邪初犯肺卫，可出现发热，微恶风寒等表热症，与风温初起有相似之处，然前者必兼见鼻燥热而干，口渴、口干、皮肤干等明显津伤表现，案中虽未提及，据其证情变化，必属秋燥；风温为病则津伤表现轻微。前医不识此，故以风温治之。用药必辛散苦泄。辛散伤津，苦泄伤阴，燥证用治温之法，必然伤阴津而助燥邪，无益治病，反而有害。因未伤元气与阴津，后用滋补之药，又嫌其腻而碍胃。燥邪发展，伤络而致咳血频频。及丰诊治，断为"燥邪化火刑金"，以辛凉甘润之品投之而愈。

🍃【启示】

燥邪与风温初犯肺卫，其临床表现有许多相似之处，应仔细鉴别。两者均可见发热，微恶风寒，无汗或少汗等表热之症。燥邪为病，津伤表现明显，多发于口、鼻、咽、唇或皮肤等处。而风温为病则津伤表现轻微，一般只出现口微渴。燥邪为病苔多燥，风温为病苔仅见薄白。秋燥又分温燥与凉燥，当明两者之区别。温燥多发于久晴无雨，秋阳以曝之时，多咳嗽少痰或痰黏稠，舌边尖红，用辛凉甘润法；凉燥多发于秋凉，西风肃杀之时，多咳嗽稀痰，舌质多可正常，用辛开温润法。

案2

吉长乃室，新秋病洒淅恶寒，寒已发热，渐生咳嗽，然病未甚，服表散药不愈，体日瘦羸，延至初冬，饮以参术补剂，转觉厌厌欲绝，食饮不思，有咳无声，泻利不止，危在旦暮。医者议以人参15g，附子9g，加入姜桂白术之属，作1剂服，以止泻补虚而收背水之捷。吉长伤控无措，延仆诊毕。方用黄芩、地骨皮、甘草、杏仁、阿胶。初进1剂，泻即稍止，4剂毕，而寒热俱除。服数剂，而咳嗽俱全愈矣。（喻嘉言. 寓意草. 上海：上海科学技术出版社，1959）

🪣【分析】

是病总由误治所致。始先皮毛间洒淅恶寒发热，肺金为时令之燥所伤也，用发表已为非法。至用参术补之，则肺气闭锢，而咳嗽之声不扬，胸脘饱胀，不思食饮，肺中之热无处可宣，急奔大肠，食入则不待运化而直出；食不入，则肠中之垢污随气奔而出，是以泻利无休也。医者又误以为脾胃虚寒而泻利不止，用参附之属更助其热。今以清肺之药兼润其肠，则源流俱清，寒热咳嗽泄泻，一齐俱止矣。但取药4剂，服之必安，不足虑也。

🍃【启示】

本案即秋燥病经误治的坏证。从中可以发现秋燥的发展转归趋势。即燥热在肺，可传入胃肠为患。病者为燥热所伤，复经发汗，肺津被劫，肃降无权，干咳少痰，是其明证，医者不以凉润滋肺之燥，以救肺之津，反以参术补剂壅塞肺气，肺热无从宣泄，直迫大肠而为泻利。肺胃大肠，一气相通，太阴阳明互为表里，故肺热必奔大肠，以求出路。另外，服参术补剂，转觉厌厌欲绝，食饮不思，有咳无声，泻利不止，危在旦暮。应当仔细分析其原因。果若虚寒之利，又当细查其泻下之物，而此必为腐秽而臭。病者因病而虚，不祛其邪，必不能愈。故喻昌于此时投以凉肺润燥之剂，兼清大肠，所以4剂毕而咳利俱减矣。

（二）邪在气分误案析

病者陈某，男性，年近四旬，身体强盛，患燥咳。现因时值秋燥司令，先房事后宴会，酒罢当风而卧，醒则发咳。现此为干咳无痰，胸膺极闷，胃脘拒按，口干喜冷，日晡发热，夜不安寐。诊断：六脉强直有力，舌苔黄燥，合病因脉象断之，乃肺燥胃实也。先以清燥豁痰药投之，不应。继以消导豁痰药治之。转剧，此由时值燥令，胃肠积热化燥，燥火横行，宜其无济也。治疗：大承气汤和调胃法，君以苦寒荡积之大黄，佐以咸寒润燥之芒硝及苦辛开泄之厚朴，少加甘草以缓硝黄之峻为使。处方：川锦纹（酒洗）30g，川卷朴9g，炒枳实9g，玄明粉9g，生甘草4.5g。上药先煎，后纳玄明粉，候玄明粉溶化，去滓顿服。服1剂，下燥屎数十枚，其病霍然。改用清燥救肺汤2剂，以善其后。（何廉臣. 重印全国名医验案类编. 上海：上海科学技术出版社，1959）

🥄【分析】

燥之伤人，常先及肺，顺传阳明。燥气伤肺，燥气无形，有形质者，乃胃肠中渣滓也，燥邪由肺内传，得之以为依附，与肠中有形之质互结，而致阳明腑实，其候重。反之，胃肠若感寒、感风、感湿等邪气郁而化燥，燥火横行，上灼肺金，亦致燥咳发生，以其肺与大肠互为表里，可两相传也。既有顺传，亦有逆传。此案邪在胃肠，病前饱食，又值燥气司令，胃肠积热与燥邪合而化燥，燥火横行，清燥导滞，安能有效？是以不但燥咳不解，反而增剧也。三一承气汤苦温平燥，咸苦达下，直攻胃肠燥屎，故一击而中，下窍既通，上窍自开也；继以清燥救肺，用药先重后轻，善后而愈。

【启示】

本案秋令外感而燥咳，又有过饱史，再结合其他表现，诊为肺燥胃实，并无错误。但未明肺燥与胃实孰重孰轻。患者仅见燥咳而无其他外感表现，且"胸膺极闷，胃脘拒按，口干喜冷，日晡发热，夜不安寐"是胃实为重，以至先用"清燥"不应，已明胃实为重，又不知重之程度，"日晡发热"，此已成阳明腑实，故以"消导豁痰"不应，后悟"胃肠积热化燥，燥火横行"，以大承气和调胃法治之而愈。临证之时，遇夹杂之证当明辨其主次，抓其机要，已扼要领，又要斟酌药力，过轻过重皆不宜。

（三）邪入气营（血）误案析

李某，男，17岁，某中学学生，因中考前压力过大，精神紧张，又正值初秋燥热偏盛时节，遂发病，症见发热，声音嘶哑，口唇干燥，微渴，此乃燥热伤及肺卫，医处以辛凉甘润清透之药，但因考试原因，仅服用1剂，考试结束后，身热较前为甚，心烦躁扰，口干而不欲饮，又请前医诊之，医闻听日前所开方药未曾尽服，得知邪在卫分而未得解，又见其舌绛而暗，脉数，以为病邪深陷，悉入营分，急予清营凉血之药，2剂后诸症稍缓，但未及半日，又复如前。医不解，请予视之，其用药并无不妥，再审察患者，见发热，咽痛，苔黄，遂知邪热并未悉入营分，而是气营同病，以原方加白虎汤，4剂而愈。（教学医案）

【分析】

患者初秋感受燥热之邪，起初本在卫分，因未按医嘱服药，致使邪气陷里。前医获知患者仅服用1剂，在卫分之燥热之邪未得尽解，即传于里，又见心烦躁扰，口干不欲饮，舌绛等营分见症，遂以为邪已入营，却不知气分亦有部分邪气为患，用清营凉血之法治之，营分症状暂得缓解，但旋即又起，此时乃气分之邪不得解而逐渐陷入营分。因气分仍有邪气，故有发热，咽痛，苔黄的表现，后以气营两清之法，4剂而获愈。

【启示】

温热病邪既可停留于卫气营血之某一阶段，也可出现气营同病、气血同病或者营血同病的情况，此时治疗必须兼顾，倘若仅顾及一方面，则有延误病情甚至导致邪气陷里的危险。如本案之气营同病，医者只顾营分之邪气，而导致气分之邪又陷入营分，出现病证反复的现象。

（四）燥伤真阴误案析

段春木，秋患发热，而腰痛、腿痛如刀割。医疑为寒痹，治以散寒止痛，服1剂不效，又疑是脓毒之候，治以清热解毒，仍不效。及孟英视之，略不红肿，脉至细数，苔色黑燥，溺赤便黑。此乃燥伤真阴，予：西洋参、麦冬、生地、犀角、金银花、楝实、石斛、知母、甘草、竹沥、蔗汁，为大剂。投之，热渐退，痛渐已。唯舌绛无津，故仍与甘凉濡润为方，数日后，忽舌绛倍加，燥及咽膈，水饮不能下咽。孟英曰：真阴涸竭，药难奏绩矣。然窃疑其何以小愈之后，骤尔真阴涸竭，或者背余而服别药乎？继其契友来询云：段死而舌出，此易故欤？孟英闻之，爽然大悟。因撷《伤寒》（差后）女劳复之文示之。其人顿足云，良然。彼于小愈后，曾宿于外，次日归，即转剧。苟直陈不讳，或尚可活乎？孟英曰：未必然也。烧裈散、鼠矢汤，皆从足少阴以逐邪。彼不过热邪袭入此经，所谓"阴阳易"是也。今少腹无绞痛之苦，原非他人之病易于我，真是女劳之复，以致真阴枯涸，更将何药以骤复其真阴哉？（王孟英. 回春录新诠. 长沙：湖南科学技术出版社，1982）

【分析】

此病发热而腰腿痛如刀割，颇似风寒湿痹之证。但细审如刀割之痛，不类风寒湿之痛，唯痈疽疔疖初起者有之，故又疑是外科脓毒之候。及进而诊视痛处，略不红肿，且脉至细数，与脓毒之症状表现迥然矣。又舌苔黑燥，溺赤便黑，乃知真阴枯涸，火极似水（黑为水色）。故王氏决定以养阴清热，凉营解毒蠲痰之法。用大剂犀角、金银花、竹沥、生地、西洋参等投之，果然病有起色。惜病者不自珍摄，恣丧其精，以致"龙雷"奋发，终成不救。

【启示】

临床辨证当详参病情，结合舌脉，综合分析，切不可以单个症状妄下结论。前医单凭"腰痛、腿痛如刀割"就断为寒痹，完全置中医望闻问切，四诊合参于不顾，忽视人这一整体，只见树木，不见森林。已然无效，当幡然悔悟，重新详细诊察。岂知其执迷不悟，拘泥于一症，不效又疑为外科脓毒之候。若细审之，可见痛处略不红肿，溺赤便黑，脉至细数，苔色黑燥，黑为水色，细数乃阴亏之脉，断不会诊为寒痹、脓毒之证。另外，医者除诊治之外，于药后将息调养，饮食宜忌等事宜，皆应悉心以告，其不听劝诫者，自取其病，于医者无关。

八、大头瘟误案析

（一）邪犯肺卫误案析

刘某，男，60岁，某中学教员，1963年5月6日。素来嗜好烟酒，形体瘦弱，工作过于劳累，1周前曾感冒，至今未愈。从5月1日开始发烧头痛，恶寒，咽痛，面部略红，曾有医生诊为外感，予服辛温解表药：桂枝6g，白芍10g，炙甘草3g，生姜3g，大枣7枚。1剂后即面目红肿，体温升至39℃，咽红肿痛，病势沉重。即请某医诊治，诊为大头瘟，用普济消毒饮原方，未加减：升麻3g，柴胡3g，连翘10g，薄荷3g，马勃3g，牛蒡子6g，芥穗6g，僵蚕6g，玄参15g，金银花10g，板蓝根10g，苦梗6g，甘草6g。1付。药后发热更重，体温39.3℃，面目红肿加剧，滋流黄水，皮肤作痒，咽红肿痛，嗜睡，夜间神志欠清，舌红口干，苔黄且腻，两脉洪滑且数，大便未通，小便短少色深。此温毒蕴热夹湿，误服辛温之桂枝汤，又服升、柴、芥穗之升阳疏风，致使热势鸱张，病已深重，防其神昏致厥。姑以清气兼以解毒，凉血分而化其湿，辛辣荤腥皆忌。

紫草10g，地丁草10g，连翘30g，金银花30g，黄连6g，黄芩10g，赤芍10g，蚤休10g，僵蚕6g，片姜黄6g，2付。外用赛金化毒散15g油调外敷（或如意金黄散醋调外敷）。

二诊：1963年5月9日，服上方2剂后，体温降至37.6℃，两脉洪滑，热象已退，面目红肿亦减，仍有黄水，但量不多，皮肤作痒，咽红口苦，夜寐稍安，大便通而不畅，小便黄少。温毒蕴热渐减，湿邪仍在，再以疏风燥湿，凉血解毒。

蚤休10g，蝉蜕16g，赤芍10g，黄芩10g，黄柏10g，苍术3g，片姜黄6g，僵蚕6g，金银花25g，白鲜皮10g，焦三仙各6g。3付。另用如意金黄散10g外敷。

三诊：1963年5月13日，前药连服3剂后，身热退净，面肿已消，滋流黄水亦止，两脉弦滑，舌红苔白，胃纳已开，二便如常，皮肤痒势已退，再以凉血疏风，化湿止痒。

连翘 10g，忍冬藤 25g，赤芍 10g，黄芩 10g，黄连 4.5g，地丁草 10g，川萆薢 10g，花槟榔、地肤子、焦三仙各 10g。3 付。

上药又连服 3 付之后，身热已退净，面目肿势已退而滋流黄水未作，饮食二便如常，嘱其忌荤腥鱼肉等类，后半月恢复正常。（赵绍琴. 温病纵横. 北京：人民卫生出版社，1982）

【分析】

此案属大头瘟，初起风热时毒侵犯肺卫，有发烧头痛，恶寒，咽痛，面部略红等症。或虑其工作劳累，又感冒 1 周之久，以为体虚之人，故用调和营卫之桂枝汤。然其未载舌脉，是舌脉正常？似不可能；是漏诊？总之未载舌脉，殊为不当，又未能对"素来嗜好烟酒"这一情况进行分析。其人必易内生湿热，正为桂枝汤禁忌证之一。故服后，更助邪热，致使病势加重。然经此误治，出现面目红肿，使得病证诊断更趋明朗化，大头瘟一证始得确诊。之后条件反射似地应用普济消毒饮，未作任何加减，以致升散之品助邪热上升，热毒之邪陷里，病势转危。细查病人此时壮热、咽红肿痛，当为毒盛肺胃，应以清热解毒为重。但又未载舌脉，是为不当，后详查症状表现及舌象，断为温毒蕴热夹湿，方入正途。

【启示】

大头瘟一证，多因风温时毒引起，发病多有风温外感症状，但先前误用辛温解表，致使发热更甚。医者对病欲愈，执方欲加，不详查证候，当责之。大头瘟治疗常以普济消毒饮为主方。岂不知此方为升散之品，反易助邪热上升，对毒热蕴肺者，不利于病情，故当去之。另外，本例有一特点，就是在病因上除风温时毒外，还兼有湿邪。湿邪之诊断，从舌象易得。然其前两诊皆未诊舌，显属漏诊。应在问诊知其素嗜烟酒之时，思及至此，查其舌象，问其二便。兼有湿邪，故单纯疏风清热解毒其力不足，还需要佐以化湿之品，后又加入黄芩、黄柏、苍术、萆薢则效果显著。这充分说明了辨证施治的重要性。

（二）毒盛肺胃误案析

朱左，头面肿大如斗，寒热口干，咽痛。某医以清热解毒之剂投之，3 剂而咽痛微减，余症依然，又添不大便一症。此大头瘟之重证也。头为诸阳之首，唯风可到，风为天之阳气，首犯上焦，肝胃之火，乘势升腾，三阳俱病，拟普济消毒饮加减。

荆芥穗一钱五分，青防风一钱，软柴胡八分，酒炒黄芩一钱五分，酒炒川连八分，苦桔梗一钱，连翘壳三钱，炒牛蒡二钱，轻马勃八分，生甘草八分，炙僵蚕三钱，酒炒川军三钱，板蓝根三钱。

二诊：肿势较昨大松，寒热咽痛亦减，既见效机，未便更张。

三诊：肿消热退，咽痛未愈，外感之风邪已解，炎炎之肝火未靖也，再分清解而愈。（教学医案）

【分析】

病者"头面肿大如斗"，当思及大头瘟。"寒热"，当为卫分有邪，"口干，咽痛"，当为气分有邪，总为肺胃受邪。前医只以清热解毒之剂投之，是只治气分而未能兼顾卫分。气分虽得稍清，但卫分之邪仍能传入气分，继续为害。故服用3剂，咽痛微减，余症依然。又添不大便一症，此为邪气已波及肠腑。后断为三阳俱病，拟普济消毒饮加减，清热解毒的同时，不忘疏解卫分之邪与通泄肠腑之邪，方能获愈。

【启示】

温病为患，伤人不拘一格，传变迅速，且毒性尤显。故治疗卫气同病、气营同病之类者，当分清主次而并治之，方为上策。譬如本案，大头瘟之卫气同病，单治气分而不效，因在卫分之邪气仍可入里为患，若单治疗卫分，则气分之邪可向营血分发展。故临证之时，应综合考虑，分清各路邪气之轻重以及传变关系，兼顾治之。

（三）毒壅肺胃，热结肠腑误案析

北京某银行经理梁姓，1948年孟秋朔后，突发寒热互作。经医予辛温发表，势不减而头面肿大，举家惶然莫知所措。有挚友延先生治之。询知口渴嗜凉饮，大便燥秘4日未行，小溲深赤颜面焮肿如瓮，视舌赤苔黄燥，脉象弦滑数大。先生诊曰："温毒外发，初虽憎寒，实则热邪郁搏使然。辛温表散，助纣为虐，热毒上蒸，酿成大头瘟症。大渴思凉，便结溲赤，阳明胃家亦实，表里并热，毒邪滋蔓，充斥上下，此涤热透邪通降败毒之不遑，奚论辛散劫灼之能事？"乃重投生石膏、蒲公英、金银花，配龙胆草、焦栀子、莲子心、生知柏、青连翘、冬桑叶、白僵蚕、薄荷、鲜荷叶、全瓜蒌、玄明粉（冲服）、酒川军（开水泡兑），兼用梅花点舌丹（吞服）、紫雪丹（冲服）。连进 3 剂，大便得畅下，口渴递减，寒热悉蠲，面肿已消大半。乃去薄荷、玄明粉、酒川军加大青叶，续服 3 剂，头面之肿尽消，病来势猛，其去也速。（教学医案）

【分析】

医者未能详审病状，反予辛温治温毒，后见头面肿大而成大头瘟。"口渴嗜凉饮，大便燥秘 4 日未行"为阳明胃家实之象，"小溲深赤"为邪热袭扰所致，重投涤热之剂兼以通降、清透之品，3 剂便畅，余症减，后酌情调理用药而愈。

【启示】

疫毒之变，伤人迅速，变化急急。或有其初起之时典型表现未见者，详审病状，其为温热之性质必不能隐瞒。轻率而投辛温，实背道而驰、助纣为虐。医者当多下工夫，留心诊察。对凌厉之瘟疫，当以急急祛邪为务，清热、解毒、清透、攻下，皆为邪去之出路。邪气稍有犯及，即应祛之。何路受邪，即从何路祛之。若邪气弥漫，则各路并进。不可执于一端，贻误时机，迁延病情。

（四）胃阴耗伤误案析

王某，女，39 岁，某中学教师，十日前忽患大头瘟，头面红肿，发热，烦躁不安，经由某医诊之，服药数剂后，身热已退，头面红肿消失，但继之出现食欲不振，口渴喜饮等症状，遂复请医视之，以为此热毒虽去，但正气已伤，脾胃虚弱，应健脾益气，方药：党参、白术、茯苓、黄芪、山药。3 剂后，仍未见好转，反而口渴更甚，来我处就诊时，病人自述咽喉干燥，眼干少泪，其舌干红少苔，脉细而数，此乃热毒之邪伤及胃阴，予生地、石斛、茅根、麦冬等滋养胃阴之品，4 剂而病瘥。（教学医案）

【分析】

患者所患为大头瘟，初起即热毒壅盛，经治疗后，热毒之邪得以尽去，但患者又出现食欲不振，口渴喜饮的症状，某医即以为此乃中焦受损，未加细辨，治以健脾益气之品，而未察患者同时又伴有咽干、目干的症状，其舌干红无津而少苔，脉细数，显为胃阴受损，阴津不能上荣，故服药后症状未见改善，及以滋养胃阴之法治之，处以生地、麦冬、石斛等生津养阴之药，使胃阴得复，而诸症自除。

【启示】

中焦的病变往往引起食欲不振，但不可一律视为脾胃虚弱的表现，该症状亦可见于脾阳不足，胃阴亏损，中焦气滞或食积等证，辨证时应对所得资料综合分析，切不可一味健脾益气。

大头瘟起初多犯及肺卫，随着病势的发展多易波及肺胃，故恢复期以胃阴耗伤为多见。

九、烂喉痧误案析

（一）毒侵肺卫误案析

陆姓，女。病起3日，形寒发热，热高肌灼无汗，肢节酸，咽喉红痛，面部与颈项之间发现丹痧，胸胁窒闷，舌质红，苔浮白腻，脉弦数。乡邻见此称此病为烂喉痧，曾服清热凉血剂而愈。嘱以服之。家人为求稳妥而来诊治。此烂喉痧之初期，势防转重。治先透达清解薄荷、荆芥、牛蒡子、金银花、连翘、软柴胡、黄芩、桔梗、甘中黄、射干、赤芍。1剂后，汗虽不多，痧点畅露，邪热有外泄之机，咽喉肿痛已和，口渴引饮，胸胁仍闷，舌质红绛起刺，后根微有腻苔。症情尚属平稳，津液被劫。治再清热泄邪，凉血解毒，紫草、赤芍、丹皮、金银花、蒲公英、牛蒡子、荆芥、桔梗、甘草、金石斛、川郁金、辰茯神。2剂，烂喉丹痧大势已定，身热渐退，痧已隐回，津液亦复，胸胁微闷，舌苔薄，脉弦。营分伏热已和，兼有乳胀，佐治之：赤芍、丹皮、川石斛、天门冬、玄参、金银花、茅花、小蓟、蒲公英、路路通、木通。2剂后，全身和，乳胀亦渐消，3日后皮疹脱屑成片。（杨医亚. 中医自学丛书第八分册温病. 石家庄：河北科学技术出版社，1985）

【分析】

病者"咽喉红痛，面部与颈项之间发现丹痧"，此为烂喉痧特异表现，可确诊。有乡邻患此病，服清热凉血剂而愈。乃热心相告，嘱以服用。观病者表现，"形寒发热，热高肌灼无汗，肢节酸"及舌脉表现均为卫分有邪。并无"舌红绛，脉细数，渴不欲饮，谵语"等热入营血之表现。故若服用清热凉血剂，势必引邪入里，加重病情。求医诊治，断为烂喉痧之初期，先以透达清解，使在表之邪得以外泄之机。药后症情平稳，表邪大半得解，而小部入里，再以清热泄邪，凉血解毒，佐以滋阴，后消息治之而愈。

【启示】

中医治疗疾病当以辨病辨证论治相结合。如乡邻之人，虽是热心相助，若不明医理，恐害人矣。自患此病，服清热凉血剂而愈，必有与清热凉血剂之证相适应，抑或虽不全中的，其为壮实之人，正气可支。自此以后，但见患烂喉痧者，即以此法，用清热凉血剂，此为"对病欲愈，执方欲加"，弃辨证论治于不顾，背医理而驰，祸必接踵而来。医者当以此为鉴。

（二）毒壅上焦误案析

陈某，30 余岁。患烂喉痧 6 天，痧布隐隐，壮热汗泄不多，口渴，咽喉腐烂，汤饮难进，数医不效。诊其脉洪数，视舌色前半红绛，中后薄腻而黄。此瘟疫之邪化热，半以蕴蒸气分，半以入营伤津。拟清气分之邪，稍佐清营凉血。竹叶石膏汤加荆芥、薄荷，稍加犀角、地黄之类。数剂而愈。（教学医案）

【分析】

患者喉部腐烂，痧布隐隐，容易确诊为烂喉痧。烂喉丹痧又称时疫喉痧，乃天时寒暖不定，秽霉浊气发为温毒，从口鼻内侵肺胃之气分，肺胃热毒上攻，而见此证。患烂喉痧六日，初起当有表证，治疗当透表泄热、解毒利咽。医者当于此轻浅之时，抓住时机，透邪外出，畅汗而解其疾。邪气传变迅速，热毒壅滞上焦气分，气分炽盛，故见壮热、口渴、脉洪数；热毒蕴结不解，膜败肉腐，则咽喉腐烂；舌前半红绛，是有入营之势。综而观之，虽然以气分为主，但治疗上，不可单治气分，当兼清营分。单治气分，恐入营之邪深入发展，变成危局。故于清气分之中，加入清营凉血之犀角、地黄；又加荆芥、薄荷疏散利咽以治标。

【启示】

烂喉痧的诊断并不难，治疗上以清热解毒为主，兼以开结利咽，凉营透疹。

初起热毒郁于肺卫者，透表泄热、解毒利咽、凉营透疹。关键在于邪气传变之时要有截断病势的思想。邪气在肺卫已明，还当仔细探查有无气分之势，稍有传变之势，即当在透表解毒之时酌加清气之品；若邪气在上焦气分明显，又要探求有无入营之势，稍见，即当在清气解毒之时，凉营退疹。

（三）毒燔气营误案析

刘右，年廿余，患喉痧4天。痧麻虽布，麻已紫暗，发热烦躁，梦语如谵，咽喉肿痛不能咽饮，适值经临之际，前医以其壮热神糊，投以清凉重剂鲜生地、鲜石斛、茅芦根等。据述即腹中绞痛，少腹结块，大便溏泄，壮热即康，斑点即隐，谵语撮空，牙关拘紧，痰多气阻，邀余往诊。其脉空数无神，亦不能视其舌色。余曰："此温疫之邪，已陷入三阴，血凝毒滞，残阳欲绝，无药可疗。"果于是晚而亡。（丁甘仁. 喉痧症治概要. 上海：上海科学技术出版社，1960）

【分析】

本案为感受毒邪，邪毒化火，燔灼气营之危重证。其毒外逼，以致血热妄行，恰又适值经临之际，本应酌情施以清气凉营解毒兼以活血通络之剂。前医以其壮热神糊而投鲜地、鲜石斛等甘寒生津之品，此当用于营阴津液耗伤，余邪未净之时，却用于毒燔气营之际，怎能获效？未能在危重之时制止毒势蔓延，壮热虽退，斑点虽隐，却使痰毒之邪内陷三阴，遂致血凝毒滞，内闭外脱之候。

【启示】

烂喉痧为一危巨急症，用药应慎之，不宜早用甘凉苦寒。因本证初起，为外邪搏袭为患，治宜清凉透化。况经水适来，苦寒之剂更宜斟酌。前医只见其热毒之象，径投以清凉重剂，置已入气营，伤人甚速之毒邪于不顾，而后出现少腹结块，大便溏泄，谵语撮空，显已血凝毒滞，正气大虚，毒邪内陷三阴，残阳欲绝，病势转危。

（四）余毒伤阴误案析

叶某，白喉4日，咽喉左右腐烂，蒂丁且去其半，身不壮热，舌质淡红，中后薄黄，脉象濡数。4日之中，粒米未入。余曰：此疫疬之邪，熏蒸肺胃，心肝之火内炽。用滋阴清肺汤加川连、通草。1剂，咽喉腐烂渐脱。反觉焮痛。有议为气分毒热，嘱以清气解毒者。余曰：此腐烂虽去，新肉未生，故焮痛也。仍用原方加天花粉、鲜石斛。因未大便，加生川军三钱，开水泡绞汁冲服，得大便甚畅。胃热下行，白喉遂愈。肺与大肠相表里，腑热下达，肺火亦从下降矣。（教学医案）

🍵【分析】

病者患白喉 4 日，咽喉左右腐烂，身不壮热，舌质淡红，中后薄黄，无表证，为毒火内蕴，用滋阴清肺汤加川连、通草，清热解毒兼以滋阴。进 1 剂，咽喉腐烂渐脱，当为佳象，而反觉焮痛，令人生疑。于是有认为是气分毒热，嘱以清气解毒者。幸医者慧眼独具，断为腐烂虽去，新肉未生，故焮痛也。仍用原方加天花粉、鲜石斛。因未大便，加生川军三钱，用麻沸汤法。既达到通腑之效，又缓和了生川军苦寒攻下之力。诚如原文所说：肺与大肠相表里，腑热下达，肺火亦从下降矣。

🍃【启示】

烂喉痧以咽喉肿痛腐烂为特征之一，而咽喉肿痛多为气分炽盛，热毒蕴结不解扰咽所致。但却并非完全如此。本案服用滋阴清肺汤加川连、通草，1 剂后，咽喉腐烂渐脱，反觉焮痛，令人狐疑。若思维单一且固定，一见此咽喉焮痛，即认为气分炽盛，热毒蕴结而投清热解毒剂，恐生他变。此时可用假设法，若果为热毒壅滞上焦气分，则必见壮热、烦渴、烦躁、脉洪大等气分热象，此病者身不壮热，舌质淡红，脉象濡数。显然与以上假设诊断不符。再综合考虑，病者患白喉 4 日，身不壮热，舌质淡红，粒米未入，脉象濡数，是热毒之势不明显，正气受损，当为弥留毒邪扰咽，津伤而痛。故于原方加重滋阴药。其用生川军以麻沸汤法，是善学仲景。此时峻猛攻下会使邪气内陷。亦可选用润下或增水行舟法。医者临证决不可有思维定式，当临证察机，使药要合，否则贻害病家。

十、疟疾误案析

（一）正疟误案析

马某，82 岁，1965 年诊治。久患疟疾，触邪而发，六脉沉弦，寒热往来，发作有时。发则高热谵语、胸满闷而痛。曾用大柴胡汤治疗，服后下利虚脱。急请抢救。症见：倒卧在地，面色白，下利黑屎满身，牙关紧闭，不能言语，仅有微息，六脉沉微欲绝，四肢厥逆。处方：茯苓30g，炮附子24g，炮姜15g，人参15g，甘草5g。急煎服之。1剂泻止足温，能言气壮，六脉来复。（贺学泽. 医林误案. 西安：陕西科学技术出版社，1986）

🥣【分析】

患者以寒热往来，发作有时为其主要表现，故应属正疟，治宜和解少阳，用小柴胡汤加减。又患者年高，久患疟疾，则可知其正气已虚。故祛邪与扶正应并重。疟发时见高热谵语，胸满闷而痛，正邪剧争则高热，热扰心神故谵语，胸满闷而痛乃少阳枢机不利所致。而前医见患者"高热谵语，胸满闷而痛"的症状，误以为兼阳明腑实之证，与大柴胡汤治之，遂致下利虚脱。幸后以大剂回阳之药，力挽狂澜。

🍃【启示】

大柴胡汤乃外解少阳，内泄热结，用治少阳、阳明同病之剂。其脉症为寒热往来，胸胁苦闷，呕不止，郁郁微烦，心下痞硬或心下满痛，大便不解或协热下利，舌苔黄，脉弦有力。《伤寒论》原文第103条云："与大柴胡汤下之则愈。"故知其有峻下的作用，用之不当易致下利不止。此案误治因误诊在先，前医误把胸满闷而痛一症与心下痞满硬痛等同。两者病位一在胸而一在胃脘，显然有别，而医者不加详审，遂致下利虚脱。祛邪同时应顾护正气，尤其对于久病不愈，年老体弱者更应时时注意。前医不顾其久病之体、年老之躯，而一味攻邪，竟处以大柴胡汤，如此峻下之剂，导致已虚之正气亏耗更甚，出现亡脱之证。

（二）温疟误案析

豫章张某，于仲夏中旬，发热连日，口渴喜饮，医者皆作暑热论治，所用不离藿、蒿、滑、扁等药，未臻效验。转商丰治，诊之脉濡且弱，舌苔微燥而黄，合其见证参之，似属暑热。但其未审既热之后，每有洒淅恶寒之证，此即《内经》所谓"先热后寒，病以时作，名曰温疟"是也，温疟之证，最易伤阴，切忌温散，治宜清凉透邪法。服之热势已挫，口渴依然，仍守原方，益以麦冬、鲜地，连服3剂，始得痊愈。（雷丰. 时病论. 太原：山西科学技术出版社，1992）

🥣【分析】

此为温疟误作暑热案。温疟为病往往患者素体阳盛，感受疟邪后，表现为阳热亢盛之证。夏季炎热，故感受疟邪后易发为温疟。张某于仲夏患病，医者仅见其发热、口渴喜饮，且恰在夏季，就断为暑热之证似有不妥。之所以出现误诊，只因医者未加详审，不知其既热之后，每有洒渐恶寒之症，即寒热往来，此疟邪为患之典型症状。加之先热后寒，温疟无疑。观医所用皆是清暑化湿之品，所幸服药后病情尚未出现传变。倘寒凉之剂稍重，则易阻遏气机，导致真热假寒之证。延至丰诊，以温疟治之，选用清凉透邪法，使热得清，疟邪外达，同时顾护阴液，益以麦冬、鲜地，始得痊愈。

【启示】

温疟发于夏季时，应与暑热相鉴别。两者皆可见发热、口渴喜饮等气分热盛证。但暑热易耗气伤津，病初多以耗伤津液为突出表现，且邪热亢盛，多伴有面红目赤，呼吸气粗甚则神昏谵语；而温疟则以大热之后每有恶寒，寒热往来为其主要表现。暑热虽亦可见轻微恶寒，但其乃汗出过多，腠理疏松所致，且仅在疾病初期可见，更无寒热往来之势；另外温疟脉多弦数，暑热脉多洪大。

临床诊断疾病，有时要结合时令季节，如暑热多可见于夏季，但却不可拘泥于此。如本案为温疟，亦发于夏季，但不可一见病者发热口渴就断为暑热为病；又如冬温，虽发于冬季，但却非寒凉为病。辨证时能不为思维定式所惑，关键在于细审证候，脉证合参，尽可能多地收集四诊资料，综合分析，才不致误。

温疟为病，易伤阴液，同时也是温热之邪的共同致病特点。故治疗时宜时时注意顾护阴津，苦寒凉燥之剂不可过重，以免伤津反助邪热。

（三）暑疟误案析

西乡偶患疟疾，热重寒微，口渴便泻。先用符禁未效，又服断截之药，疟与泻并止矣。数日后腹中忽胀，小便短少，来舍就诊，两手脉钝，沉取尚强。此乃暑疟夹湿之证，其邪本欲向表分里而出，误用截法，阻其邪路，暑欲达表而不能，湿欲下行而不得，交阻于中，气机不行而成肿胀，法当治标为先。即以木瓜、蒿、藿以解其暑，芩、苍、通草以行其湿，又以青皮、厚朴、杏粒、槟榔，行其气而宽其胀。服下稍为中病，每得一矢气，腹内略松。更加菔子以破其气，鸡金以消其水，服之矢气更多，溺亦通快，其腹胀逐渐消去。后用调脾化气，得全安耳。（雷丰. 时病论. 太原：山西科学技术出版社，1992）

🥣【分析】

此案乃暑疟夹湿，暑热亢盛故热重寒微，气津耗伤故口渴；又因夹杂湿邪，湿阻肠道，故有便泻。前医不知何证，见泻便止，见疟便截，虽服后疟与泻并止，看似病情好转，但数日后腹中忽胀，小便短少，两手脉钝，沉取尚强，病势较前更重。究其因乃前医断截之药致气机壅阻于中，使欲达表之暑热不得解，欲下行之湿邪不得化，暑热交阻于中，症状虽可暂得缓解，但病邪为害则更甚。延至丰诊，先予治标，施以解暑化湿行气之剂，后用调脾化气，得全安耳。治病虽然必求其本，但亦有标本缓急之分，患者肿胀势急，若不先顾此症，则命危矣。

🍃【启示】

治病必求其本，辨证亦必求其本。郑某所患乃暑疟夹湿之证，疟邪为病，必有寒热时作。然其不审患者热重寒微且口渴，只知其患疟，不知其所患为何疟，盲目地见疟便截，致湿邪阻遏中焦，故泄泻。前医更不辨其因，见泻便止，从而导致肿胀急症的发生。

治标治本孰先孰后抑或并重，应视其缓急而定。前医先治其标为不妥，因为患者初诊时的症状并不危重，没有出现因便泻而导致的耗气伤阴的症状，反而是一种邪欲从表而解，从里而出的征象，故应先治其本；而患者再诊时，腹胀势急，小便短少，虽然其终究为气机不行所致，但并非疾病之关键，若不先解暑、利湿以祛邪，则非但腹胀不解，反而会危及生命。

（四）湿疟误案析

王某，女，30岁。浣衣度活，平日难免为湿所受，患疟半月以来，胸脘痞闷，纳呆食少，医又见其发热，遂误作湿温，治以清化湿热，无效。切脉缓大有力，遍身浮肿而疼，寒热汗无，连日一发，此明是湿邪为疟也。思先哲有风能胜湿之论，宜以辛温散邪，遂以羌活胜湿汤加草果、厚朴为治，先服2剂小效，继服2剂全瘳。（教学医案）

🥣【分析】

此案乃湿疟为患，因平素受湿，又感受疟邪故发为湿疟。湿邪困阻中焦，症可见胸脘痞闷，纳呆食少，前医见其又有发热一症，遂断为湿温。后经诊之，发现其遍身浮肿而疼，此为寒湿，又见寒热汗无，连日一发，湿疟无疑，终以辛散获效。湿疟为病，发热之前伴有寒战，而前医未加详审，不知其寒热交作，且连日而发。前医以湿温论治，故无效。

🍃【启示】

湿疟与湿温当予以鉴别。湿疟乃疟邪为患，发病急骤，发热前伴有寒战，且多定时而作，如本案表现为"连日一发"。而湿温则起病缓慢，初起可见恶寒，进入气分后但热不寒，且无周期性发作。两者相同之处为皆可见湿邪困阻中焦的症状。湿疟脉象多弦，而湿温则少见。

临床见发热一症，须详加辨析，切不可妄下结论。发热可见于外感内伤等各种疾病，辨证时应与其他四诊资料合参，才不致误；另外发热与恶寒常可兼见，应注意两者是否见于同一时间或是否有先后之分、孰轻孰重、是否交替而作，方可作出正确诊断。

（五）寒疟误案析

城东潘某，体素丰满，大便常溏，中土本属虚寒，固无论矣，忽于孟秋寒热交作，肌肤汗少，即延医诊，遂作阴暑论治，辄投四味香薷饮加寒凉之剂，未获奏效，即来商治于丰。诊其脉弦而兼紧，舌苔薄白，寒先热后，隔日而来，此寒疟也。良由体质本寒，加感秋凉致病，若果阴暑之证，在长夏而不在秋，况阴暑之寒热，从未见隔日而发。当用附子理中汤加柴胡、草果、藿香、陈皮治之。服2剂，周身微汗，寒热略清。继服2帖，疟邪遂未发矣。（雷丰. 时病论. 太原：山西科学技术出版社，1992）

🪣【分析】

此案乃寒疟为患。前医见其寒热交作，误与阴暑之发热恶寒等同。寒热交作乃寒热交替出现，与发热恶寒之寒热并见截然不同，又经询问而知患者有寒先热后，隔日而来的表现，倘前医稍加审问，不难得知；阴暑乃夏月感寒所致，一般表现为无汗，患者有少量汗出，亦不难鉴别；患者于孟秋起病，而阴暑只在夏季发病，有其特定的发病季节，正如雷氏所说，阴暑之证，在长夏而不在秋。故前医辄投四味香薷饮加寒凉之剂，不但与病情无补，且有加重之可能。及商治于丰，见其脉弦而兼紧，结合诸症，断为寒疟，又考虑患者体质虚寒，用附子理中汤加柴胡、草果、藿香、陈皮治之，以温中散寒，祛邪截疟，4剂而疟止。

🍃【启示】

此案误把寒疟当作阴暑，临证应引以为鉴。寒疟的典型表现为寒热交作，寒重热轻，而阴暑则发热恶寒并见；寒疟可有少量汗出，而阴暑则表现为无汗；另外阴暑只在夏季发病，其起病乃于夏季风寒之邪侵袭人体后而发。

凡见寒热者，应详问寒热发作的时间、特点。此案误诊中很大因素在于对此处未加细审。而寒热时作正是诊断疟疾的必要条件。

掌握疾病的特定发病时间，临床时可迅速将其与类似疾病区别开来。如此案中医者误诊为阴暑，若其对此稍有常识，断不会作如是诊断。

(六)瘴疟误案析

端州李别驾，镶蓝旗人。年40余，能骑射。署雷州府时，喜搏虎，不避风雨寒暑，涉溪陟岭，染瘴已深。其所感风寒暑热，不一而足矣。又以谢谒上台，到省过劳，积邪所感，猝然皆发。医者纷沓，据云略为解散，已进补剂，而邪气大作，寒热神昏谵语，脉空数无根，神气散乱，补泻兼施，毫无一效。诊之，脉如水上羹，刻刻欲脱，寒热间作，盖受病既深，精气两虚，邪气正炽，法在不治。勉拟五积散加附子、人参，去麻黄而易羌活，其家见立方有难色，置不用。后医有认阴疟阳虚，而进金匮肾气加参者，有谓虚证似疟，而以补中倍加参附者，3剂而神昏气喘，虚汗如雨，足冷而脱矣。不知此证初实受瘴气，屡感深寒，今则乘虚而发。语云：伤寒偏死下虚人，况瘴气而风寒湿备感者乎。（俞震. 古今医案按. 上海：上海科学技术出版社，1959）

🪣【分析】

本案李某外出射猎，所感风寒暑热不一而足，又感受瘴气，但伏而未发，后因过劳，正气受损，故积邪猝然而发，为瘴疟。患者邪盛正衰，而医者不识，见其体虚，仅略为解散，即用补剂，则闭门留寇，邪气不得外达而大作，以致出现神昏谵语，脉空数无根等瘴毒陷入心包，正气亏虚之象。虽补泻兼施，因瘴毒之邪不在肠胃间，泻之不得法，邪气不除，正气亦不能复。后延医诊之，患者已表现为精气两虚，邪气正炽之候。拟五积散加附子、人参，去麻黄而易羌活，五积散以祛风寒湿之邪，参附以固脱，又因麻黄发散太过而易。此乃权宜之法，而病家竟置之不用。后进金匮肾气加参，乃见其虚而妄补；又用补中倍加参附之剂，乃误为劳疟也，终致神昏气喘，虚汗如雨，足冷而脱矣。补而脱者，非补之力不足，实为邪盛，邪不去而补，助邪之势矣。权宜之计即为祛邪与补益固脱并用，而当以祛邪为重。

🍃【启示】

此案李某所患为瘴疟，乃因其生活习惯所致。而医者频频误诊，不知此乃瘴毒疟邪乘虚而发，故祛邪与扶正当并施。医者或稍以祛邪，便施补益；或以为劳疟而治之。究其关键在于不了解患者有此病史，未加详细询问之故。从中可知细问病史，对于疾病的诊断至关重要。

邪盛而正虚时，当以祛邪为主。患者感受瘴毒之后，并未即时而发，而是乘虚而发，故其邪气盛而正气虚，治宜祛邪为主而兼以扶正。若如此案中之医者，见其虚而妄补之，则会使邪气留于体内而不得解，或者邪气深陷入里，症情愈加深重，徒耗正气。

（七）劳疟误案析

一人形瘦色脆，年三十余，八月因劳病疟，数年来久治不愈，小劳即发，寒热时作，面色白，自汗体倦，头目眩晕，胸痞，略咳而渴，恶食，大便或秘或溏，医以丹溪用血药引出阳分之例治之不效。易医诊其脉，濡弱近尺稍弦。察形观色参脉，乃属气血两虚，疟已深入厥阴矣。遂以补中益气汤加川芎、黄柏、枳实、神曲、麦门冬，倍用参、芪、术，煎服。30余贴，诸症稍除，疟犹未止。忽悟：今当冬气沉潜，疟气亦因之以沉潜，难使浮达，况汗孔亦因以闭塞。经曰：疟以汗解，当此闭藏之时，安得违天时以汗之乎？且以参、术、枳实、陈皮、归身、黄芩丸服，胃气既壮，来年二月，疟当随其春气而发泄矣。果如期而安。（教学医案）

🪣【分析】

患者久患疟疾，小劳即发，此为劳疟也。寒热时作，乃疟邪伏于半表半里之间；患疟日久，耗伤气血，脾胃受伤，故面色白，自汗体倦，头目眩晕，恶食，大便或秘或溏；中气不足，无以生金，故有胸痞，略咳而渴等症。法当补中气，益气血，祛邪外出。而前医盲目效法，误用血药，而疟邪在半表半里之间，只有引邪入里之险，毫无达邪外出之功。况血药性多寒凉，用之难免损胃，中焦本已不足，更增其虚。后他医诊之，疟已陷入厥阴，遂以补中益气汤加川芎、黄柏、枳实、神曲、麦门冬，并倍用参、芪、术三药，此乃补益正气以祛邪外出之法，但正值冬令，疟邪难使浮达，终至春而愈。

🍃【启示】

对于疟邪的部位应有正确的认识。疟邪侵入人体之后，伏藏于半表半里之间，出入营卫，正邪相争，故有寒热交作。随之治疗用药也是和解以达邪，而并非此案中前医认为的在血分。

劳疟一般日久不愈，多有气血亏虚，脾胃受伤的表现，治疗应以扶正为主，注意调补脾胃，补养气血，否则一味祛邪，徒伤正气。

从本案中，我们也认识到，当疟邪伏藏于人体，邪气偏衰，而外在条件如气候等对邪气外出有一定的影响，最好不宜违天时以汗之，而应等候时机以祛邪。可丸剂常服，依补益兼祛邪之法。

(八) 疟母误案析

歙北一医，在吾衢名冠一时。时有里人范某，久患疟母，寝食若旧，动作如常，闻此医欲归梓里，恐郡内诸医，不能杜其病根，即商其治。所用硝、黄、枳、朴、巴豆、蓬、棱，一派攻伐之剂，未数日腹如覆釜，神气顿疲，饮食减少，病势日加一日。至于危急，始来商治于丰。诊其脉沉小而涩，此因攻破太猛，正气受伤之候，证弗易治，嘱商名手。其兄再四衷求，不得已，勉以香砂六君损益，服之未效，复请固辞，再商他医，终不能起。(雷丰. 时病论. 太原：山西科学技术出版社，1992)

🥄【分析】

疟母乃久疟不愈，血瘀痰凝，结于胁下而成痞块的病证。患者病久，必气血亏耗，正气不足，虽寝食若旧，动作如常，但治疗仍应以扶正为主，兼以祛邪。前医虽知范某所患为疟母，但不顾其病程已久，气血亏虚，径用硝、黄、枳、朴、巴豆、蓬、棱等攻伐之剂，导致腹如覆釜，神气顿疲，饮食减少等一派正气大虚之象，病势转危。疟母之胁下痞块多在皮里膜外，而不在肠胃间，医者所用皆是峻下之剂，只能荡涤肠胃，而不能达皮里膜外之病所，与病证无一相关。及商治于丰，也已无力回天，患者终不能起。

🍃【启示】

治疟母，初病宜活血通络，行气化痰以消坚；病久体虚则应攻补兼施；后期正气不支，治以健脾扶正，理气化瘀为大法。医者只知攻邪，而不辨病之新久，以为寝食若旧，动作如常便是不虚，倘其细审舌脉，则可知其不足。

疟母之胁下痞块多在皮里膜外，而不在肠胃间。治宜涤痰散瘀软坚，方可药达病所，倘若施以攻下之剂，不但不能消除痞块使其从大便而出，而且更加亏耗已虚之正气，出现如此案中之危象。

十一、霍乱误案析

（一）湿热证误案析

郑某，年60余，秋间患霍乱，凛寒厥逆，烦闷躁扰，口不甚渴。医者以为寒湿霍乱，施以温中散寒化湿之剂，服之反剧。孟英诊之，脉细欲伏，苔白而厚，乃暑湿内蕴未化也。须具燃犀之照，庶不为病所蒙。因制燃照汤与之，一饮而厥逆凛寒皆退，脉起而吐泻渐止，随以清涤法愈之。（教学医案）

🥄【分析】

郑某患霍乱，症见凛寒厥逆，烦闷躁扰，口不甚渴，医者未审其舌脉，即早下结论，以为寒湿霍乱，然依法服之，病势反加剧。诊其脉细欲伏，苔白而厚，故断为真热假寒之证。暑湿内蕴，阻遏气机，阳气不得外达以温煦，出现凛寒厥逆，烦闷躁扰；湿邪内蕴，故口不甚渴。然此皆为假象，而且据此症状即诊为寒湿霍乱，不免草率。后结合舌脉，又舍症从脉而以湿热霍乱治之，湿热即清，清阳得伸，仅一剂而厥逆凛寒皆退。另外案中病者之呕吐物、二便虽未提及，据此推之，必有热证端倪，故辨为"暑湿内蕴未化"之证，责之医者不细查也。

🍃【启示】

辨证当脉症合参，单凭症状或只看舌脉，均不能准确把握疾病的本质。尤其是疾病外在表现与本质相反，出现虚实真假、寒热真假时，当四诊合参，详细辨析，作出决断。或舍症从脉，或舍脉从症。若不细审脉症，往往触碓。如本案症见凛寒厥逆，烦闷躁扰，口不甚渴，初看颇似霍乱寒证，但细绎病机，湿热遏阻清阳，亦可致凛寒肢冷，热为湿遏，可见舌苔白厚，湿饮内蕴，口亦不甚渴，结合脉象，最终诊为湿热霍乱。

（二）寒湿证误案析

施秉罗某之父，大耋高年，素来矍铄，忽于孟秋之初，霍乱吐泻，肢痛肢凉。差人来请丰诊，其脉迟细，神识模糊。曰：此中阴寒之证也。急以挽正回阳法治之，至日晡腹痛益甚，汗出淋漓，逆冷益深，倏然昏倒，大众惊慌，复来邀诊。诊得大脉全无，不语如尸，呼吸微绝。思丹溪有云：仓卒中寒，病发而暴，难分经络，温补自解。忽记其家有真参宝藏，速取一钱，合野山高丽参五钱，淡附片四钱，浓煎渗下，次煎继之，约一时许，忽长叹一声，渐有呼吸，五更时分，身体稍温。次日清晨，又邀复诊，按其脉象，沉细如丝，舌淡无荣，苔白而润，四肢转暖，人事亦清，吐泻腹痛皆减，今当温补脾阳，兼养心营，仍用二参、附片，加入姜炭、芪、甘、归、神、柏、枣，服下又中病机，一候遂全瘥矣。（雷丰．时病论．太原：山西科学技术出版社，1992）

🥣【分析】

此案乃霍乱之寒证。寒性凝滞，故肢痛，阴寒甚于里，阳气被遏，不得外达，故见肢凉，脉迟细。医者所用挽正回阳法载于《时病论》中，以参苓术草挽其正，炮姜桂附回其阳，佐以吴茱萸，破中下之阴寒，用于阴盛而阳欲脱之证。此案阴寒虽盛，而同时阳气被郁遏于里，故按此法服后，阴寒更甚，症状加剧，危象显露。后以独参汤救误，温补脾阳，兼养心营之法痊愈。

🍃【启示】

挽正回阳法用治中寒腹痛，吐泻肢冷，或昏不知人，脉微欲绝，阴盛而阳欲脱之候。阴寒盛于内，可耗损阳气，甚则出现亡阳之候，但亦可阻遏阳气，使其不得升发，而阳气本身并未虚损，故两种情况治法迥异。前者可用挽正回阳法治之，而后者治宜通阳散寒，则阳气自得舒展。倘不加辨证，见寒证便投以回阳之剂，若阳气未虚，而是郁遏在里，则易出现如此案中之险候。

（三）毒秽证误案析

卢某，发热，猝然腹中绞痛，胀满，烦躁闷乱。势少定，少顷复作，因径投大承气汤一帖，服后发热依旧，余症稍减。诊之，其人舌淡苔白，脉沉伏。此乃干霍乱也，秽毒之邪阻遏中焦，气机窒塞，清阳不得舒展，遂用牛黄、冰片、雄

黄、生姜、沉香、厚朴等药，5 剂而愈。（教学医案）

【分析】

此案乃干霍乱。医者见其腹痛胀满、烦躁闷乱，便断为阳明腑实证，但医者不识其腹痛如绞，且猝然而发，与阳明腑实之痛不可按截然不同，而且肠中燥热与糟粕相结，是一个病理变化过程，不会猝然起病；其烦躁闷乱一症乃秽毒浊邪阻遏中焦，以致清阳不得舒展而造成，阳明腑实证多是燥热与糟粕相结而阻滞肠中气机，虽亦可影响上焦之清阳，但两者病机不同；患者服大承气汤后，因其可承胃气下降之势，故痛满诸症可减，而秽毒之邪不除，故发热依旧。后用避秽解毒，利气宣阳之品，获愈。

【启示】

干霍乱乃秽毒邪气侵犯机体，阻遏中焦，影响中焦气机升降，而阳明腑实证乃肠中燥热与糟粕互结，亦影响胃肠气机，两者症状表现有相似之处，应予以鉴别。两者虽病位皆在中焦，但病因不同，一为秽毒浊邪为患，一为肠中燥屎。干霍乱症见发热、猝然腹中绞痛、常有欲吐不得吐，欲泻不得泻之状，若阻遏清阳，则见烦躁闷乱，阳气不得外达，则见四肢逆冷，其人舌淡苔白，脉沉伏；而阳明腑实证脘腹胀满表现较突出，其痛不可按，可见邪热扰及神明，如谵语，其舌苔多黄燥，脉沉实。

（四）亡阴证误案析

刘氏妇患病，已两月不纳谷矣，忽吐泻转筋，舌光声哑，延医诊之，有见其心烦，口渴，舌质干红，诊为阴虚者；有见其面色㿠白诊为阳虚者。诊视之，患者目眶深陷，尿少，周身上下疲软无力，脉象细数无根，乃亡阴脱液之证。亟以人参、炙甘草、赤石脂、余禹粮、龙、牡、斛、芍、木瓜、乌梅、冬虫夏草为方，服两剂音开脉续，诸证皆平，法调补而瘳。（教学医案）

【误诊误治分析】

患者两月不纳谷，其体必虚，又吐泻转筋，致使阴液大量耗失。前医诊察不全，可能对病史也不甚了解，以致见心烦，口渴，舌质干红表现，就诊为阴虚；患者阴液亡失，而阴阳互根互用，阴液重伤则阳气必虚，故见面色㿠白之阳虚之象。前医诊为单纯阳虚显为不妥。诊视之，目眶深陷显为阴液大脱，津液耗伤故见尿少，脉细数无根更是佐证。因此危证是由吐泻引起，故治疗以赤石脂、余禹粮、乌梅涩肠固脱，人参、炙甘草、石斛、白芍、冬虫夏草补益气阴，龙、牡重镇潜阳。服后果瘥。

🍃【启示】

了解病人病史，从而对造成现证的病因有所了解，对诊断疾病很有帮助。如本案前医屡次误诊，除辨证不清，收集资料不全面之外，对患者曾有吐泻转筋的病史问诊不详，亦致造成误诊。

应注意亡阴与阴虚的鉴别。亡阴乃阴液大量亡失，往往出现大汗淋漓、目眶深陷、尿少或无尿，脉细数无根等表现，而阴虚程度较前者为轻，常见五心潮热、颧红、盗汗等症状，其脉多细数。

（五）亡阳证误案析

周蝶，于七月十八日夜，患霍乱转筋甚剧。仓促间，误服青麟丸钱许。比晓，急邀医诊之，脉微弱如无，耳聋目陷，汗出肢冷，音哑肌削，危象毕呈。药恐迟滞，因嘱其母先煎高丽参汤亟为接续，遂以：（高丽）参、（白）术、白芍，茯苓、附（片）、（肉）桂、干姜、木瓜、薏苡仁、扁豆、莲实为方，1剂，各症皆减。医恐阴寒不退，又服1剂，遂增变证，请孟英视之，耳鸣目眩，口眼㖞斜，此乃回阳之剂过投，引动内风，急以天麻钩藤饮加减，其症即缓，后服补气养阴之药，4剂而愈。（王孟英. 回春录新诠. 长沙：湖南科学技术出版社，1982）

🥄【分析】

霍乱转筋乃由于吐泻太过，津液亡失，筋脉失于濡养所致。而患者此证甚剧，说明阴液已大量丢失，及误服青麟丸苦寒折热之药，则更伤阴液，出现耳聋目陷，音哑肌削。同时患者又见脉微弱如无，汗出肢冷之表现，此为阴虚无以敛阳，元阳欲脱之征象。用独参汤急救中气，挽元阳于垂绝之际，继进大剂辛温刚猛之品，驱散阴寒，温暖脾肾。然此乃为补偏救弊而设，虽曰对证用方，然服之太过，亦可矫枉过正，伤及阴液，导致阴亏阳亢之变证，幸急以天麻钩藤饮加减，又服补气养阴之药，终获痊愈。

🍃【启示】

凡治霍乱转筋，因其本已阴津大伤，故最要顾其津液，苦寒之剂伤阴，更不可服之。

亡阳之证，治以大剂回阳，补偏救弊，原本药对其证，然当适可而止，不可过量。若阳既回而再投刚烈，则津液不能复而陡生变证，往往引动内风，盖"阳既回而再投刚烈，则津不复而内风动"也。

桂、附、干姜等大辛大热之药，可救欲脱之元阳，亦可耗竭阴津，引动内风，关键在于用之适度，中病即止。